新编全科临床护理实践

马文龙 等/主编

吉林科学技术出版社

图书在版编目（CIP）数据

新编全科临床护理实践 / 马文龙等主编. -- 长春：
吉林科学技术出版社，2023.3
ISBN 978-7-5744-0277-5

Ⅰ．①新… Ⅱ．①马… Ⅲ．①护理学 Ⅳ．①R47

中国国家版本馆CIP数据核字(2023)第065280号

新编全科临床护理实践

主　　编	马文龙等	
出 版 人	宛　霞	
责任编辑	张　楠	
封面设计	皓麒图书	
制　　版	皓麒图书	
幅面尺寸	185mm×260mm	
开　　本	16	
字　　数	305千字	
印　　张	13	
印　　数	1-1500册	
版　　次	2023年3月第1版	
印　　次	2023年10月第1次印刷	

出　　版　吉林科学技术出版社
发　　行　吉林科学技术出版社
地　　址　长春市福祉大路5788号
邮　　编　130118
发行部电话/传真　　0431-81629529 81629530 81629531
　　　　　　　　　　　　　　　　81629532 81629533 81629534
储运部电话　0431-86059116
编辑部电话　0431-81629518
印　　刷　廊坊市印艺阁数字科技有限公司

书　　号　ISBN 978-7-5744-0277-5
定　　价　90.00元

编　委　会

主　编　马文龙（临沂市人民医院）

郭玉荣（诸城市中西医结合医院）

胡晓萍（昌乐县人民医院）

肖　宁（昌乐县人民医院）

罗爱红（山东省立第三医院）

张　娜（宁津县中医院）

目　　录

第一章 内科护理

第一节 急性呼吸窘迫综合征患者的护理

急性呼吸窘迫综合征(ARDS)是由不同病因造成具有明显特征的肺损伤,病理上表现为弥散性肺泡损伤,以肺泡上皮和毛细血管内皮损伤、肺泡膜通透性明显增加导致高蛋白肺泡和间质水肿为病理生理特征,以低氧血症与呼吸窘迫为主要表现的临床综合征。

一、病因和发病机制

病因未完全明确。致病因素有两种:肺内因素和肺外因素。前者为对肺的直接损伤,见于吸入毒气、烟尘、胃内容物、过长时间纯氧吸入、肺挫伤、重症肺炎等;后者则见于休克、严重感染、药物中毒、体外循环、大面积烧伤、急性胰腺炎、大量输血等。

机制不完全清楚。致病因素以及炎症细胞、炎症介质及细胞因子介导的炎症反应,最终导致肺泡膜上皮损伤,表面活性物质减少或消失,加重肺水肿和肺不张,引起顽固性的低氧血症。

二、临床表现与诊断

(一)临床表现

1.病史

有严重创伤、感染、休克、大手术等病史。

2.症状和体征

ARDS 通常发生于原发疾病或损伤起病后 24~48 小时,表现为突发性、进行性的呼吸窘迫,气促、发绀,常伴有烦躁、焦虑、出汗等。根据病变程度分为以下四个阶段。

3.辅助检查

高分辨率 CT 不仅有助于早期诊断,还可帮助理解各病期的通气治疗策略。早期表现为非重力性分布的全肺水肿(均质肺),随病情进展,呈直立性分布的肺萎陷(压缩性肺不张),阴影密度不一致(非均质肺);在中期和晚期,发生组织增生、机化、重塑和纤维化,气腔扩大伴气囊和气肿样病变形成。

(二)诊断

对 ARDS 患者及时准确的诊断,是早期认识与积极治疗的前提。1992 年 ARDS 联席会议提出的诊断标准如下：

(1)急性起病。

(2)氧合指数(PaO_2/FiO_2)≤200mmHg。

(3)胸部 X 线检查表现为双肺斑片状阴影。

(4)肺动脉楔压(PAWP)≤18mmHg 或无左心房压力升高的临床证据。

Schuster、Ferguson、Monnet 提出，依据特征性的病理与病理生理改变，ARDS 的诊断标准应具有以下特征：

(1)弥散性(或双肺)肺泡水肿，或 X 线胸片具有弥散性(或双侧)肺泡水肿的特征。

(2)肺毛细血管通透性明显增加。

(3)病理上具有弥散性肺泡损伤的表现。

(4)具有低氧血症和呼吸窘迫等临床特征。

这样，ARDS 诊断的特异性明显升高，且不再需要排除其他疾病(急性左侧心力衰竭)。

三、治疗原则

ARDS 的出现有很大的危险性，目前尚无特效的治疗方法，其治疗原则：积极控制原发病，改善氧合功能，纠正缺氧，支持生命，保护重要器官功能，防治并发症。

(一)去除病因

ARDS 一般均有较明确的相关原发病，这些因素在 ARDS 的发生和发展中起着重要作用。尤其是对全身感染的控制和纠正低血容量导致的组织灌注不足，积极处理原发病将有利于 ARDS 的治疗和疾病预后的改善。

(二)氧疗

纠正低氧血症是 ARDS 治疗中最为重要的目的。通常早期轻症患者可先面罩高浓度($FiO_2>0.6$)给氧，使 $PaO_2>60$mmHg 和 $SaO_2>90\%$。如血氧分压不能改善，如<60mmHg，则建议行机械通气。

(三)机械通气

可减轻呼吸做功，使呼吸窘迫改善；应用呼气末正压(PEEP)或连续气道正压(CPAP)，可使呼气末肺容量增加，闭陷的小气道和肺泡再开放；肺泡内正压可减轻肺泡水肿的形成从而改善弥散功能和通气/血流比例，减少肺内分流，达到改善氧合功能和肺顺应性的目的。

(四)维持适当的液体平衡

以最低有效血管内血容量来维持有效循环功能，要避免过多的液体输入加重肺水肿，在血压稳定的前提下，出入液体量宜轻度负平衡。

(五)支持治疗

ARDS 时机体处于高代谢状态，营养支持应尽早开始。静脉营养可引起感染和血栓形成等并发症，应提倡全胃肠营养。

（六）体位治疗

由仰卧位改变为俯卧位,可使 75% ARDS 患者的氧合改善。可能与血流重新分布,部分萎陷肺泡再膨胀达到"开放肺"的效果有关。这样可改善肺通气/血流比值,降低肺内分流。

（七）糖皮质激素的应用

有研究表明,糖皮质激素可抑制肺的炎性反应及肺的纤维化,但临床研究并未证明。

（八）其他治疗

如肺血管舒张药的应用,氧化亚氮(N_2O)吸入等。

四、常见护理问题及相关措施

（一）低效型呼吸形态

1.相关因素

(1)肺泡Ⅱ型细胞损伤,表面活性物质缺失导致肺泡萎陷、水肿、肺顺应性降低。

(2)疲乏或无力。

2.临床表现

(1)呼吸困难、发绀(以口唇、舌、口腔黏膜、鼻尖、颊部、耳垂和指、趾末端最为明显)、鼻翼扇动、呼吸浅快。

(2)动脉血气分析值异常。

3.护理措施

(1)严密监测患者生命体征,尤其是呼吸的频率、节律、深度的变化,观察患者有无胸闷、气急、口唇发绀等缺氧症状。

(2)遵医嘱给予高浓度氧气吸入或使用 PEEP,并根据动脉血气分析值变化调节氧浓度。经常检查鼻氧管有无堵塞或脱出,每周更换导管 1 次,每天 2 次消毒导管头端和清洁鼻腔。

(3)给患者提供有利于呼吸的体位,如端坐位或高枕卧位。

(4)动脉血气是反映患者肺、心血管、肾和代谢功能的综合指标,定时监测动脉血气分析值的变化,有助于判断患者的病情变化。①物品准备:治疗盘、内含抗凝药的注射空针、橡皮塞、无菌治疗巾、血气分析申请单。②部位选择:成年人最常用的穿刺采血样部位有桡动脉、肱动脉、股动脉和足背动脉。桡动脉最适宜于动脉穿刺取血,因在腕部桡侧易于触及,部位表浅,穿刺后易于压迫和防止血栓形成。③采血步骤:解释→体位选择(坐位或半卧位)→穿刺部位选择→常规消毒→一手握注射器,一手摸动脉搏动,穿刺→逐渐进针,看到鲜血停止进针→获取足够血量,拔针→穿刺针头刺入橡皮塞→送检。④注意事项:抗凝药湿润整个注射器针筒内表面;排尽空气和过多抗凝药;采血完毕,尽快送检,如不能及时送检,放入冰箱,2 小时内有效。

(5)预测患者是否需要气管插管或使用呼吸机辅助呼吸,做好抢救准备工作。

（二）气体交换受损

1.相关因素

肺毛细血管内皮细胞损伤,血管通透性增加,使肺间质及肺泡水肿,导致气体弥散障碍。

2.临床表现

(1)呼吸困难,患者意识状态改变,嗜睡、烦躁不安。

(2)患者动脉血气分析值异常:低氧血症、高碳酸血症。

3.护理措施

(1)保持病室环境清洁,定时进行空气和地面消毒,注意通风换气。

(2)监测患者生命体征和意识状态,每 30min 一次,判断与急性缺氧有关的症状和体征,尤其是呼吸和发绀状况的变化。

(3)遵医嘱及时采集和送检血气分析与生化检测标本,通过脉搏氧饱和度和血气分析中氧分压来判断患者有无低氧血症和低氧血症的严重程度。

(4)高浓度氧疗可以提高血氧分压,记录吸氧方式、吸氧浓度及时间,观察氧疗的效果和不良反应,在吸氧过程中气体应充分湿化,防止气道黏膜干裂受损。临床上给氧和改善氧合的方法可分为有创伤性和无创伤性两大类。

(5)呼吸机辅助呼吸:PEEP 是最常用的呼吸模式。应用 PEEP 时,应选择"最佳 PEEP",所谓最佳 PEEP,既能防止呼气末肺泡萎陷,又能避免肺泡过度膨胀,即用最小 PEEP 值达到最佳的血氧浓度。但 PEEP 可增加胸内正压,减少回心血量,从而降低心排血量。因此,应用 PEEP 时应注意对血容量不足的患者适当补充血容量,以代偿回心血量的不足;但又不能过量,以免加重肺水肿;PEEP 从低水平开始,先用 3～5cmH$_2$O 开始逐渐增加至合适的水平。争取维持 PaO$_2$＞60mmHg 而 FiO$_2$＜0.6。一般 PEEP 水平为 5～15cmH$_2$O 或 10～18cmH$_2$O;施行肺保护性通气策略,选用压力控制的通气模式,将吸气末气道峰压(PAP)限制在 35cmH$_2$O 水平以下,防止肺泡过度充气;低潮气量通气(6～8mL/kg),允许性高碳酸血症。

(6)协助翻身拍背,每 2 小时一次,以促进分泌物的排出。

(7)根据医嘱使用利尿药,以减轻肺间质及肺泡水肿,观察并记录尿量。

(8)加强巡视,及时满足患者的需求,减少机体耗氧。

(三)心排血量减少

1.相关因素

正压通气使上下腔静脉血的回心血量减少。

2.临床表现

(1)血压下降、脉搏细速、尿量减少。

(2)肢端皮肤冷、苍白或发绀。

3.护理措施

(1)使用 PEEP 时应有足够的有效循环血量,严格掌握好 PEEP 压力值。

(2)严密监测体温、脉搏、血压、呼吸的变化。

(3)准确记录出入量,密切观察尿量的变化。

(4)遵医嘱给予强心、利尿、扩血管药物,注意观察用药效果与不良反应。

(5)准备好抢救用物和药品。

（四）营养失调：低于机体需要量

1.相关因素

代谢率升高、营养摄入减少。

2.临床表现

皮肤弹性减退，脂肪变薄；消瘦、体重进行性下降；头发枯黄，无光泽。

3.护理措施

（1）给予营养支持，可经胃肠道（EN）或胃肠外（PN）途径实施。尽管临床上多用胃肠外营养，但实验和临床研究证明胃肠内营养远胜于胃肠外营养，胃肠内营养支持有助于恢复肠道黏膜的完整性，减少肠萎缩，保持肠道 pH 平衡，抑制细菌过度生长，减少胃肠道出血，还可增加胃肠运动，纠正胃肠排空延迟，故应尽早经胃肠内补充营养。

营养支持的原则：采用高蛋白、高脂肪、高糖类的膳食或胃肠外营养液；蛋白质、脂肪、糖类的能量比分别为 20％、20％～30％、50％～60％；每天的摄入量，卡氮比为（628～753）kJ：1g（1kcal＝4.2kJ），危重患者可高达（837～1255）kJ：1g；每天适量补充各种维生素及微量元素，依据临床情况调整电解质用量，特别注意补充钾、镁、磷等元素。

营养支持的护理：包括胃肠内营养的护理和胃肠外营养的护理。

①胃肠内营养的护理：鼻饲管的选择一般选择稳定性、相容性较好，耐胃酸腐蚀，放置时间长的聚氨酯材料的胃管，螺旋形鼻胃管用于胃肠道功能基本正常或肠道功能基本正常而胃功能受损的患者，能减少食物反流带来的误吸危险。喂养方法有灌注、滴注、泵注三种方法。用于机械通气患者时，其中泵注更能减少反流。喂养中注意"三度"，即营养液的温度为 37～41℃；浓度按比例调配，如为即用型营养液可直接使用；灌注速度由慢到快，最高速度不超过130mL/h，24 小时总量最高为 1500～2000mL。

②胃肠外营养的护理：静脉的选择有周围静脉和中心静脉，选择周围静脉时应选择弹性好、走向清晰、较粗的血管，同时采用静脉留置针；中心静脉常选择锁骨下静脉、颈内静脉、颈外静脉，行中心静脉插管术。配制方法必须严格无菌操作，应在无菌层流室或净化室内操作，按医嘱执行各种营养液的成分及比例配制。滴注速度应根据输液量及病情掌握输液速度，最快速度≤60 滴/min，要求匀速滴入，以免发生高糖血症，可以使用输液泵进行严格控制。

（2）向患者解释加强营养和合理搭配膳食的重要性，采取良好的均衡饮食，指导患者多食肉类、蛋类、牛奶及水果等高热量、高蛋白质、高维生素的食物，以维持足够的营养，保持和恢复身体健康。

（3）做好口腔护理或漱口，提供色、香、味佳的饮食，刺激食欲，鼓励进食，提供一个整洁、安静、舒适的进餐环境，使患者能在愉快的心境中进食。

（4）大量盗汗者，监测患者液体摄入量与排出量，给予足够的液体。

（5）每周监测体重 1 次并记录。

（6）定时监测白蛋白、血红蛋白水平及皮肤的弹性厚度。

（五）潜在并发症：气压伤

1.相关因素

（1）呼吸机压力过高和潮气量过大。

(2)特殊的通气模式,如 PEEP 和 PSV。

(3)患者有引起气胸的原发疾病或诱发因素,如先天性肺大疱、后天性肺气肿等。

2.临床表现

(1)气胸:胸痛、烦躁、大汗淋漓、缺氧、发绀、患侧胸廓膨隆、呼吸音消失或减弱,X 线胸片显示有气胸。

(2)皮下气肿:皮肤触诊有握雪感,严重时局部皮肤膨隆。

(3)纵隔气肿:主要依据胸部 X 线诊断。

3.护理措施

(1)气胸是呼吸机引起气压伤的主要临床类型,但并不是所有接受呼吸机治疗的患者都会发生气胸,注意以下方面,是可以预防的。①对于应用呼吸机的患者,在通气压力调节和控制时以维持较好通气和氧合功能的最低水平为最佳水平;②对于有诱发气胸原发病存在的患者,慎用 PEEP 和 PSV,必须使用 PEEP 时压力从低水平 $0.29\sim0.49kPa(3\sim5cmH_2O)$ 开始,逐渐增加,不宜超过 $0.98kPa(10cmH_2O)$。

(2)严密观察患者有无发生气压伤的临床表现,若发现立即通知医师,并协助处理。

(3)如患者气胸诊断明确应立即进行排气减压,不能立即减压时,须停止呼吸机的应用,以免胸膜腔内压越来越高,危及患者生命。

(4)胸腔闭式引流是应用呼吸机患者排气减压的唯一方法。

(5)做好胸腔闭式引流管的护理:①在胸腔引流管下方垫一小毛巾以减轻不适。②妥善固定引流管,防止引流管受压,扭曲及脱管。③保持水封瓶位置低于引流管;需进行必要检查、治疗而运送患者时应用两把血管钳钳紧引流管,防止空气或瓶内水倒吸入胸腔。④定时做深呼吸及咳嗽动作,加强胸腔内气体排出。⑤观察局部伤口有无红、肿,定时更换敷料。

(六)有皮肤完整性受损的危险

1.相关因素

长期卧床,不能活动;营养状况差;微循环灌注不良,致皮肤缺血、缺氧等。

2.临床表现

患者躯体受压部位、骨隆突处皮肤易出现红肿、破溃。

3.护理措施

原则是以预防为主,防止组织长时间受压,立足整体治疗;改善营养、血液循环状况;重视局部护理;加强观察,对发生压疮危险度高的患者不但要查看受压皮肤的颜色,而且要触摸皮肤的质地。具体措施如下:

(1)采用评分法来评估发生压疮的危险程度,评分值越大,说明器官功能越差,发生压疮的危险性越高。

(2)重视预防:保持床铺的平整、松软、清洁、干燥、无皱褶、无碎屑;对长期卧床的患者,骨隆突处使用衬垫、气垫、棉垫、棉圈等,以减轻局部组织长期受压;间歇性解除压迫是预防压疮的关键。卧床患者每 2~3 小时翻身 1 次,有条件的可使用特制的翻身床、气垫床、明胶床垫、波纹床垫、压疮防治装置等专用器具;减少摩擦力和剪切力。半卧位时,可在足底部放一坚实的木垫,并屈髋 30°,臀下衬垫软枕,防止身体下滑移动,以免产生摩擦损害皮肤角质层;为患者及时更换床单、内衣;搬动患者时避免拖、拉、推等;平卧位抬高床头一般不高于 30°,以防剪切力。

(3)保持皮肤的清洁和完整是预防压疮的重要措施;每天用温水清洁皮肤 2 次,以保持皮肤清洁及凉爽;擦干皮肤后骨隆突处外涂赛肤润以保护皮肤;对皮肤易出汗部位(腋窝、腘窝、腹股沟部)随时擦拭。当大小便失禁时,每次温水擦拭后涂擦鞣酸软膏或赛肤润,以防肛门周围皮肤糜烂。当小便失禁时,女性患者用吸水性能良好的尿不湿;男性患者用阴茎套外接引流管引流尿液,避免会阴部皮肤长期被尿液浸渍而溃烂,对于男性患者阴囊处可用爽身粉保持干爽。

(4)正确实施按摩:患者变换体位后,对受压部位辅以按摩,尤其是骶尾部、肩胛区、髂嵴、股骨大转子、内外踝、足跟及肘部;对病情极其严重、翻身可能促进病情恶化、加重损伤时,则暂不翻身,仅对骨隆突受压处按摩,以改善局部血液循环;按摩手法:用大小鱼际肌,力量由轻→重→轻,每个部位按摩 5~10min,每 2~3 小时按摩 1 次。按摩时可使用润肤乳或赛肤润,促进局部血液循环;对因受压而出现反应性充血(局部皮肤变红)、皮肤变硬时则不主张按摩,以免加重损伤,而应使其局部悬空,避免受压。

(七)有口腔黏膜改变的危险

1.相关因素

禁食、机体抵抗力降低。

2.临床表现

患者口腔黏膜发生溃疡、感染。

3.护理措施

(1)检查患者口腔黏膜是否有病灶、溃疡、出血,发现异常报告医师。

(2)向患者及其家属讲解引起口腔黏膜改变的危险因素。

(3)在晨起、睡前、餐前、餐后做好口腔护理,以保证最佳的口腔卫生状况和良好的食欲。

(4)提供温度适宜的食物和饮料,避免过热或过冷的食物。

(5)根据病情选择合适的漱口液,如复方硼砂漱口液、生理盐水、3%过氧化氢。

(6)禁食期间,根据医嘱给予鼻饲或静脉高营养,以维持足够的能量供应,增加机体抵抗力。

(7)对应用抗生素时间较长者,应注意口腔有无真菌感染。

(八)潜在并发症:水、电解质紊乱及酸碱平衡失调

1.相关因素

禁食;利尿药的应用;晚期多器官功能衰竭。

2.临床表现

(1)等渗性脱水:畏食、恶心、尿少,但不觉得口渴;皮肤黏膜、舌干燥,眼球下陷和周围血管萎陷等。

(2)低渗性脱水:血清钠<135mmol/L,轻度表现为疲乏、头晕、起立性晕倒及直立性低血压;中度表现为恶心、呕吐、脉搏细速、血压不稳定或下降,皮肤弹性差,浅静脉萎陷,眼球凹陷,

尿少;重度表现为意识恍惚不清,肌肉痉挛性抽搐,肌腱反射减弱或消失,出现木僵状态甚至昏迷等严重神经系统症状。

(3)高渗性脱水:血清钠＞150mmol/L,分为三度。轻度脱水患者主诉口渴,无其他症状;中度脱水患者极度口渴,乏力、烦躁、皮肤黏膜干燥、尿少、尿比重升高;重度脱水患者除上述症状外,可出现幻觉、躁狂、谵妄、精神失常甚至昏迷等脑功能障碍。

(4)低钠血症:乏力、头痛、恶心、呕吐、食欲缺乏和反应迟钝;严重者可有意识模糊、昏迷等;尿少、水肿;咳嗽无力,痰液黏稠,不易咳出。

(5)低钾血症:软弱无力、口苦、食欲缺乏、烦躁、腹胀、呕吐,特征性的心电图改变(ST 段下降,T 波低平或倒置,可出现 U 波)。

(6)低镁血症:面色苍白、嗜睡、全身乏力、恶心、记忆力减退、精神紧张、烦躁、手足徐动样运动。

3.护理措施

(1)详细记录 24 小时出入水量,水日需量估算应以患者体重为依据,对标准体重的成年人的计算方法如下:

年轻人:年龄 16～25 岁,40mL/(kg·d)。

成年人:年龄 25～55 岁,35mL/(kg·d)。

长者:年龄 55～65 岁,30mL/(kg·d)。

老年人:年龄＞65 岁,25mL/(kg·d)。

(2)严密观察有无腹胀、意识淡漠、肌肉软弱无力、腱反射减退等表现。

(3)监测血清电解质、动脉血气分析,发现异常立即与医师联系并协助处理。

①等渗性脱水:根据临床表现估计脱水量,治疗应补充等渗氯化钠溶液或平衡盐溶液,同时注意其他电解质和酸碱平衡失调。其计算公式为:

补等渗氯化钠溶液量(1)＝(血细胞比容上升值/血细胞比容正常值)×体重(kg)×0.25。

②低渗性脱水:采用含盐溶液或高渗盐水静脉给予纠正体液的低渗状态和补充血容量,首次量可先补给一半。其计算公式:

补钠量(mmol)＝[血钠正常值(mmol/L)－血钠观测值(mmol/L)]×体重(kg)×0.6(女性 0.5)。

③高渗性脱水:主要补充水分,不能口服者静脉滴注 5％葡萄糖溶液或 0.45％氯化钠溶液,可分两天补给,当天给补水量的一半,另一半量在次日给予,以免发生水中毒。其计算公式:

补水量(mL)＝[血钠测得值(mmol/L)－血钠正常值(mmol/L)]×体重(kg)×4(女性 3,婴儿 5)。

④低钠血症:轻者可静脉输入 5％葡萄糖生理盐水;当血钠＜125mmol/L 时,需限制水的摄入,每天为 500mL,使水分处于负平衡;当低钠血症严重合并有神经症状时,应立即提高血清渗透压,输入 3％高渗盐水,同时应用袢利尿药如呋塞米等,以去除体内潴留的水。其计算公式:

补钠量(mmol/L)＝[142(mmol/L)－测出的血钠值(mmol/L)]×体重(kg)×0.6。

⑤低钾血症:治疗时首先明确是急性低钾血症还是慢性低钾血症,在肾功能良好的情况下,成人每天补钾不宜超过 100～200mmol/L,补钾速度一般不宜超过 20mmol/L,如伴有室性心律失常者按 1 小时补钾 40mmol/L,以控制心律失常。其计算公式:

补氯化钾(g)＝[5－血钾测得值(mmol/L)]×体重(kg)×0.0149

补 10％氯化钾(m1)＝[5－血钾测得值(mmol/L)]×体重(kg)×0.149

(单位换算:g×13.4＝mmol;mmol×0.0745＝g)

⑥低镁血症:低镁血症患者多不能进食,应采取胃肠外途径给药。可用 50％硫酸镁肌内注射或静脉滴注,因镁有直接扩张血管平滑肌作用,在静脉滴注过程中必须监测血压,缓慢静脉滴注。

(九)焦虑

1.相关因素

状况的改变、适应环境。

2.临床表现

患者紧张不安、忧郁、悲痛、易激动、治疗不合作。

3.护理措施

(1)同情、理解患者的感受,和患者一起分析其焦虑产生的原因及表现,并对其焦虑程度做出评价。

(2)主动向患者介绍环境,解释机械通气、监测及呼吸机的报警系统,消除患者的陌生感和紧张感。

(3)在护理患者时应保持冷静和耐心,表现出自信和镇静。

(4)耐心向患者解释病情,对患者提出的问题要给予明确、有效的回答,消除心理紧张和顾虑。

(5)如果患者由于呼吸困难或人工通气不能讲话,可提供纸笔或以手势与患者交流。

(6)限制患者与其他具有焦虑情绪的患者及亲友接触。

(7)加强巡视,了解患者的需要,帮助患者解决问题。

(8)保持环境安静,保证患者的休息。

(9)帮助并指导患者及其家属应用松弛疗法、按摩等。

(十)有感染的危险

1.相关因素

与意识障碍、建立人工气道进行机械通气有关。

2.临床表现

体温高于正常,痰量增多,颜色由白色变为黄色。

3.护理措施

(1)做好人工气道和机械通气的常规护理,如保持气管切开伤口的无菌,气道的湿化、通畅,吸引器及呼吸器的消毒以及密切观察呼吸机的工作状况和详细记录各项数据等。

(2)做好基础疾病治疗的护理配合工作。

（3）进行各项护理操作应严格执行无菌技术。

（4）对昏迷患者,应定时翻身、拍背。

（5）加强口腔护理,防止发生口腔炎和口腔真菌感染。

（6）保持会阴部的清洁,防止泌尿系统感染。

五、健 康 教 育

（一）疾病相关知识宣教

急性呼吸窘迫综合征(ARDS)是一种继发于基础病,以急性呼吸窘迫和低氧血症为特点的综合征。多见于青壮年,在基础病发病后 1～3 天,出现进行性呼吸窘迫、发绀,而常规氧疗无效,急需机械通气改善呼吸。

（二）心理指导

向患者家属或意识清楚的患者介绍 ARDS 抢救成功的例子,树立其战胜疾病的信心,促进患者与其家属之间的沟通,减轻患者身心负担。并解释使用呼吸机可帮助渡过难关,说明机械通气引起的不适可逐步适应,向意识清醒的患者说明配合的方法。撤机前应向患者说明其病情已好转,具备自主呼吸能力,撤机是逐步的、安全的,精神紧张会增加撤机困难、延长撤机时间。

（三）饮食指导

抢救时予以鼻饲饮食。人工气道拔除 24 小时后可进食流质饮食,如牛奶稀饭(加肉类)、肉汤等。逐渐过渡到半流质及普食,半流质饮食可选用面条、馄饨、羹类等。第 1 次进食应先试喝水,不出现呛咳者方可进食。

（四）用药指导

急性期主要由医护人员使用药物,缓解期应遵医嘱用药,使用药物后如出现恶心、消化道出血、腹胀、兴奋及睡眠紊乱、手足麻木、皮肤瘙痒、皮疹等应立即告诉医护人员。

（五）休息与活动

急性期绝对卧床休息,可在床上活动四肢,勤翻身,保证充足的睡眠,缓解期可坐起并在床边活动,逐渐增大活动范围。

（六）特殊行为指导

（1）配合医师接受血气分析的动脉血抽取。

（2）必要时配合接受气管插管及呼吸机辅助呼吸。注意人机同步,机器送气时要主动吸气;反之呼气。头部的转动应轻柔及逐步进行,同时调整呼吸机管道于合适位置,注意防止意外拔管和脱管,以免导致窒息。

（3）学会使用手写板或摇铃的方法与医护人员沟通或呼叫医护人员。

（4）学会咳嗽(清醒患者)的方法:患者坐位,双足着地,身体稍前倾,双手环抱一个枕头(有助于膈肌上升),进行数次深而缓慢的腹式呼吸,深吸气末屏气,然后缩唇(噘嘴),缓慢地经过口腔尽可能呼气(降低肋弓,腹部往下沉);再深吸一口气后屏气 3～5s,身体前倾,从胸腔进行 2 次或 3 次短促有力的咳嗽,张口咳出痰液,咳嗽时收缩腹肌,或用自己的手按压上腹部,帮助咳嗽。

（七）出院指导

（1）注意劳逸结合，勿过劳。

（2）注意预防并及时治疗上呼吸道感染。

（3）1 个月后复查 X 线胸片。如出现进行性呼吸困难、发绀应立即就医。

第二节　心肌疾病患者的护理

一、心肌炎

心肌炎是指急性、亚急性或慢性心肌局限性或弥散性炎性病变，是扩张型心肌病（DCM）的常见原因。1991 年 Lieberman 将心肌炎分为暴发性心肌炎、急性心肌炎、慢性活动性心肌炎和慢性迁延性心肌炎。根据病因可分为感染性心肌炎、中毒性心肌炎和免疫性心肌炎。其中，最常见的病因为病毒感染，其他因素少见。

病毒性心肌炎（VCM）是多种嗜心性病毒感染心肌后对心肌产生的直接损伤或通过自身免疫反应引起心肌细胞变性、坏死或间质性炎性细胞浸润及纤维渗出的过程。当机体抵抗力下降时（如细菌感染、营养不良、精神创伤、不合理的运动、毒物等）病毒侵入机体，大量繁殖，直接损害心肌，致心肌病变。多数心肌炎病例会自然缓解，部分病例将导致 DCM 和心力衰竭。

（一）病因与发病机制

心肌炎可由多种毒素、药物（如可卡因）或病原体引起，既往认为心肌炎的病因以柯萨奇病毒 B、腺病毒等较常见，新近报道称细小病毒 B19（PVB19）及疱疹病毒 6（HHV-6）是急性心肌炎最常见的病原。PVB19 感染，尤其是 PVB19 与 HHV-6 的二重感染可能与急性心肌炎患者的不良预后有关。

病毒性心肌炎的发病机制包括病毒直接作用对心肌的损害，还可激活 Fas/FasL 通路、Bcl-2 家族、凋亡蛋白酶家族等启动心肌细胞凋亡。免疫机制主要是 T 细胞及多种细胞因子和一氧化碳等介导的心肌损害和微血管损伤。同时，心肌缺氧缺血时，能量代谢障碍，细胞内活性氧增多，引起心肌细胞核酸断裂，多糖聚解、不饱和脂肪酸过氧化进而损伤心肌。

（二）临床表现

病毒性心肌炎的临床症状具有轻重程度差异大，症状表现常缺少特异典型性的特点。约有 50％患者在发病前（1～3 周）有上呼吸道感染和消化道感染史。但他们的原病症状常轻重不同，有时症状轻，易被患者忽视，需仔细询问才能被注意到。

1.症状

（1）心脏受累的症状可表现为胸闷、心前区隐痛、心悸、气促等。

（2）有一些病毒性心肌炎患者是以一种与心脏相关或无关的症状为主要或首发症状就诊的。

①患者以心律失常为主诉和首发症状就诊。

②少数以突然剧烈的胸痛为主诉者,而全身症状很轻。此类情况多见于病毒性心肌炎累及心包或胸膜者。

③少数患者以急性或严重心功能不全症状为主就诊。

④少数患者以身痛、发热、少尿、晕厥等严重全身症状为主,心脏症状不明显而就诊。

2.体征

(1)心律改变或心率增快,但与体温升高不相称;或为心率减缓。

(2)心律失常:节律常不整齐,期前收缩最为常见,表现为房性或室性期前收缩。其他缓慢性心律失常如房室传导阻滞、病态窦房结综合征也可出现。

(3)心界扩大:病情轻者心脏无扩大,一般可有暂时性扩大,可以恢复。

(4)心音及心脏杂音:心尖区第一心音可有减低或分裂或呈胎心音样。发生心包炎时有心包摩擦音出现。心尖区可闻及收缩期吹风样杂音,系发热、心脏扩大所致;也可闻及心尖部舒张期杂音,也为心室腔扩大、相对二尖瓣狭窄所产生。

(5)心力衰竭:体征较重病例可出现左侧心力衰竭或右侧心力衰竭的体征,甚至极少数出现心源性休克的一系列体征。

3.分期

病毒性心肌炎根据病情变化和病程长短可分为四期。

(1)急性期:新发病者临床症状和体征明显而多变,病程多在6个月以内。

(2)恢复期:临床症状和客观检查好转,但尚未痊愈,病程一般在6个月以上。

(3)慢性期:部分患者临床症状、客观检查呈反复变化或迁延不愈,病程多在1年以上。

(4)后遗症期:患心肌炎时间已久,临床已无明显症状,但遗留较稳定的心电图异常,如室性期前收缩、房室或束支传导阻滞、交界区性心律等。

(三)诊断标准

(1)在上呼吸道感染、腹泻等病毒感染后1~3周或急性期中出现心脏表现(如舒张期奔马律、心包摩擦音、心脏扩大等)和(或)充血性心力衰竭或阿-斯综合征者。

(2)上述感染后1~3周或发病同时新出现的各种心律失常而在未服抗心律失常药物前出现下列心电图改变者。

①房室传导阻滞或窦房阻滞、束支传导阻滞。

②2个以上导联ST段呈不平型或下斜型下移≥0.05mV,或多个导联ST段异常抬高或有异常Q波者。

③频发多形、多源成对或并行性期前收缩;短阵室性心动过速、阵发性室上速或室性心动过速,心房扑动或心房颤动等。

④2个以上以R波为主波的导联T波倒置、平坦或降低<R波的1/10。

⑤频发房性期前收缩或室性期前收缩。

注:具有①至③任何一项即可诊断。具有④或⑤或无明显病毒感染史者要补充下列指标以助诊断:a.左心室收缩功能减弱(经无创或有创检查证实);b.病程早期有CPK、CPK-MB、GOT、LDH升高。

（3）如有条件应进行以下病原学检查：

①粪便、咽拭子分离出柯萨奇病毒或其他病毒和（或）恢复期血清中同型病毒抗体滴度较第一份血清升高 4 倍（双份血清应相隔 2 周以上），或首次滴度＞1：640 者为阳性，1：320 者为可疑。

②心包穿刺液分离出柯萨奇病毒或其他病毒等。

③心内膜、心肌或心包分离出病毒或特异性荧光素标记抗体检查阳性。

④对尚难明确诊断者可长期随访。在有条件时可做心肌活检以帮助诊断。

⑤在考虑病毒性心肌炎诊断时，应除外甲状腺功能亢进症、β 受体功能亢进症及影响心肌的其他疾病，如风湿性心肌炎、中毒性心肌炎、冠心病、结缔组织病及代谢性疾病等。

（四）治疗原则

VCM 表现多样化，无特异性症状体征，病毒难以找到，治疗困难，不但能引起急性心功能不全，而且有可能演变成扩张型心肌病。目前心肌炎的治疗通常为辅助支持疗法，尤其是病毒性心肌炎（自限性疾病），主要是针对本病的临床表现进行相关处理。

1.休息

休息不仅能降低机体的氧耗量，亦可减少病毒复制。卧床休息应延长到症状消失，心电图恢复正常，一般需 3 个月左右，心脏已扩大或曾经出现过心功能不全者应延长至 6 个月，直至心脏不再缩小。心功能不全症状消失后，在密切观察下逐渐增加活动量，恢复期仍应适当限制活动 3～6 个月。

2.对症治疗

（1）心力衰竭治疗：可分为药物和（或）机械辅助治疗两方面。根据现行心力衰竭药物治疗方案，需依据 NYHA 功能分级选用以下药物：β 受体拮抗药、利尿药、ACEI、ARB 等。对于部分患者而言即使采用最佳的药物治疗但是病情仍继续恶化的，选用机械循环辅助支持或体外循环膜氧合器（ECMO）治疗为患者康复或心脏移植提供桥梁。即使患者起病急骤或伴有严重的临床表现时，经积极规范治疗，仍有良好的预后，其生存率可达 60%～80% 且心功能可恢复正常。

（2）心律失常治疗：心律失常的治疗包括病因治疗、药物治疗及非药物治疗三方面。对于无自觉症状且室性心律失常发生次数不多时，应积极治疗心肌炎，可暂时不使用抗心律失常药物。依据 ACC/AHA 及 ESC 于 2006 年颁布的指南，应对有症状的或持续发生的心律失常予以治疗。有症状的或持续发生的室性心律失常应积极治疗，必要时使用胺碘酮。心肌炎患者出现严重房室传导阻滞时可选用糖皮质激素、异丙肾上腺素提高心室率，若阿-斯综合征发生，则需置入起搏器帮助患者度过急性期。2013 年 ESC 建议急性期不考虑置入埋藏式心脏转复除颤器（ICD），而对于急性期过后的心律失常治疗遵循目前的 ESC 指南。

3.药物治疗

（1）免疫调节药的应用：静脉注射免疫球蛋白（IVIG）可直接清除病毒、中和抗体，减轻心肌的炎性反应，抑制病毒感染后免疫损伤等作用，但在研究中，对于新发的扩张型心肌病及心肌炎成人患者，IVIG 的应用未发现有益处。对儿童患者治疗的研究显示，大剂量的免疫球蛋白应用可以使左心室功能恢复并提高生存率。

（2）免疫抑制药的应用：目前心肌炎治疗中免疫抑制药的使用仍存在较大的争议。不主张常规使用免疫抑制药。近年来文献与研究显示，对重症患者合并心源性休克、致死性心律失常（三度房室传导阻滞、室性心动过速）或心肌活检证实为慢性自身免疫性心肌炎性反应者，应足量、早期应用糖皮质激素。糖皮质激素有较多的不良反应，应该短疗程应用，对于轻症病例，不宜使用。

（3）免疫吸附疗法：免疫吸附疗法的目的是吸附血液中的炎症因子及清除抗多种心肌细胞蛋白的抗心肌抗体。有证据显示，免疫吸附疗法既能改善心功能，又能减少心肌炎性病变。目前该疗法仍在多中心前瞻性随机试验观察中。

（4）抗病毒治疗：心肌炎病因中常见的是病毒感染，但大多数心肌炎患者诊断时距前期感染数周，因而在实施阶段的有效性有待进一步研究。目前对于小鼠模型及少部分患者的抗病毒治疗效果可见，抗病毒治疗（利巴韦林或干扰素）可防止心肌炎转为心肌病，减轻疾病的严重程度及降低病死率。对于慢性扩张型心肌病伴有病毒感染的患者，干扰素的应用可抑制病毒，辅助、调节免疫功能并改善左心室收缩功能。

（5）其他护心治疗：给予磷酸肌酸钠、1,6 二磷酸果糖（FDP）、辅酶 Q_{10}、维生素 C 等药物保护心肌细胞。磷酸肌酸钠可以通过稳定心肌肌纤维膜及抑制心肌损伤部位的磷脂降解作用保护心肌。

（五）常见护理问题

1.活动无耐力

（1）相关因素：与心肌受损、并发心律失常或心力衰竭有关。

（2）临床表现：活动持续时间短，主诉疲乏、无力。

（3）护理措施

①休息与活动：急性期需卧床休息，以减轻心脏负荷，减少心肌耗氧，有利于心功能的恢复，防止病情加重或转为慢性病程。急性发作时，应该卧床休息 2～4 周，急性期以后仍应休息 2～3 个月。严重心肌炎伴心界扩大的患者，应休息 6 个月到 1 年，直到临床症状消失，心界恢复正常。有心肌炎后遗症的患者，可与正常人一样生活、工作，但不宜长时间工作及熬夜等。

②活动中监测：活动中严密监测活动时的心率、心律、血压变化，若活动后出现胸闷、心悸、呼吸困难、心律失常等，应停止活动，以此作为限制最大活动量的指征。

③心理护理：患者容易发生焦虑、恐惧等不良情绪，为了缓解这种情绪，医护人员应安慰患者，尊重患者，耐心、热心、细心地详细介绍与本病相关的知识及注意事项，从而消除焦虑、恐惧等不良情绪，充分发挥患者的主观能动性，积极配合治疗，提高治愈率。

2.舒适度改变

（1）相关因素：与心肌损伤、心律失常、心功能不全有关。

（2）临床表现：心悸、气促。

（3）护理措施

①心理护理：安慰患者，消除其紧张情绪，鼓励患者保持最佳心理状态。指导患者使用放松技术，如缓慢深呼吸，全身肌肉放松等。

②生活护理:心肌炎合并心律失常或心功能不全时应增加卧床休息时间,协助生活护理,避免劳累。保持室内空气新鲜。呼吸困难者给予吸氧,协助取半卧位。

③饮食:给予高蛋白、高维生素、易消化的低盐饮食,少食多餐。避免刺激性食物。高热者给予营养丰富的流质或半流质饮食。

④用药:遵医嘱给予药物控制原发疾病,补充心肌营养。

3.心排血量减少

(1)相关因素:与心肌收缩力减弱有关。

(2)临床表现:心率增快、血压下降、头晕等。

(3)护理措施

①生活护理:保持室内空气新鲜,提供患者安静、舒适的环境。尽可能减少或排除增加心脏负荷的原因及诱发因素,如有计划地护理患者,减少不必要的干扰,限制探视,以保证充足的休息及睡眠时间;嘱患者卧床休息,协助患者,满足生活需要;减少用餐时的疲劳,给予易消化、易咀嚼的食物,晚餐量要少。

②病情观察:持续吸氧,流量应根据病情调节。输液速度不超过 20～30 滴/min,准备好抢救物品和药物。

4.潜在并发症:心律失常

(1)相关因素:与心肌缺血、缺氧等有关。

(2)临床表现:心脏节律不整齐、期前收缩、传导阻滞等。

(3)护理措施

①休息:心肌炎合并轻度心律失常者应适当增加休息时间,避免劳累及感染。心律失常如影响心肌排血功能或有可能导致心功能不全者,应卧床休息。加强巡视护理,观察并询问患者有无不适。

②饮食:给予易消化饮食,少量多餐,禁烟、禁酒,禁饮浓茶、咖啡。

③病情观察:严密心电监护,记录心律失常的性质、每分钟次数等。准备好抢救药品及物品。

5.潜在并发症:充血性心力衰竭

(1)相关因素:与心肌炎导致心功能减退、心排血量下降有关。

(2)临床表现:呼吸困难、左侧心力衰竭和右侧心力衰竭症状均可出现。

(3)护理措施

①病情观察:观察意识及末梢循环情况,如意识状态、面色、唇色、甲床颜色等。监测生命体征。了解心力衰竭的体征变化,如水肿轻重、颈静脉怒张程度等。

②做好基础护理:注意保暖,多汗者及时更衣,防止受凉,预防呼吸道感染;长期卧床,尤其是水肿患者,要定时协助翻身,预防压疮;做好口腔及皮肤护理。保持大便通畅,便秘时使用开塞露,习惯性便秘者,必要时每天给予通便药物。心肌炎合并心力衰竭者需绝对卧床休息,抬高床头使患者半卧位,待心力衰竭症状消除后可逐步增加活动量。

③准确记录液体出入量:注意日夜尿量情况,夜尿量增多考虑有无早期心力衰竭和隐性水肿的可能。病情允许可每周测量体重,如体重增加,一般情况较差,要警惕早期心力衰竭所致

水钠潴留。

④饮食:给予患者高蛋白、高维生素、易消化的低盐饮食,少量多餐。避免刺激性饮食。补充盐及含钾丰富的食物,如香蕉、橘子。

⑤用药:合理使用利尿药,严格控制输液量及每分钟滴速。间断或持续吸氧,氧流量为2～3L/min,严重缺氧时以 4～6L/min 为宜。预防细菌、病毒感染,防止药物中毒及物理作用对心肌的损害。应用洋地黄类药物时,应严密观察洋地黄的中毒表现。

6.潜在并发症:猝死

(1)相关因素:与机体免疫力下降、心肌炎造成心肌梗死等有关。

(2)临床表现:意识不清、抽搐、呼吸减慢或变浅、发绀、脉搏、血压测不出、瞳孔散大等。

(3)护理措施

①病情观察:密切观察病情变化,包括意识、心电图、呼吸、血压、瞳孔等,并做好详细记录。了解猝死的征兆:心前区痛、胸闷、气急、心悸、乏力、室性期前收缩及心肌梗死症状。

②处理:对心电图出现缺血性改变及双束支传导阻滞的患者应加强巡视,准备好抢救药品及物品。一旦发生猝死立即进行心肺复苏,建立静脉通道,遵医嘱给药,必要时予以电除颤或心脏起搏。

(六)健康教育

1.心理护理

病毒性心肌炎在青壮年中占有一定的比例,常影响患者的日常生活、学习或工作,从而容易产生焦虑、烦躁、恐惧等心理。应详细向患者讲解此病的演变过程及预后和注意事项,从而消除焦虑、恐惧等不良情绪,使患者安心静养,不要急于求成,告诉其体力恢复需要一段时间。指导患者掌握自我排除不良情绪的方法,如转移法、音乐疗法、谈心法等,争取到家属的理解,家属的关心和支持,可增强患者树立战胜疾病的勇气和信心,解除后顾之忧。

2.预防感染

为患者提供一个安静、舒适的环境,保持空气流通,注意保暖。呼吸道感染是病毒性心肌炎病情反复的主要原因。预防病毒性感冒,对易感冒者平时应注意营养,避免过劳,选择适当的体育活动以增强体质。避免不必要的外出。感冒流行期间应戴口罩,避免去人群拥挤的公共场所活动。

3.休息

要限制活动,多注意休息,减轻心脏负担,防止心脏扩大、心律失常和心力衰竭,避免情绪激动或活动过度而引起身体疲劳,使机体抗病能力下降。出院后需休息 3～6 个月,无并发症者可考虑恢复学习或轻体力工作,6 个月至 1 年内避免重体力劳动、妊娠。

4.运动指导

根据病毒性心肌炎患者不同的生理、心理等特点,帮助患者选择科学、合理、适当的体育锻炼,增强患者的体质。指导患者平时应做到劳逸结合,进行适量、合理的体育锻炼。如处于恢复期时,可根据自己的体力情况进行适当的锻炼,包括保健操、散步、养生功等,使身体尽早康复及避免后遗症的发生。

5.饮食指导

切忌暴饮暴食,忌食辛辣、煎炸、熏烤的食物,忌酒戒烟,多吃高热量、高蛋白、高维生素的食物,多吃蔬菜与水果,食疗上可服用人参粥、菊花粥等,按医嘱服用西洋参、生晒参等,有利于心肌炎的恢复。应戒烟、戒酒,吸烟时烟草中的尼古丁可促使冠状动脉痉挛收缩,影响心肌供血,饮酒会造成血管功能失调。

6.病情监测指导

教会患者及家属测脉率、节律,发现异常或有胸闷、心悸等不适时,应及时复诊。发热患者应定时测量体温,多饮水,注意观察降温效果,及时擦干汗液,更换内衣。

7.用药指导

遵医嘱及时准确用药,观察用药后的效果及不良反应。心肌炎患者对洋地黄制剂极为敏感,易出现中毒现象,应尤其注意。

二、心肌病

心肌疾病是除先天性心血管病、心脏瓣膜病、冠状动脉粥样硬化性心脏病、高血压心脏病、肺源性心脏病和甲状腺功能亢进性心脏病等以外的以心肌病变为主要表现,并伴有心肌功能障碍的一组心肌疾病。

心肌病分为四型即扩张型心肌病、肥厚型心肌病、限制型心肌病和致心律失常型右室心肌病。各类型心肌病病理生理特点为扩张型心肌病,左心室或双心室扩张,有收缩功能障碍;肥厚型心肌病,左心室或双心室肥厚,常伴有非对称性室间隔肥厚;限制型心肌病,收缩正常,心壁不厚,单或双心室舒张功能低下及扩张容积减小;致心律失常型右室心肌病,右心室进行性纤维脂肪变。

(一)扩张型心肌病

扩张型心肌病是一类常见的心肌病,其主要特征是单侧或双侧心脏扩大,心肌收缩功能减退,伴或不伴有充血性心力衰竭。本病常伴有心律失常,血栓栓塞和猝死,病死率较高,男性多于女性,也是导致心力衰竭的最常见的病因。

1.病因及发病机制

病因目前尚不明确。扩张型心肌病常表现出家族性发病趋势,目前研究在扩张型心肌病的家系中已定位了 26 个染色体位点与本病相关,并从中找出 22 个致病基因。不同的基因产生突变和相同基因不同的突变都可引起扩张型心肌病,并伴有不同的临床症状。病毒感染、环境等因素也可能与其发病有关。

近年来研究认为扩张型心肌病的发病与持续病毒感染和自身免疫反应有关,尤其以柯萨奇病毒 B 感染最为密切。持续病毒感染对心肌组织的损伤,引发自身免疫反应,包括细胞免疫、自身抗体或细胞因子介导,致使心肌损伤,是导致或诱发扩张型心肌病重要原因和发病机制。另外围生期、酒精中毒、抗癌药物、心肌能量代谢紊乱和神经激素受体异常等因素也可引起本病。

心肌损害表现为非特异性心肌细胞肥大、变性,出现不同程度的纤维化。心腔扩张,室壁多变薄,纤维瘢痕形成,常伴有附壁血栓。

2.临床表现

(1)症状:起病缓慢,常出现充血性心力衰竭的症状和体征时方就诊,如极度乏力、心悸、气急,甚至端坐呼吸、水肿、肝大等。部分患者可发生栓塞或猝死。部分病毒性心肌炎发展到扩张型心肌病,早期可无充血性心力衰竭表现而仅有左室增大表现。

(2)体征:心脏扩大为主要体征。常可听到第三或第四心音,心率快时呈奔马律,常合并各种类型的心律失常。

3.实验室检查

(1)X线检查:心影明显增大、心胸比>0.5,肺淤血。

(2)心电图:可见心房颤动、传导阻滞等各种心律失常。可有 ST-T 改变,低电压,R 波减低,少数可见病理性 Q 波,多由心肌广泛纤维化所致,须与心肌梗死相鉴别。

(3)超声心动图:本病早期即可有心腔轻度扩大,以左心室扩大显著,后期各心腔均扩大,室壁运动减弱,提示心肌收缩力下降。以致无病变的二尖瓣、三尖瓣,在收缩期不能退至瓣环水平,而彩色血流多普勒显示二尖瓣、三尖瓣反流。

(4)心脏放射性核素检查:可见舒张末期和收缩末期左心室容积增大,左室射血分数降低;核素心肌显影表现为局灶性、散在性放射性减低。

(5)心导管检查:早期可正常,有心力衰竭时可见左、右心室舒张末压、左心房压和肺毛细血管楔压增高。心室造影可见心脏扩大,室壁运动减弱,射血分数低下。

(6)心内膜心肌活检:可见心肌细胞肥大、变性、间质纤维化等。活检标本可进行病毒学检查。

4.治疗原则

尚无特殊的治疗方法。目前治疗原则是针对充血性心力衰竭和各种心律失常,预防栓塞和猝死,提高生活质量和生存率。

(1)病因治疗:对于原因不明的扩张型心肌病,要寻找病因,任何可引起心肌病的可能病因要逐一排除,并给予积极治疗。如控制感染,在病毒感染时密切注意心脏情况,积极抗病毒治疗;限烟戒酒、改变不良生活方式等。

(2)症状治疗

①充血性心力衰竭治疗:限制体力活动;低钠饮食;应用洋地黄和利尿药,但本病较易发生洋地黄中毒,故应慎用。常用血管扩张药物、血管紧张素转换酶抑制药等药物。在病情稳定,射血分数<40%,可选用β受体阻滞药,注意从小剂量开始。必要时可安装双腔起搏器,改善严重心力衰竭症状,提高生活质量。

②预防栓塞:对于有血栓形成风险或是有房颤的患者,可给予阿司匹林 75~100mg/d,口服。对于有附壁血栓形成或发生栓塞的患者,可进行抗凝治疗。

③改善心肌代谢:对于家族性扩张型心肌病,可应用能量代谢药物改善心肌代谢紊乱,常用辅酶 Q_{10} 10mg/次,3/d。

④预防猝死:室性心律失常和猝死是扩张型心肌病的常见症状,预防猝死主要是控制室性心律失常的诱发因素,如纠正心力衰竭、维持电解质平衡、避免某些药物的不良反应、积极纠正

心律失常等。必要时可置入心脏电复律除颤器,以防猝死发生。

(3)外科治疗:内科治疗无效的病例,可考虑进行心脏移植。

(4)治疗新思想

①免疫学治疗:根据抗心肌抗体介导致使心肌细胞损害的机制,可对早期扩张型心肌病患者进行免疫学治疗,如阻止抗体效应、免疫吸附抗体、免疫调节、抑制抗心肌抗体的产生,改善心功能,早期阻止扩张型心肌病进展。

②中医治疗:临床应用发现生脉饮、牛磺酸、黄芪等,有抗病毒作用,调节免疫改善心脏功能。

(二)肥厚型心肌病

肥厚型心肌病是以心室非不对称性肥厚,并累及室间隔,使心室腔变小为特征,以左心室血液充盈受阻、舒张期顺应性下降为基本病态的心肌病。约有1/2患者有家族史,患病男性高于女性,青年发病率高,本病主要死亡原因是心源性猝死,亦为青年猝死的常见原因。

根据左心室流出道有无梗阻又可分为梗阻性肥厚型和非梗阻性肥厚型心肌病。梗阻性病例主动脉瓣下部室间隔肥厚明显,过去亦称为特发性肥厚型主动脉瓣下狭窄。

1.病因及发病机制

本病常有明显家族史。近年研究发现,约有1/2患者是由心肌肌节收缩蛋白基因如心脏肌球蛋白重链及心脏肌钙蛋白 T 基因突变为主要的致病因素,本病是常染色体显性遗传疾病。还有人认为儿茶酚胺代谢异常、细胞内钙调节异常、高血压、强度运动等均可作为本病发病的促进因子。

肥厚型心肌病的主要改变为心肌显著肥厚、心腔缩小,以左心室为多见,常伴有二尖瓣瓣叶增厚。本病的组织学特征为心肌细胞肥大,形态特异,排列紊乱。

2.临床表现

(1)症状:部分患者可无自觉症状,因猝死、心力衰竭或在体检中被发现。

绝大多数患者可有劳力性呼吸困难;部分患者可有胸痛、心悸、多种形态的心律失常;伴有流出道梗阻的患者由于左心室舒张期充盈不足,心排血量减低,可出现黑矇,在起立或运动时可出现眩晕,甚至意识丧失等。室性心律失常、室壁过厚、流出道阶差大,常是引起猝死的主要危险因素。

心房颤动可促进心力衰竭的发生,少数患者可并发感染性心内膜炎或栓塞等。

(2)体征:可有心脏轻度增大,能听到第四心音,流出道有梗阻的患者可在胸骨左缘第3～4肋间听到较粗糙的喷射性收缩期杂音;心尖部也常可听到收缩期杂音。

现在认为杂音产生除因室间隔不对称肥厚造成左心室流出道狭窄外,主要是由于收缩期血流经过狭窄处时的漏斗效应,把二尖瓣吸引移向室间隔使狭窄更严重,在收缩晚期甚至可完全阻挡流出道;同时二尖瓣本身出现关闭不全。胸骨左缘3～4肋间所闻及的流出道狭窄所致的收缩期杂音,与主动脉瓣膜器质性狭窄所产生的杂音不同。凡能影响心肌收缩力,改变左心室容量和射血速度的因素,都使杂音的响度有明显变化,如使用β受体阻滞药、下蹲位、举腿或体力运动,使心肌收缩力下降或使左心容量增加,均可使杂音减轻;相反如含服硝酸甘油或做

Valsalva 动作,会使左心室容量减少或增加心肌收缩力,均可使杂音增强。

3.实验室检查

(1)X 线检查:心影增大多不明显,如有心力衰竭则有心影增大。

(2)心电图:可因心肌肥厚的类型不同而有表现不同。最常见的表现为左心室肥大,ST-T改变,胸前导联常出现巨大倒置 T 波。在 Ⅰ、aVL 或 Ⅱ、Ⅲ、aVF、V_5、V_4 可出现深而不宽的病理性 Q 波,在 V_1 有时可见 R 波增高,R/S 比增大。室内传导阻滞、期前收缩亦常见。

(3)超声心动图:是主要诊断手段,无论对梗阻性与非梗阻性的诊断都有帮助。

可示室间隔的非对称性肥厚,舒张期室间隔的厚度与后壁之比≥1.3,间隔运动低下。有梗阻性的患者可见室间隔流出道向左心室内部分突出、二尖瓣前叶在收缩期前移、左心室顺应性降低所致舒张功能障碍等。运用彩色多普勒可了解杂音起源和计算梗阻前后的压力差。

(4)心导管检查:心室舒张末期压上升。梗阻性肥厚型心肌病在左心室腔与流出道间有收缩压差,心室造影显示左心室变形。

(5)心内膜心肌活检:心肌细胞畸形肥大,排列紊乱,有助于诊断。

4.治疗原则

本病的治疗原则是弛缓肥厚的心肌,防止心动过速,维持正常窦性心律,减轻左心室流出道狭窄,抗室性心律失常。

(1)避免诱因:要求患者在日常生活,避免激烈运动、持重、情绪激动、突然起立或屏气等诱因,减少猝死的发生。

避免使用增强心肌收缩力的药物如洋地黄等以及减轻心脏负荷的药物,以减少加重左室流出道梗阻。

(2)药物治疗:建议应用 β 受体阻滞药、钙通道阻滞药治疗。

有的肥厚型心肌病患者,逐渐呈现扩张型心肌病的症状和体征,称其为肥厚型心肌病的扩张型心肌病象,治疗方式需用扩张型心肌病有心力衰竭时的治疗措施进行治疗。

(3)介入治疗:重症梗阻性患者可做介入治疗,但不作为首选治疗方法,必要时可置入双腔起搏器或置入心脏电复律除颤器。乙醇消融也可缓解临床症状。

(4)手术治疗:切除最肥厚的部分心肌,缓解机械性梗阻。在任何治疗无效情况下,可考虑心脏移植。

(三)心肌病患者的护理

1.常用护理诊断/问题

(1)心输出量减少:与心肌收缩力减弱、左室流出道梗阻或发生心力衰竭有关。

(2)活动无耐力:与心肌病变导致心脏收缩力减退、心输出量减少有关。

(3)焦虑:与病程呈慢性过程、病情逐渐加重、生活方式被迫改变有关。

(4)有受伤的危险:与梗阻性肥厚型心肌病所致的晕厥有关。

(5)潜在并发症:心律失常、栓塞、猝死。

2.护理措施

(1)病情观察:观察脉搏、心律、血压、心电图的变化,注意观察有无动脉栓塞、晕厥、阿斯发作。观察患者呼吸困难、水肿等心衰症状的发展情况,观察肥厚型心肌病患者头晕、胸闷的发生情况。

(2)避免诱因:这对梗阻性肥厚型心肌病尤其重要,避免突然屏气、长时间站立、剧烈运动、提重物、饱餐、用力解大便、情绪激动、大量饮酒等,以免加重流出道梗阻,加重症状,甚至导致猝死发作。

(3)用药护理:严格遵医嘱用药,坚持服药;观察药物疗效和不良反应。扩张型心肌病应慎用洋地黄类药物,使用时应严密观察有无洋地黄中毒表现。肥厚梗阻型心肌病患者出现心绞痛发作时,不宜用硝酸酯类药物,以免加重左心室流出道梗阻,可用β受体阻滞剂及钙通道阻滞剂,但应注意有无心动过缓、低血压、面红、头痛等不良反应。

(4)对症护理:发生心力衰竭、心律失常、心绞痛、栓塞等时,应做好相应的护理。梗阻性肥厚型心肌病患者发生心绞痛时,立即取下蹲位或平卧位,遵医嘱给予β受体阻滞剂,不宜使用硝酸酯类药物。

3.健康教育

(1)疾病知识指导。未发生心衰的心肌病患者要避免劳累,合理地安排活动量。肥厚型心肌病患者应避免、持重、屏气(用力解大便)、剧烈运动(如球类、马拉松比赛),以减少猝死的发生。有头晕、黑矇时要立即下蹲或平卧,防止晕厥发生。有晕厥病史者应避免独自外出活动,以免发作时无人在场而发生意外。

(2)遵医嘱坚持服药,延缓病情恶化。向患者说明β受体阻滞剂、钙通道阻滞剂、洋地黄类药物使用的注意事项、不良反应的观察。梗阻性肥厚型心肌病患者禁用硝酸酯类药物。

(3)嘱患者定期门诊随访,症状加重时立即就诊,防止病情进展、恶化。

第三节　胰腺炎患者的护理

胰腺是腹膜后位器官,横贴于腹后壁上部,在第1～2腰椎前方。胰腺是仅次于肝的第二大消化腺,在生理上具有内分泌和外分泌的功能。胰腺外分泌部的腺泡细胞和小的导管管壁细胞所分泌的胰液,在食物的消化中起着十分重要的作用。而胰腺的内分泌部所分泌的胰岛素、胰高血糖素、生长抑素主要参与糖代谢的调节。目前随着人民生活水平提高,饮食结构的改变,胰腺炎的发病率有逐年升高趋势。

一、急性胰腺炎

急性胰腺炎(AP)是指胰腺内胰酶激活后引起胰腺组织自身消化的急性化学性炎症。临床上以急性腹痛、发热、恶心、呕吐、血与尿淀粉酶升高为特点,是常见的消化系统急症之一。按照最新的 AP 分类标准,可将 AP 分为轻症急性胰腺炎(MAP)、中度重症急性胰腺炎(MSAP)和重症急性胰腺炎(SAP)。MAP 较多见,无局部或全身并发症,无器官功能衰竭,通常在 1～2 周恢复,临床上占 AP 的 60%～80%,预后良好,病死率极低;MSAP 伴有局部或全身并发症,可伴有一过性的器官功能衰竭(48 小时内可恢复),占 AP 的 10%～30%,病死率<

5%；SAP 伴有持续的器官功能衰竭（持续 48 小时以上），可累及一个或多个脏器，占 AP 的 5%～10%，病死率高达 30%～50%。本病青壮年多见。

（一）病因和诱因

1.胆道疾病

在我国胆道疾病为常见病因，占 50% 以上。

（1）当结石、感染、肿瘤、息肉、蛔虫等因素导致 Oddi 括约肌水肿、痉挛，使胆总管、胰管壶腹部出口梗阻时，胆汁或胰液的排出受阻，胆汁反流入胰管或胰液溢入间质，激活胰蛋白酶原而引起自身消化。

（2）胆石在移行过程中损伤胆总管、壶腹部或胆道感染导致 Oddi 括约肌松弛，从而使十二指肠液反流入胰管导致急性胰腺炎。

（3）胆道感染时，细菌毒素、游离胆酸、非结合胆红素等可通过胆胰间淋巴管交通支扩散到胰腺，激活胰酶，引起急性胰腺炎。

2.胰管阻塞

胰管结石、狭窄、肿瘤或蛔虫钻入胰管等使胰管阻塞，内压过高导致胰管小分支和胰腺腺泡破裂，胰液外溢到间质，激活胰酶。

3.酗酒和暴饮暴食

暴饮暴食使胰液分泌过度旺盛，酗酒使十二指肠乳头水肿和 Oddi 括约肌痉挛等，也可造成急性胰腺炎的发生。慢性嗜酒者常有胰液蛋白沉淀，形成蛋白栓堵塞胰管，致胰液排泄障碍。

4.其他

如十二指肠乳头周围病变，腹腔手术特别是胰、胆、胃的手术，某些传染病如流行性腮腺炎等，以及任何原因引起的高钙血症和高脂血症等，都可能损伤胰腺组织而引起炎症。

（二）发病机制

生理状态时，胰腺受机体多种防御机制保护而避免发生自身消化。只有在各种病因使胰腺自身防御机制遭破坏时，酶原才被激活成活性酶，使胰腺发生自身的消化。胰腺充血、出血、坏死，并引起胰周围组织的广泛坏死；脂肪酶使脂肪分解，与钙离子结合形成皂化斑，可使血钙降低；大量胰酶被吸收入血，可导致肝、肾、心、脑等器官的损害。

（三）临床表现

根据临床表现、有无并发症及临床转归，将急性胰腺炎分为轻型和重症两种类型。轻型急性胰腺炎（MAP）是指仅有很轻微的脏器功能紊乱，临床恢复顺利，没有明显腹膜炎体征及严重代谢紊乱等临床表现者。重症急性胰腺炎（SAP）是指急性胰腺炎伴有脏器功能障碍，或出现坏死、脓肿或假性囊肿等局部并发症，或两者兼有。

1.症状

（1）腹痛：腹痛是急性胰腺炎的主要症状，多数为急性腹痛，常在胆石症发作不久、大量饮酒或饱餐后发生。腹痛常位于中上腹部，也可偏左或偏右，常向腰背部呈带状放射。疼痛性质、程度轻重不一，轻者上腹钝痛，多能忍受；重者呈绞痛、钻痛或刀割样痛，疼痛剧烈而持续，可有阵发性加剧。进食后疼痛加重，且不易被解痉剂缓解，弯腰或上身前倾体位可减轻疼痛。

（2）恶心、呕吐与腹胀：多数患者有恶心、呕吐，有时颇为频繁，常在进食后发生。呕吐物常为胃内容物，剧烈呕吐者可吐出胆汁或咖啡渣样液体，呕吐后腹痛无缓解。

（3）发热：轻型胰腺炎可有中度发热，一般持续3～5天。重症者发热较高，且持续不退，尤其在胰腺或腹腔有继发感染时，常呈弛张高热。

（4）低血压或休克：重症胰腺炎常发生低血压或休克，可在起病数小时突然发生，表现为烦躁不安、脉搏加快、血压下降、皮肤厥冷、面色发绀等，甚至可因突然发生的休克而导致死亡，提示胰腺有大片坏死。

（5）水、电解质、酸碱平衡及代谢紊乱：轻型患者多有程度不等的脱水，呕吐频繁者可有代谢性碱中毒。重症胰腺炎常有明显脱水和代谢性酸中毒。有30%～60%的重症胰腺炎患者可出现低钙血症，当血钙<1.75mmol/L，且持续数天，多提示预后不良。

2.体征

（1）急性轻型胰腺炎：一般情况尚好，腹部体征轻微，往往与主诉腹痛程度不相称。表现为上腹轻度压痛，无腹紧张与反跳痛，可有不同程度的腹胀和肠鸣音减少。

（2）急性重症胰腺炎：患者表情痛苦，烦躁不安；皮肤湿冷，脉细速，血压降低，甚至呼吸加快。上腹压痛明显，并有肌紧张和反跳痛。胰腺与胰周大片坏死渗出或并发脓肿时，上腹可扪及明显压痛的肿块，肠鸣音减弱甚至消失，呈现麻痹性肠梗阻的表现，可出现移动性浊音。少数患者因血液、胰酶及坏死组织液穿过筋膜与肌层渗入腹壁下可在脐周或两侧胁腹部皮肤出现灰紫色斑，分别称为Cullen征和Grey-Turner征。黄疸可于发病后1～2天出现，常为暂时性阻塞性黄疸，主要由于肿大的胰头部压迫胆总管所致，多在几天内消退；如黄疸持续不退且加深者，则多由于胆总管或壶腹部嵌顿性结石所致。

3.并发症

急性轻型胰腺炎很少有并发症发生，而急性重症胰腺炎则常出现多种并发症。

（1）局部并发症：包括胰腺脓肿和假性囊肿。胰腺脓肿多于起病后4～6周发生，因胰腺及胰周坏死继发感染而形成脓肿，常表现为高热不退、持续腹痛，伴白细胞计数持续升高，出现上腹肿块和中毒症状。假性囊肿常在起病3～4周后形成，为由纤维组织，或肉芽组织囊壁包裹的胰液积聚，腹部检查常可扪及肿块，并有压痛。

（2）全身并发症：坏死性胰腺炎可并发多种并发症和多脏器器官衰竭，如急性呼吸窘迫综合征、急性肾衰竭、心律失常和心功能衰竭、消化道出血、败血症、胰性脑病、弥散性血管内凝血、高血糖和多器官功能衰竭等，常常危及生命。

（四）诊断

根据急性胰腺炎的临床表现，如急性上腹痛发作伴有上腹部压痛或腹膜刺激征，实验室检查发现血、尿或腹水中胰淀粉酶升高即可诊断。影像学如B超、CT检查可发现胰腺炎症、坏死证据，对判断病情及鉴别诊断有重要意义。

1.实验室检查

（1）白细胞计数升高：为$10\times10^9/L$～$20\times10^9/L$，中性粒细胞明显升高。

（2）血、尿淀粉酶升高：血清淀粉酶升高较尿淀粉酶升高早，一般起病2～12小时升高，24

小时达高峰,48 小时左右开始下降。测定方法有苏氏法或温氏法两种。正常值前者为 40～180U/100mL,后者为 8～64U/100mL,如苏氏法 500U 或温氏法 128U 以上即有诊断价值。病情的严重程度与淀粉酶升高的幅度可不成正比。尿淀粉酶,起病 12～24 小时升高,下降较慢,可持续 1 周。尿淀粉酶检查常因尿量及肾功能改变等而影响其准确性,不如血清淀粉酶可靠。

(3)C 反应蛋白(CRP):是组织损伤和炎症非特异性标志物。测定 CRP 浓度有助于评估胰腺炎轻重程度。如 CRP 超过 150mg/L,可高度怀疑有重症胰腺炎的可能。

2.影像学检查

(1)B 超检查:见胰腺弥漫增大,光点增多,回声减弱。B 超引导下行腹腔穿刺,重者可有血性腹水。

(2)CT 检查:动态增强 CT 是诊断急性胰腺炎最有效的方法,对胰腺坏死的发现率达 90%,并可判断胰腺有无坏死以及坏死的范围、大小等,有较高的诊断价值(表 1-1)。

表 1-1　急性胰腺炎的 CT 分级

级别	得分	CT 表现
A	0	胰腺及胰周间隙正常
B	1	局灶性或弥散性胰腺肿大或不均匀(包括轮廓不规则、密度不均匀、胰管扩张、局限性积液)
C	2	胰腺病变+胰周脂肪模糊或条状影
D	3	胰腺病变+单个边界不清的积液
E	4	胰腺病变+多个边界不清的积液或胰腺内或胰周积气

(3)MRI 检查:MRI 诊断急性胰腺炎主要取决于有无胰腺形态改变以及胰周的渗液等,许多征象与 CT 相近。

(五)治疗原则

急性胰腺炎的治疗原则是减少及抑制胰腺分泌,抑制胰酶活性,纠正水、电解质紊乱,维持有效血容量及防治并发症。

1.内科综合治疗

(1)禁食、胃肠减压:轻症者禁食 2～3 天,重者视病情发展而定。禁食是减少胰腺分泌的重要措施,可有效缓解胃潴留和肠麻痹,减轻恶心、呕吐、腹痛症状,也可使胰腺处于休息状态。

(2)补充血容量:每天补液 2000～3000mL 以上。由于禁食和胃肠减压,以及重症急性胰腺炎腹腔内大量液体渗出,可使血容量明显减少,必要时给予血浆、白蛋白以提高胶体渗透压,维持循环的稳定。

(3)纠正水、电解质紊乱和酸碱平衡失调:由于重症急性胰腺炎患者体液和电解质大量丢失,在补液过程中应密切监测电解质变化和酸碱平衡失调情况。注意微量元素和维生素的补充,积极做好电解质紊乱的预防和对症处理。

(4)防治感染:急性胰腺炎本属无菌性炎症,但可有胆道疾病或疾病发展过程中继发感染,这也是重症急性胰腺炎患者死亡的重要原因。因此,应使用抗生素控制胆道感染、预防继发感染。发生感染后应针对培养出的菌种和药物敏感试验结果选用有效的抗生素。用药过程中要注意考虑到二重感染的发生。

（5）抑制胰酶分泌：胰腺腺泡内胰蛋白酶的活化是 AP 的始动环节，生长抑素及其类似物（奥曲肽）可以通过直接抑制胰腺外分泌而发挥作用。质子泵抑制剂（PPI）或 H_2 受体拮抗药可通过抑制胃酸分泌而间接抑制胰腺分泌，还可以预防应激性溃疡的发生，如泮托拉唑、兰索拉唑等。

（6）抑制胰酶活性：胰蛋白酶活化后将激活各种蛋白水解酶，造成胰腺实质和周围器官的损伤。蛋白酶抑制剂（乌司他丁、加贝酯）能够广泛抑制与 AP 进展有关胰蛋白酶、弹性蛋白酶等的释放与活性，还可稳定溶酶体膜，改善胰腺微循环，减少 AP 并发症，主张早期足量应用。

（7）营养支持：MSAP 患者建议尽早启动肠内营养支持。营养治疗的原则：减少胰液分泌，防止炎症和坏死继续发展；禁食条件下提供有效的营养物质，尽可能降低分解代谢，预防和减轻营养不良；通过特殊营养治疗及合理的肠内营养，降低炎症反应，改善肠黏膜屏障功能，预防肠源性感染和多器官功能障碍综合征的发生。肠内营养的途径建议通过内镜引导或 X 线引导下放置鼻空肠管。

（8）解痉镇痛：疼痛剧烈时考虑镇痛治疗。在密切病情观察下，可注射盐酸哌替啶（杜冷丁）。不建议使用吗啡或抗胆碱药，如阿托品、山莨菪碱等，因前者会收缩 Oddi 括约肌，后者则会加重肠麻痹、肠梗阻症状。

（9）中药治疗：大黄胃管注入或灌肠对胰腺细胞有保护作用，并可加强肠蠕动，解除肠麻痹，清除肠内有毒物质。腹部外敷芒硝，有利于减少腹腔内炎性渗出，促进炎症消散。

（10）早期血滤治疗：对于重症急性胰腺炎，发病特别迅猛，发病 24 小时内就出现多器官功能障碍，临床上称之为暴发性胰腺炎的时候可考虑血液净化。通过早期血液持续性滤过可以清除和调整全身循环内炎症介质而改善多器官功能障碍和阻断胰腺进一步坏死。

（11）内镜治疗：是胆源性胰腺炎治疗的重大突破。通过取石、碎石，使胰胆管内压力迅速下降，腹痛缓解，减轻胰腺炎症状。但一定要严格把握适应证和禁忌证，操作中要谨慎，以免加重疾病发展。

2.外科手术治疗

重症急性胰腺炎内科治疗效果不佳的情况下可行手术治疗，其主要目的一是除去病因，如胆道结石等；二是处理胰腺病变，如清除和引流腹腔渗液，去除胰腺坏死、感染的组织等。

（六）常见护理问题

1.组织灌注量改变

（1）相关因素：与呕吐、禁食、胃肠减压，重症急性胰腺炎有出血、坏死，腹腔、腹膜后有大量渗液，坏死组织、感染毒素促使大量血管活性物质产生，血管通透性增加等有关。

（2）临床表现：可表现为脉搏加快、血压降低、呼吸加快、面色灰白、表情淡漠或烦躁不安、出冷汗、肢端厥冷、少尿等症状。严重者出现发绀、呼吸困难、谵妄、昏迷、血压测不到、无尿、尿素氮（BUN）＞100mg/dL、肾衰竭等休克症状。

（3）护理措施

①动态观察血压、心率和呼吸频率、意识、尿量、皮肤黏膜色泽及弹性有无变化，观察有无口干及出汗。监测血氧饱和度和血气分析。进行血流动力学监测，如动脉压、中心静脉压

(CVP)的监测等。

②及时补充有效循环血量:对于重症急性胰腺炎患者,根据 CVP 的动态变化确定输液速度和补液量。CVP<0.49kPa(5cmH$_2$O)提示血容量不足,应及时补液。补液种类为复方氯化钠溶液、5%葡萄糖氯化钠溶液、5%~10%葡萄糖溶液、右旋糖酐40、白蛋白、血浆或全血。如无心肺疾病,输液速度可加快,尽快补充已丢失的血容量,还要补充扩大的毛细血管床,一般会明显超过估计的液体损失量。

③减少胰腺坏死与渗出:原发病的治疗是休克治疗的根本,胰腺坏死和渗出减少,体液的丢失液相应减少,有利于循环血量的补充,同时也会减少炎性细胞因子对血管的作用。

④准确记录出入量,监测肝肾功能,维持水、电解质平衡,纠正水、电解质紊乱和酸碱失衡。

2.营养失调:低于机体需要量

(1)相关因素:急性胰腺炎为高分解代谢性疾病,尤其是重症急性胰腺炎易造成营养失调。营养状态的好坏,直接关系到机体的抗病能力以及救治成功率。

(2)临床表现:表现为消瘦、胰腺脓肿、败血症全身感染症状等。

(3)护理措施

①在对重症急性胰腺炎患者进行营养治疗时,需根据治疗目标,即能量正氮平衡来进行密切监测。

②对于重症急性胰腺炎患者,目前主张采用阶段性营养支持,即先肠外营养,根据患者的个体情况,将所需的营养物质配制到营养大袋内,由中心静脉输入;然后肠外营养与肠内营养并用,即肠外营养的同时联合肠内营养;最后是全肠内营养的过程,所有营养素均从肠内供给,并根据患者的适应情况由管饲改为口服,从流质逐渐过渡到少量脂肪、适量蛋白质等易消化饮食。肠内营养剂型先采用短肽类制剂,再过渡到整蛋白类制剂。无论是静脉、管饲还是口服治疗,每天能量根据患者的身高和体重计算,供应量必须足够。氨基酸、糖类和脂肪比例根据病情的严重程度进行调整。

③重症急性胰腺炎患者肠内营养管饲宜选择螺旋鼻空肠管。有研究表明,食物分解产物可刺激胃、肠黏膜,使促胰液素的分泌量增加,但食物距幽门越远刺激作用越少。经空肠给予要素饮食可避免头、胃、肠三相的胰腺分泌,使胰腺保持静止修复状态,符合胰腺炎治疗的要求。置管前做好患者的解释工作,协助患者采取坐位或半坐位。当插管进入咽喉部时可让患者喝少量的水,以便管道顺利进入食管到达所需位置。为了避免管道在胃内打圈,可在插管前和拔除引导钢丝前在管腔内注入冰开水 20mL。置管后在鼻外固定留有 15cm 空余,肌内注射甲氧氯普胺,嘱患者取右侧卧位,让鼻肠管随胃蠕动顺利通过幽门进入十二指肠至空肠。如无胃动力患者可直接在 X 线透视和内镜帮助下送至所需位置。如空肠管头端超过十二指肠悬韧带 30~40cm 则开始提供营养。

④加强鼻空肠管的日常护理:为避免发生管腔堵塞并确保正常使用,每次暂停输注时,用 25~50mL 冷开水冲洗管道,平均 8 小时冲洗管道一次。鼻饲液温度应控制在 36~41℃,冬季可用温控器或热水袋焐于管周以提高输注液的温度。夏季要防止气温过高导致营养变质。经常巡视观察,多倾听患者主诉,调节合适的滴速,速度太快易发生不耐受症状,如腹胀、腹泻、恶心、欲吐等。肠内营养遵循量由少到多,浓度由低到高,速度由缓到快的原则,逐渐达到患者所

需的量及浓度要求。妥善固定管道,防止扭曲、滑脱。

⑤做好患者营养评估,定时监测血、尿糖,血电解质及肝肾功能变化;准确测量体重;记录24 小时出入量及大便的量和次数,留尿测氮平衡以评价肠内、外营养效果。

3.疼痛

(1)相关因素:主要是由胰腺包膜的肿胀、腹膜后的渗出、化学性腹膜炎和胰胆管的堵塞和痉挛所致。

(2)临床表现:疼痛以中上腹及左上腹为主,并向腰背部放射。疼痛持续时间较长,并由于胰腺出血坏死、大量液体渗出,引起全腹痛。

(3)护理措施

①倾听患者主诉,及时进行疼痛评估,了解疼痛的部位、强度、性质、持续时间、发生规律等,做好记录,及时报告医师。

②遵医嘱给予禁食、禁水及胃肠减压,抑制胃酸分泌,从而减少对胰腺的刺激,使胰腺处于休息状态。合理安排施他宁、善宁等药物静脉注射速度,持续抑制胰腺分泌。采用中医药治疗,如芒硝腹部外敷,有利于减少胰腺渗出;中药大黄胃管注入及灌肠以通肠、保护胰腺细胞。中医治疗有助于从根本上控制疾病发展从而减轻疼痛症状。

③根据患者疼痛程度遵医嘱给予肌内注射镇痛药物,如布桂嗪、盐酸哌替啶等,观察镇痛效果和生命体征有无变化,并做好疼痛评估。必要时遵医嘱给予 PCA 泵镇痛。

④安慰鼓励患者,告知疼痛发生的原因,解除紧张情绪。各项操作轻柔。协助患者采取舒适体位,并采取转移其注意力的方法减轻其疼痛症状。

⑤确保胃管的在位通畅,达到有效吸引。加强留置胃管的舒适护理。有研究表明,长期留置胃管对鼻腔、食管黏膜均将造成一定程度的损伤,如黏膜水肿、充血、糜烂。给予复方薄荷滴鼻剂滴鼻,3~4 滴/次,3 次/d,同时口服液状石蜡每次 10mL,3 次/d,对鼻腔及食管黏膜损伤有积极的防护作用。

⑥严密监护,做好安全防护。必要时给予上、下肢的约束,防止其疼痛期间自行拔出各管道,从而增加反复插管的痛苦。

4.潜在并发症:系统性并发症

(1)相关因素:重症急性胰腺炎,由于胰腺组织大量坏死、渗出,胰腺炎症介质或坏死产物进入血液循环,可造成多器官功能障碍。

(2)临床表现:肺间质水肿或成人型呼吸窘迫综合征(ARDS);低血压和休克;急性肾衰竭;弥散性血管内凝血(DIC);胰性脑病;消化道出血;心律失常、心功能不全等。

(3)护理措施

①严密监测生命体征的变化,尤其呼吸和血氧饱和度。持续予以吸氧,纠正低氧血症是ARDS 治疗的首要任务。早期轻症者吸入高浓度氧(50%以上),维持 PaO_2 在 60mmHg 以上。上述治疗无效或重症患者应采用机械通气,通常采用呼气末正压通气(PEEP)。PEEP 能改善 ARDS 的换气功能。

②准确记录患者的出入量,监测肾功能。重症急性胰腺炎患者中有 20%左右出现肾衰竭,病死率高达 80%。在纠正或排除血容量不足、脱水后,每天尿量<400mL,血肌酐和 BUN

进行性升高,考虑急性肾衰竭。在减少胰腺进一步坏死、渗出,合理补充血容量,改善肾功能的基础上给予血滤治疗可提高救治成功率。

③由于大量炎性介质释放损害心肌,造成心肌收缩力下降,导致心力衰竭,同时也会引起各种类型的心律失常。连续心电监护,及早发现心律失常及其先兆。合理安排输液次序和速度。如患者出现呼吸困难、咳嗽、咯血、失眠,肺底听诊有湿啰音伴哮鸣音时,给予坐位或半卧位,按医嘱给予镇静、利尿、血管扩张药、强心药、皮质激素等药物治疗,高流量吸氧 6～8L/min,加用乙醇湿化,通过吸入 20%～30%乙醇湿化的氧气,降低肺泡泡沫的表面张力,使泡沫破裂,从而改善通气。加强心理支持,保持环境安静舒适,温度适宜,避免不良刺激。

④密切观察患者意识变化。如患者出现很难用现有证据解释的精神异常,定向力障碍,或有幻想、幻觉、躁狂状态等时,应考虑是否有胰性脑病的发生。除按医嘱给予神经营养药外,还要加强安全防护,使用床栏、约束带,专人陪护。

⑤注意观察患者皮肤、黏膜、牙龈、伤口及穿刺部位有无出血及瘀斑,检查患者分泌物和排泄物的颜色、性状、量,观察有无出血症状。监测肝功能和凝血状况,积极防治 DIC 的发生。

重症急性胰腺炎起病急,变化快,并发症多,治疗护理量大,因此需要业务素质较高的护理人员护理。护士应扎实地掌握基础理论和专科知识,熟练操作各种监护仪和呼吸机等急救仪器,能及时发现病情变化,正确分析监护结果,为医师诊断和制订治疗方案提供有价值的信息。

5.有感染的危险

(1)相关因素:肠道细菌和内毒素移位是导致重症急性胰腺炎并发感染、脓毒血症和死亡的重要原因之一;各种侵入性导管,如气管插管、中心静脉管、腹腔灌洗引流管、导尿管的留置均会增加感染的机会。有研究表明,重症急性胰腺炎死因主要是胰腺及胰周组织的继发感染及导管相关感染的发生。因此,必须加强重症监护病房的感染预防。

(2)临床表现:体温升高,可呈持续高热;体温保持在 38.5℃左右,不升不降;体温不升,保持低体温。呼吸明显加快。窦性心律过速或过缓,并可出现不同程度的心律失常。血压下降,甚至休克。

(3)护理措施

①严密观察体温变化,定期遵医嘱查血、尿、粪、痰、引流液的细菌及真菌培养。血培养采动脉血可提高阳性检出率。

②遵医嘱使用佳乐同欣、甲硝唑、特治欣等药物抗感染,掌握给药时间、剂量,使用时应现配现用,注意观察药物的不良反应。

③加强生活护理:勤翻身叩背,教会患者有效咳嗽,促进痰液的排出,必要时按医嘱给予雾化吸入。口腔护理每天 2～3 次,观察口腔黏膜有无破溃、白斑,可用 2.5%碳酸氢钠溶液预防口腔真菌感染。会阴护理每天 2 次,对于肥胖、出汗较多或分泌物较多的患者可用妇炎洁清洗。灌肠后大便次数增多的患者要注意加强肛周护理。

④控制院内感染的发生,严格无菌操作。定期更换各种导管、延长管、套管、肝素帽、贴膜等。妥善固定各种管道,防脱出和污染。对于出现 ARDS 机械通气的患者,要加强呼吸机管道的护理,严格按流程和无菌要求操作。每班检查气囊充气量,防插管移位和气道漏气。保持呼吸道通畅,及时有效清除呼吸道分泌物。吸痰时避免吸引负压过大,以免损伤气道黏膜。每

次吸痰时间不宜过长,不超过 15s,以免加重缺氧。

⑤保持空气新鲜,每天紫外线消毒 2 次,定期监测监护室的空气培养。开窗通风时要注意保暖。每床床尾备有快速消毒液,提高医务人员消毒手的依从性。出入监护室医务人员要更换鞋子,戴口罩。严格控制探视人员和探视时间,探视人员进入时穿上隔离衣、鞋套,戴口罩。卫勤人员定期擦拭、消毒地面、治疗车、输液架、床架、监护仪等。

⑥早期肠内营养,减少肠道细菌易位,改善机体免疫功能。

6.有皮肤完整性受损的危险

(1)相关因素:与长期卧床、营养失调等有关。

(2)临床表现:骶尾部、背部、足跟等部位发生压疮。

(3)护理措施

①每班检查全身皮肤,做好评估,尤其受压部位有无红肿、破损,做好防范措施。

②重症急性胰腺炎由于病程较长,组织易缺血缺氧,常规使用气垫床。

③加强皮肤护理,每天擦身 2～3 次。保持衣裤、床单位清洁、干燥、平整。避免各种导线、导管受压造成皮肤损伤。使用便器时避免拖、拉、拽等动作。

7.焦虑

(1)相关因素:与起病急、病情重、病程长、担心预后有关。

(2)临床表现:烦躁、失眠、抑郁等症状。

(3)护理措施

①主动向患者及家属介绍该病的发病原因、治疗及预后等情况,在鼓励其增加信心的基础上告知家属和患者需配合的注意事项。

②及时了解患者不同阶段的不同心理变化,有针对性地给予心理支持。

③做各项有创检查和治疗时要用隔帘,尽可能减少不良刺激。

④保持病房安静、舒适、温湿度适宜。

⑤对于过度紧张、烦躁、疲劳、无法入睡的患者遵医嘱给予镇静药物,避免过多的氧消耗。

(七)健康教育

1.心理指导

急性胰腺炎患者发病前大多数平素体健,一旦发病心理承受能力差,尤其重症急性胰腺炎病情重、病程长、费用高,易出现悲观失望情绪。责任护士一定要细心观察,能时刻感受到患者的心理变化,有针对性地给予指导和心理支持,增加康复信心。同时,要多给予家属安慰、鼓励和帮助,有助于患者能更好地配合治疗和护理。

2.饮食指导

(1)急性期:急性发作期需严格禁食,抑制胰腺分泌。轻症急性胰腺炎一般禁食 3～5 天。重症急性胰腺炎一般禁食时间较长,禁食期间遵医嘱给予肠外营养,待血、尿淀粉酶正常,生命体征相对稳定,肠蠕动恢复,可以给予留置鼻、空肠营养。

(2)恢复期:病情缓解、症状基本消失后,可给予无脂高糖类流质饮食,如果汁、米汤、菜汁等。禁食浓鸡汤、甲鱼汤、牛奶、豆浆等食物。病情逐渐稳定后饮食可逐渐增加,逐步采用低脂半流质、低脂软食。禁食高脂、高胆固醇食物,如肥肉,动物内脏及鱼子、蛋黄、油煎、油炸食品等,禁辛辣、刺激性食物或调味品等。戒烟、戒酒。

3.用药指导

(1)急性期:告知各种药物的作用及输注速度的要求,家属和患者不得随意调整,以免发生不良反应或无法达到药效。

(2)恢复期:按医嘱给予得酶通补充胰蛋白酶,嘱餐中服,米雅、培非康调整肠道菌群,餐后服用。

4.休息指导

急性期嘱患者绝对卧床休息,待病情稳定后,可在床边适当活动,活动量要循序渐进,以不感疲劳为宜。恢复期要劳逸结合,避免疲劳,养成良好的作息习惯。

5.出院指导

发放健康宣教单,告知恢复期注意事项,每 2～4 周复查一次,如有腹痛、体温升高等病情变化,随时就诊。遵医嘱按时服药。胆源性 MAP 恢复后应尽早行胆囊切除术,以防 AP 复发。胆源性 MSAP 或 SAP 患者,为预防感染,应推迟胆囊切除术至炎症缓解、液体积聚消退或稳定后实施。酒精性胰腺炎,要劝患者戒酒。高脂血症性胰腺炎,用药物降脂并监控三酰甘油水平。

6.电话回访

出院 1～2 周由责任护士负责电话回访,指导患者和家属合理饮食、作息和服药,避免诱发因素,从而提高生活质量。

二、慢性胰腺炎

慢性胰腺炎(CP)是各种原因引起的慢性进行性胰腺炎症、纤维化、不可逆的胰腺损害从而导致内分泌和外分泌功能破坏。以组织学为基础,将慢性胰腺炎分为慢性钙化性胰腺炎、慢性阻塞性胰腺炎、慢性炎症性胰腺炎和自身免疫性胰腺炎。按病程可分为代偿期、进展期、失代偿期。发病率近年来有逐年升高趋势,可能与目前开展外分泌功能检查和多种影像学检查确诊的病例相对增加有关。

(一)病因与发病机制

慢性胰腺炎的病因复杂,还不十分清楚。在欧美等西方国家中,慢性胰腺炎主要病因是因长期酗酒造成的酒精中毒,占慢性胰腺炎病因的 60％～80％。在我国主要与胆道系统疾病有关。此外,急性胰腺炎、胰腺分裂症、自身免疫等因素在慢性胰腺炎的发生、发展过程中也有一定的作用。

1.慢性酒精中毒

慢性酒精中毒是西方国家引起慢性胰腺炎的主要病因。有报道大量饮酒者(饮酒量在 100g/d 以上)慢性胰腺炎发病率明显升高。目前随着人们生活水平的提高、乙醇消耗量的增加,发病率有所上升。乙醇引起慢性胰腺炎的主要机制可能为乙醇刺激胰腺分泌增加,使胰腺对胆囊收缩素(CCK)的敏感性升高,胰液中胰酶和蛋白质含量升高,钙离子浓度增加,容易形成胰管内蛋白栓子造成胰管梗阻,损害胰腺组织;此外,乙醇也会直接损伤胰腺腺泡;乙醇还可引起胆胰壶腹括约肌痉挛,十二指肠乳头部炎性肿胀,胰液流出受阻。乙醇对胰腺的损害易使钙质沉着于脂肪坏死区形成钙化,所以酒精性慢性胰腺炎中胰腺钙化较多见。

2.胆道系统疾病

近年来我国研究资料表明,胆道系统疾病是我国慢性胰腺炎最主要的原因,这可能和我们国家的生活习惯、方式等有关。引起慢性胰腺炎的各种胆道系统疾病有急、慢性胆囊炎,胆管炎、胆石症、胆道蛔虫病,胆胰壶腹括约肌痉挛或功能障碍等。发病机制主要是炎症或结石所引起的胆总管开口部或胰管和胆管交界处狭窄、梗阻,使胰管胰液流出受阻,胰管内压力升高,导致胰腺腺泡、胰腺小导管破裂,损伤胰腺组织及导管系统;此外,胆胰壶腹括约肌功能障碍,乳头肌持续痉挛狭窄,也可引起胰液流出不畅,胰液潴留形成慢性胰腺炎;胆道蛔虫等寄生虫如钻入胰管或胆总管下端,虫卵刺激等亦可造成胰管炎症及梗阻,形成慢性炎症。

3.急性胰腺炎和胰腺外伤

急性胰腺炎与慢性胰腺炎的主要区别在于致病因素去除后,急性胰腺炎的胰腺组织和功能可完全恢复正常,而慢性胰腺炎则会导致胰腺组织和功能慢性持续性损害。但是,重症急性胰腺炎合并有胰腺假性囊肿或胰腺外伤后感染形成胰腺脓肿,均可导致胰腺不可逆损伤,逐渐发展为慢性胰腺炎。

4.胰腺分裂症

胰腺分裂症是一种胰腺发育过程中主、副胰管未融合的先天性发育不全,人群中的发生率为 5%～7%。由于主胰管引流胰头部少量胰液,大量胰液由副胰管通过副乳头排出,故容易导致胰液引流不畅而发生胰腺炎。近年来,研究认识到特发性胰腺炎中有 10%～30% 是胰腺分裂症引起的。

5.遗传性胰腺炎

遗传性胰腺炎是一种常染色体显性遗传性疾病,在我国较少见,常在儿童期发病。临床表现主要是反复发作的上腹部疼痛,常有高脂血症。遗传性胰腺炎逐渐演变为慢性胰腺炎,胰腺可广泛纤维化,伴多发胰管狭窄,可有胰管结石。

6.高钙血症

研究表明,血液中钙浓度升高可刺激胰腺分泌胰酶,持续的高钙血症也会过度刺激胰腺腺泡导致胰腺炎。高钙血症会降低胰管和组织间隙中屏障作用,使钙离子更多地渗入胰液中,胰液中钙离子浓度的升高易在碱性胰液中形成沉积,造成胰管结石。胰腺实质中钙浓度升高也易激活胰酶造成胰腺炎反复发作。因此,高钙血症是慢性胰腺炎的好发因素。

7.热带性胰腺炎

营养不良是热带性胰腺炎的重要发病因素,主要见于非洲和某些亚洲热带国家儿童,我国较少见。蛋白质摄入严重不足时,胰腺腺泡内酶原颗粒减少,导致腺体萎缩纤维化,形成慢性胰腺炎。

8.其他因素

近年来认为慢性胰腺炎可能与某些免疫疾病有关,如系统性红斑狼疮、原发性硬化性胆管炎、炎性肠病及其他自身免疫性疾病可合并慢性胰腺炎。但具体发病机制目前还不清楚。

(二)临床表现与诊断

1.临床表现

轻度慢性胰腺炎无明显特异性。中重度慢性胰腺炎可有多种典型的临床症状。

(1)腹痛:是慢性胰腺炎最突出的症状,60%～90%的患者有不同程度的腹痛。疼痛多在中上腹或左上腹,也可在右上腹。疼痛开始为阵发性,可反复发作,呈隐痛或钝痛,随病情加重可发展为持续性刺痛或剧痛,平卧位或进食后躺下疼痛加重,前倾俯坐或屈膝,腹部抱枕时疼痛可缓解。

(2)消化不良症状:慢性胰腺炎大多数有腹胀、腹泻、食欲缺乏、恶心、嗳气,乏力、消瘦等症状。由于胰腺外分泌功能不全,分泌胰酶减少,对食物消化吸收功能减退。另因进食后腹痛加剧,易使患者食欲下降,脂肪和蛋白质吸收差,长期会导致体重下降,明显消瘦。重度慢性胰腺炎常有脂肪泻,大便 3～10 次/d,量增多,呈泡沫状,有酸恶臭味,显微镜下可见脂肪滴。

(3)黄疸:由于我国慢性胰腺炎合并胆道疾病较多,在临床上常见有黄疸,以直接胆红素升高为主。引起黄疸的原因主要为胰头肿大压迫胆总管、胰腺假性囊肿和纤维化肿块压迫胆道等,也可因胆石症、胆道感染所致。

2.并发症

(1)糖尿病:是最常见的并发症。慢性胰腺炎可导致胰腺外分泌功能不足,胰岛素分泌不足,血糖升高。国外报道称 30%～80%慢性胰腺炎合并糖尿病。

(2)腹块:慢性胰腺炎可合并胰腺假性囊肿,有部分患者腹部可触及包块,多在中上腹,急性发作时可有压痛。少部分患者腹部可听到血管杂音,常在左上腹或脐上偏左闻及,这是由于胰腺纤维化肿块或胰腺囊肿压迫脾静脉所致。

(3)腹水:慢性胰腺炎患者有的可出现腹水,常由于胰腺囊肿及炎症刺激腹膜所致,腹水量多少不一,蛋白质含量常较高,腹水淀粉酶可明显升高。如显著高于血淀粉酶可诊断为胰性腹水。长期重症慢性胰腺炎营养状况差,可出现低蛋白血症及全身水肿。

(4)上消化道出血:慢性胰腺炎可合并上消化道出血,出现呕血和黑粪症状。主要原因与胰腺纤维化、胰腺囊肿,压迫脾静脉或由门静脉血栓形成导致门静脉高压症有关,也可与合并消化性溃疡、出血糜烂性胃炎导致呕血和黑粪有关。

3.诊断

慢性胰腺炎临床表现无特异性,诊断较困难,确诊率与典型的病史、病因、症状、体征、影像学及内镜检测等关系密切。对于反复发作或持续性上腹部疼痛,伴有明显消瘦、脂肪泻、糖尿病,结合发作时血淀粉酶升高,可考虑此病。影像学检查可发现胰腺特征性的损害,实验室检查示胰腺外分泌功能异常。

(1)影像学检查

①X 线检查:部分患者在腹部平片时可见沿胰腺分布的钙化斑点或结石,是诊断慢性胰腺炎的重要依据。

②超声检查:体表 B 超(US)检查可见胰腺增大或缩小、回声增强、胰管不规则扩张。超声内镜(EUS)检查能观察到整个胰腺,图像清晰。CP 代偿初期影像学检查诊断困难,EUS 可见

胰腺回声不均,散在点状、斑状强回声,胰实质分叶状改变和不规则包膜可能有早期诊断的价值。胰管内超声(IDUS)可更清晰地观察胰腺,包括胰管及胰腺实质的变化,不仅能显示胰管扭曲或扩张,而且由于探头的高分辨率和直接插入胰管,使胰实质的细微变化和胰管分支的情形有效显示。

③CT检查:早期实质改变及对小胰管的影响,CT不能发现,但对于终末期及疾病并发症能够进行高度可信的评估。通过口服及静脉注射对比造影剂螺旋CT技术及薄层5mm扫描优化扫描技术,胰腺可以完全显示。动态CT扫描对于主胰管扩张显示具高度敏感性,并显示胰管结石和胰腺假性囊肿。

④MRI检查:胰腺呈弥散性或局限性肿大,晚期胰腺体积萎缩。MRI可发现大于1cm的钙化灶,出现假性囊肿则呈清楚的低信号强度。可观察到主胰管不规则扩张、粗细不均匀、扭曲,或呈囊状、串珠状扩张。

⑤内镜下逆行性胰管造影(ERCP):在所有影像学方法中对于慢性胰腺炎诊断及分期,ERCP是一个金标准,可清晰地显示胰管扩张等改变。

(2)实验室检查

①胰腺外分泌功能检查:有关检查项目较多。可以通过粪便进行脂肪定量、定性和相关酶的测定。也可以通过直接或间接刺激法,测定不同时间内十二指肠内或血液中胰液和胰酶含量的变化,此类方法包括口服合成多肽-N-苯甲酸-对氨基苯甲酸(BT-PABA)试验等。

②促胰液素试验或促胰液素-促胰酶素试验:促胰液素及促胰酶素能兴奋胰腺外分泌。空腹插入特制双腔十二指肠管,分别收集空腹及静脉注射促胰液素或促胰液素和促胰酶素后一定时间内的十二指肠液,测定总分泌量、重碳酸盐和酶(淀粉酶、脂肪酶、胰蛋白酶等)活性。慢性胰腺炎时胰液分泌总量、重碳酸盐和酶活性均降低。

(三)治疗原则

慢性胰腺炎的治疗主要包括非手术治疗和外科手术治疗。其主要目的是缓解临床症状,改善胰腺功能,促进胰液引流和避免复发。

1.非手术治疗

(1)病因治疗:是慢性胰腺炎治疗的基础环节,如酒精性CP患者应完全戒酒。胆道疾病引起的CP应积极治疗胆道结石或炎症,解除梗阻。

(2)去除诱因:对高脂血症者应饮食控制,必要时降血脂治疗。避免暴饮暴食。

(3)胰酶替代治疗:治疗胰腺外分泌功能不足症状,主要采用胰酶替代疗法。胰酶制剂通过参与胰腺外分泌的负反馈抑制,有助于缓解疼痛。

(4)对症治疗:以疼痛为主要表现者,可给予非甾体抗炎药物或口服麻醉类药物,配合口服胰酶制剂和制酸剂。严重吸收不良时应注意补充营养,可考虑要素饮食或全胃肠外营养,对长期脂肪泻患者还应注意补充脂溶性维生素(维生素A、维生素D、维生素K)及维生素B_{12}、叶酸,适当补充铁剂、钙剂及各种微量元素。

(5)内镜介入治疗:胰管狭窄、结石梗阻是慢性胰腺炎常见的形态学改变,可引起腹痛及胰腺炎的反复发作。近年来,有多种内镜介入治疗方法应用于胰管狭窄、结石的治疗。根据胰管显像情况选择不同的治疗方法,如胰管括约肌切开(EPS)和胰管扩张、乳头括约肌切开术(EST)、胰管支架置入术、胰管结石取出术、胰腺假性囊肿引流术等。内镜治疗的目的在于解除胰管梗阻,进而缓解胰管内高压引发的临床症状,从而改善患者的胰腺外分泌功能。

(6)体外震波碎石(ESWL):利用冲击波从体外将人体内的结石击碎,变成细小的碎块,以利排出体外。对于胰管结石较大、嵌顿于胰管内或合并胰管狭窄者,ESWL联合内镜下取石,可提高取石和胰管内置入支架成功率。

2.外科手术治疗

对于有疼痛但胰管不扩张、胰腺组织纤维化尤其是钙化的CP患者,不适合做引流而应改为胰腺切除术。切除目的在于消除炎症、纤维化区域及减少胰液的分泌和神经冲动引起的疼痛。

(四)护理问题

1.疼痛

(1)相关因素:CP的疼痛机制是多因素的,主要可能是胰管和胰组织的压力升高,胰腺病变刺激周围神经丛,胰腺周围纤维化及粘连牵拉神经节有关神经损害等因素。

(2)临床表现:持续或阵发性上腹痛,进食后疼痛加重,喜抱枕屈膝。

(3)护理措施

①加强巡视,做好生活护理,给予心理支持。

②观察患者疼痛的性质、持续的时间及伴随症状,认真做好疼痛评估,及时告知医师。

③按医嘱给予各项镇痛药物。应用镇痛药要根据患者的具体情况选用不同类药物,对烦躁不安、睡眠不佳的患者可配合用安定类镇静药,对非甾体抗炎镇痛药有效的患者也要注意可能损伤胃黏膜的不良反应。布桂嗪(强痛定)也有较好的疗效,口服曲马多、吗啡镇痛效果较好,但要注意可能出现的并发症。镇痛药物选用应注意以下几点:尽量选用小剂量非成瘾性镇痛药;积极配合其他治疗;症状缓解及时减药或停药,尽可能间歇交替用药;警惕镇痛药成瘾或药物依赖,避免长期用成瘾性镇痛药。

④口服足量胰酶制剂可减少胰腺分泌,临床常选用得酶通胰酶制剂,能有效缓解疼痛,嘱患者就餐时服用。

⑤对于证实有主胰管狭窄伴分支扩张的患者,可在内镜下行胰管支架置入术。介入治疗前,要加强交流沟通,耐心细致地做好解释工作,让患者了解自己疾病的症状是因为胰管狭窄而导致胰液引流不畅所致,放置支架后能很好引流胰液,达到缓解疼痛的目的。

a.术前准备:完善各项常规检查,严格掌握适应证和禁忌证;抽血验血型、交叉配血及备血;嘱患者空腹8小时以上;穿着符合X线检查的规定和要求,去除佩戴的金属物品或影响检查的衣物;右手留置静脉套针,以便术中用药;口服胃镜胶,麻醉润滑咽喉部并去除胃内泡沫;协助患者躺于X线检查台,取左侧卧位;术前肌内注射或静脉注射山莨菪碱或丁溴东莨菪碱,减缓肠蠕动,使十二指肠处于低张状态,便于医师操作,也便于图像清晰;可酌情应用地西泮或哌替啶,以缓解患者紧张情绪。

b.术后观察及护理:嘱患者绝对卧床休息24小时;禁食1天,待次日血淀粉酶正常,无呕吐、腹痛等不适,可给予低脂流质饮食,逐步改为低脂半流质至软食;监测生命体征,注意观察血压、体温、脉搏、意识,有无黑粪、腹痛等情况,及早发现可能出现的并发症并及早处理;常规给予酚磺乙胺、氨甲苯酸、氧氟沙星等止血、抗感染治疗;加强巡视,做好生活护理,及时满足患者生活需求。

2.营养失调:低于机体需要量

(1)相关因素:胰腺炎可导致高代谢反应,增加分解代谢。疼痛加重期间,饮食摄入减少。CP 患者的外分泌功能障碍,消化酶分泌不足,蛋白质、脂肪、糖类的吸收差,维生素、微量元素缺乏。约 60% 的患者有糖耐量异常。

(2)临床表现:消瘦,50% 患者伴有糖尿病,可出现夜盲症、皮肤粗糙、肌肉无力、出血倾向。大便恶臭,有泡沫,常有脂肪泻。

(3)护理措施。急性发作期的营养治疗:禁食,静脉输液,每天补液量在 3000mL 左右,根据血生化监测及时补充电解质、维生素和微量元素。随病情好转,给予清淡流质饮食,包括米汤、藕粉、果汁,逐渐过渡到低脂、适量蛋白质、多维生素半流质饮食,继而过渡到能量充足、适量蛋白质、脂类与糖类分配合理的软食。

3.焦虑

(1)相关因素:疾病迁延不愈、反复发作,疼痛影响睡眠,担心预后等因素。

(2)临床表现:常表现为烦躁不安或情绪低落、沉默寡言,睡眠质量差。

(3)护理措施:多倾听患者主诉,根据患者的具体情况采取不同的疏导方法。告知患者 CP 虽然是慢性疾病,但可有效控制症状,提高生活质量。目前有很多有效的治疗方法,如胰酶替代治疗、内镜介入治疗或外科手术治疗等。调整患者的饮食结构和生活规律,减少发作的次数和减轻疼痛的症状,勿长期依赖镇痛药,防止胃黏膜损害、便秘、尿潴留及成瘾等症状发生。

(五)健康教育

1.心理指导

向患者及家属介绍 CP 病因、诱因、主要临床表现及目前该疾病的诊治进展,让患者了解内镜介入治疗或外科手术治疗的时机和意义,以减少不必要的顾虑。疼痛发作时多给予关心、鼓励,嘱患者卧床休息,稳定情绪,采取放松疗法,配合药物解痉、镇痛缓解症状。

2.胰管支架置入术后指导

对于胰管支架置入后的患者要针对可能出现的远期并发症,如支架移位、支架阻塞及胰管形态改变等提供相关医疗知识信息。

(1)支架移位:移位亦可能与支架的物理特性和胰管的解剖有关。支架移位后患者常有轻、中度持续腹痛伴恶心、呕吐。一旦发生需及时与主诊医师联系经内镜方法取出。嘱患者避免剧烈运动。

(2)支架阻塞:胰管支架放置后 6 个月内阻塞的发生率可达 50%。阻塞物多为细胞碎屑、钙碳酸盐结晶、钙胆红素盐及细菌等的混合物。支架阻塞时,可表现为反复发作性腹痛、胰腺炎或囊肿感染。支架放置后应密切随访,一旦出现腹痛发作或 MRCP 显示支架上方主胰管扩张提示内支架堵塞,需来院取出或更换。根据病情可采取定期支架更换(每 3 个月),支架更换由细到粗,待狭窄恢复、胰液引流通畅可结束支架放置。

(3)胰管形态改变:长期胰管内支架引流可导致胰管不规则、变窄、侧支胰管扩张以及胰管周围纤维化、萎缩等形态学改变,类似慢性胰腺炎。去除支架后多数会恢复正常。

3.饮食指导

戒烟、戒酒。饮食要有规律,宜清淡,适时、适量,防暴饮暴食,避免生冷、刺激性、产气较多食物,避免油煎、油炸、高脂肪、高胆固醇食物。每天能量供给在 2500~3000kcal,脂肪摄入量 50g/d,蛋白质 100~120g/d,糖类 300g/d,及时补充脂溶性维生素、微量元素。若患者有糖尿病,则按糖尿病的基本饮食处理。

4.用药指导

CP 患者腹痛常剧烈难忍,应综合积极治疗。服用胰酶制剂、制酸剂,根据患者具体情况,加用镇静药(安定类)、解痉药(颠茄、山莨菪碱)等提高镇痛效果。部分 CP 患者有弥散性胰腺病变导致 B 细胞广泛破坏引起的胰源性糖尿病,属继发性特异性糖尿病导致的胰岛素分泌不足,应在一般治疗和饮食治疗的基础上使用胰岛素,其使用原则参照糖尿病的治疗。

5.出院指导

劳逸结合,避免劳累、紧张情绪。掌握饮食原则,定期复查或更换支架。支架置入术后避免剧烈运动,以免造成支架移位或脱落。遵医嘱服药,如出现腹痛、恶心、呕吐,血、尿淀粉酶升高及时来院就诊。

第四节 血液透析患者的护理

血液透析(HD)是根据膜平衡原理将患者血液与含一定化学成分的透析液同时引入透析器内,在透析膜两侧流过,分子透过半透膜做跨膜移动,达到动态平衡。患者体内积累的小分子有害物质得到清除,人体所需的某些物质也可由透析液得到补充,从而纠正体内电解质紊乱,维持酸碱平衡。

一、适应证

(一)急性肾衰竭

(1)凡高分解代谢者(血尿素氮每日增长 17.85mmol/L)立即进行透析。

(2)非高分解代谢者,但符合下述第一项并有其他任何一项者,即可进行透析。①无尿或少尿 48 小时以上;②血尿素氮≥35.7mmol/L(100mg/dL);③血肌酐≥884/μmol/L(10mg/dL);④血钾≥6.5mmol/L(6.5mEq/L);⑤血浆＜15mmol/L,CO_2 结合力＜13.4mmol/L(35Vol%);⑥有明显水肿、肺水肿、恶心、呕吐、嗜睡、躁动、意识障碍;⑦输血或其他原因所致溶血、游离血红蛋白＞12.4mmol/L。

(二)慢性肾衰竭

①内生肌酐清除率＜10mL/min;②血尿素氮＞28.6mmol/L(80mg/dL),或血肌酐＞707.2μmol/L(8mg/dL);③血尿酸增高伴有痛风者;④口中有尿毒症气味、伴食欲丧失和恶

心、呕吐等;⑤慢性充血性心力衰竭、肾性高血压或尿毒症性心包炎,用一般治疗无效者;⑥出现尿毒症神经系统症状,如个性改变、不宁腿综合征等。

(三)急性药物或毒物中毒

凡能够通过透析膜而被析出的药物及毒物,即分子量小、不与组织蛋白结合,在体内分布比较均匀,而不固定于某一部位者,均可采取透析治疗,如巴比妥类、甲丙氨酯(眠尔通)、甲喹酮(安眠酮)、副醛、水合氯醛、氯氮䓬(利眠宁)、海洛因、乙醇、甲醇、阿司匹林、非那西丁、对乙酰氨基酚(扑热息痛)、奎宁、环磷酰胺、异烟肼、砷、汞、铜、氟化物、溴化物、氨、内毒素、硼酸、四氯化碳、三氯乙烯以及链霉素、卡那霉素、新霉素、万古霉素、多黏菌素等。

二、禁 忌 证

血液透析无绝对的禁忌证,相对禁忌证为:①休克或低血压;②严重的心肌病变导致的肺水肿及心力衰竭、严重心律失常;③严重出血倾向或脑出血。

三、操 作 前 准 备

(一)血液通路

建立血液通路:进行血液透析的必要条件是建立血管通路,血液通路是血液从人体内引出,进入管道和透析器,再回到人体内的通路,是维持血透患者的生命线。分为:

1.暂时性血管通路

用于紧急透析、内瘘未形成时。主要有动-静脉外瘘和中心静脉插管。动-静脉外瘘是将前臂的桡动脉和头静脉分别插管,在皮肤外将两者用硅胶管连接成"U"字型,形成动、静脉体外分流,但易脱落、出血、发生感染和血栓,现已少用。中心静脉插管是目前使用最频繁的临时血管通路,置入中心静脉(颈内静脉、锁骨下静脉、股静脉)插管后可立即使用。

2.永久性血管通路

主要有动-静脉内瘘,是最常用的永久性血管通路,外科手术将动脉与静脉直接吻合(常是将桡动脉与头静脉吻合)后,动脉中血流进入静脉血管,使吻合口附近静脉管壁动脉化,慢慢膨大鼓起,可用作动脉血管穿刺。动-静脉内瘘需要术后2周后才能使用,如保护得当,可以长期使用。

(二)肝素的应用

血液透析中需用肝素抗凝。

常规肝素化:适用无出血倾向、无心包炎的患者。首次剂量为 15～20mg,以后每小时 10mg。

边缘肝素化:适用于有轻中度出血倾向、有心包炎的患者。首次剂量为 6～8mg,以后每小时 5mg。

局部肝素化:适用于有严重出血倾向的患者。仅在透析器动脉端用肝素持续注入,而在透析器静脉端用鱼精蛋白中和肝素。

无肝素化:适用于高危出血患者。

四、并发症

血液透析时的并发症可分为两大类,技术性故障引起和透析疗法本身所带来的并发症。

(一)技术性故障引起,完全可以避免

1.透析膜破裂

常因静脉端突然阻塞、负压过大或透析器多次复用所致,此时可见透析液被血染。

2.凝血

肝素剂量不足、低血压时间长、血流量不足、血液浓缩、血流缓慢等均可诱发透析器及血液管道凝血。表现为血流缓慢、静脉压升高或降低,随后除气室内泡沫增多或管道内出现凝血块。

3.透析液高温

常因血液透析机加热器失控所致。

4.透析液配制错误

低渗性透析液可导致稀释性低钠血症,血清钠＜120mmol/L,临床表现为水中毒,如头痛、恶心、肌肉痉挛、丧失定向力、意识错乱、抽搐、溶血,伴有背痛与腹痛。高渗透析液可引起高钠血症、细胞脱水,表现为口渴、头痛、定向力丧失、木僵和昏迷。

5.硬水综合征

常因反渗机故障所致。透析液内钙、镁含量增加,出现高钙与高镁血症,表现为恶心、呕吐、头痛,血压升高,皮肤烧灼感、发痒、发红、兴奋和昏迷。

6.空气栓塞

①血泵前管道有破损;②透析液内有气体扩散到血液内;③肝素泵漏气;④空气捕捉器倾倒;⑤输血时将气体输入;⑥接管或溶解瘘内血栓时空气进入体内。临床表现以空气多少、栓塞部位而不同,可有胸痛、咳嗽、呼吸困难、烦躁、发绀、意识不清,甚至死亡。

7.发热

透析开始后即出现寒战、高热者,为管道污染或预充血入体内后引起的输血反应。透析1小时后出现的发热多为致热原反应。

8.病毒性肝炎

是维持性透析患者严重的感染并发症之一,并可在患者之间交叉传播。

(二)透析治疗所致的并发症

1.失衡综合征

一般在透析开始后1小时发生,迟者可在透析结束后数小时发生。轻者表现为头痛、呕吐、嗜睡、烦躁不安、肌肉痉挛;中度者表现为扑翼样震颤、肌肉阵挛、定向力丧失、嗜睡;重者表现为精神失常、惊厥、木僵或昏迷。

2.低血压

透析中低血压多数与过量脱水,血容量急剧下降有关。在很短时间内过量的超滤,致使心排血量和输出量降低。另外,低氧血症、自主神经功能紊乱、长期低钠透析、醋酸盐透析、心血

管功能不稳定、感染、透析膜或过敏性毒素,均可引起低血压。

3.高血压

是维持性血液透析患者常见并发症,常会导致心衰及死亡。高血压基本可分为"容量依赖性"和"肾素依赖性"两类。

五、血液透析患者的护理

(一)透析前护理

1.透析设备的准备

透析器是物质交换的场所,最常用的是中空纤维型透析器。中空纤维是由人工合成的半透膜,空心腔内供血液通过,外为透析液。血液透析机可控制透析液的流量及温度、脱水量、血液的流量等,并具有体外循环的各种监护系统。护士应熟练掌握透析机的操作,且注意在开机后各项指标达到稳定后才能开始进行透析。透析设备还包括透析供水系统、透析管道和穿刺针、透析液的准备。透析液可分为醋酸盐和碳酸氢盐两类,首先配制成浓缩35倍的透析液,经机器稀释后流入透析器。

2.透析药品的准备

包括透析用药(生理盐水、肝素、5%的碳酸氢钠)、急救用药、高渗葡萄糖注射液、10%的葡萄糖酸钙、地塞米松及透析液等。

3.患者的准备

主要是血管通路的准备,如使用动静脉内瘘,应熟悉内瘘的穿刺和保护方法;如使用动静脉外瘘,应熟悉其使用方法,并注意观察到管有无滑脱、出血、栓塞、感染等情况的发生,保持导管的清洁无菌。另外,透析患者的营养问题也很重要,应注意补充蛋白质[摄入量为 1.2～1.4g/(kg·d)]。此外,特别要控制摄入水量,即透析期间患者的体重增长不能超过 2.5kg。由于尿毒症患者及家属对血透疗法很陌生,容易产生恐惧,心理压力大,因此应向患者及家属介绍和解释使其了解血透的必要性、方法及注意事项,透析前应尽量消除患者的恐惧和紧张心理。

(二)透析过程中的护理

1.血管通路的护理

(1)临时性血管通路:是在紧急血透时,因永久性血管通路未建立或尚未成熟时所采用的方法,包括颈内静脉插管术、锁骨下静脉插管术、股静脉插管术及直接动脉穿刺术等。

(2)永久性血管通路:它是将患者肢体邻近的动静脉通过外科手术吻合,使之成为血流通道,经过这个通道动脉血转流至静脉。

2.血透中机器的监护

血透机按其功能可分透析液供给系统、血液循环控制系统及超滤控制系统。

(1)透析液供给系统及超滤控制系统:主要的监护内容如下。透析液的电导度 13.5～14.5ms/cm。透析液的温度 36～37℃。漏血检测器功能,一旦透析破膜,有血液渗入到透析液侧时,机器会自动报警。透析液流量,设定范围为 500±50mL/min。透析液负压的大小根据

HD 的时间、脱水量及使用的透析器情况由人工或机器自动设定。

(2)血液循环系统的监测:其监测内容有动脉压、静脉压及空气报警三个方面。动脉压上升:静脉穿刺点阻塞,静脉管受阻及透析器内凝血。动脉压下降:低血压、瘘管不完全堵塞或留置管不畅、动脉血路管扭曲、血泵开得太快或血流量不足、针头滑脱等。静脉压上升:静脉针穿刺到静脉外致肿胀,静脉管路不畅,静脉痉挛,静脉针贴近管壁,近心端静脉有狭窄,静脉端除气腔内有血凝块,透析液侧压力降低,体位改变等。静脉压下降:低血压,动脉针位置不当,动脉血路管扭曲,穿刺针滑脱,血流量不足,透析器破膜等。空气报警:血流量不佳,连接不紧密使血液管路漏气,输液时不慎有空气进入等。

3.透析过程中观察

患者的血压、脉搏、呼吸、体温的变化;观察血流量,血路压力,透析液流量、温度、浓度各项指标;准确记录透析时间、脱水量、肝素用量等,注意机器的报警及排除故障等。

4.急性并发症的观察和防治

(1)低血压:少数患者为无症状性低血压,大多数患者可表现为面色苍白,胸闷不适,出冷汗,恶心呕吐,甚至一过性意识丧失,有冠心病者可诱发心律失常及心绞痛。一旦发生,迅速采取平卧,头低足高位,减慢血流量,减慢或暂停超滤。吸氧,必要时输入生理盐水 $100 \sim 200 mL$。症状重者加大补液量直至血压上升,症状缓解。还可给予高渗盐水、高渗葡萄糖、白蛋白等,并应结合病因,对症处理。

(2)失衡综合征:是指在透析开始 1 小时或数小时后出现的以神经、精神系统为主要症状的综合征,常持续数小时到 24 小时后逐渐消失。血透后血液中的毒素迅速下降,血浆渗透压下降,而血脑屏障使脑脊液中的尿素等溶质下降较慢,以致脑脊液的渗透压大于血液渗透压,水分由血液进入脑脊液形成脑水肿。轻者头痛、恶心、呕吐、嗜睡、烦躁不安、肌肉痉挛、视物模糊、血压升高。重者表现为癫痫样发作、惊厥、木僵,甚至昏迷。处理:轻者不必处理,重者可予 50% 葡萄糖或 3% 氯化钠 $40 mL$,也可输白蛋白,必要时予镇静药及其他对症治疗。

(3)肌肉痉挛:主要部位为腓肠肌、足部或上肢及腹部肌肉。轻者暂停超滤即可缓解,重者需输注高渗葡萄糖液或高渗盐水。超滤设置要适量、正确,并将透析液钠浓度调至 $145 mmol/L$ 或更高。

(4)心律失常:以室性早搏多见。主要是血清钾、钙浓度的变化,其次是由于透析时血压下降,冠状动脉循环血容量减少、心肌缺血、缺氧所致。监测血透前后血清钾、钙浓度的变化,及时纠正电解质紊乱,严重的心律失常应停止血透。

(5)心力衰竭:高血压、水钠潴留或心功能减退者易在血透过程中发生心衰。故血透前先行单纯超滤,并使透析液渗透压浓度接近血浆渗透压浓度,进行对症处理。

(6)空气栓塞:少量空气呈微小泡沫,缓慢入血,不发生任何症状;若气泡大、漏气速度快,1 次进入 $5 mL$ 以上时可发生明显气栓症状,如呼吸困难、咳嗽、发绀、胸部紧缩感、烦躁、痉挛、意识丧失甚至死亡。此时立即停泵并夹住静脉管路,将患者置于头低足高,左侧卧位,以防脑栓塞,吸氧;重者可试用经皮穿刺抽出心室的空气,如条件许可,可行高压氧舱治疗。

(7)其他:过敏反应、失血、溶血、发热等。

（三）透析后护理

（1）透析结束时，应缓慢回血，测血压后，如血压正常，嘱患者坐数分钟后缓慢起床，防止发生体位性低血压。

（2）注意观察出血情况：拔除动脉和静脉穿刺针时，应立即压迫止血 10～15min，压迫点应是血管穿刺点。如动脉穿刺，则压迫时间为 30min 以上。如有出血倾向，可用鱼精蛋白中和，肝素和鱼精蛋白比为 1mg：1mg。

（3）透析后注意穿刺插管及内瘘的护理，防堵塞及感染。

（4）测量体重，与患者约定下次透析的时间。

第二章 外科护理

第一节 水、电解质、酸碱平衡失调患者的护理

一、水、钠代谢失调

水、钠代谢失衡有两种：一种是量的减少，称为缺水；另一种是量的增多，称为水中毒。临床上常见的是缺水。

（一）缺水

缺水是指体内水与钠的丢失。按失水和失钠的比例不同，缺水可分为三种。

1.概述

（1）高渗性缺水：又称原发性缺水、细胞内缺水。失水多于失钠，体内钠的浓度升高，细胞外液呈高渗状态，血清钠＞150mmol/L。

①病因：多见于以下两方面。a.水分摄入不足，如昏迷、食管癌晚期患者无法进水，过分地控制患者的入水量；b.水分丢失过多，如大量出汗、烧伤后超常失水、大面积开放性损伤创面丢失大量水分、糖尿病高渗性利尿等。

②病理生理：细胞外液呈高渗状态，细胞内液外渗，致使细胞内液减少。细胞外液在高渗状态下：a.刺激下丘脑的口渴中枢，患者出现口渴感，主动饮水；b.ADH 分泌增加，肾小管对水的重吸收加强，尿量减少，尿比重增高。严重时，脑细胞因缺水，发生功能障碍。

③临床表现：临床上一般将高渗性缺水分为三度，临床表现见表 2-1。

表 2-1 高渗性缺水临床表现

临床分度	临床表现	失水量（占体重比例）/%
轻度	最突出的表现是口渴	2～4
中度	严重口渴、乏力、尿量减少、尿比重高，唇舌干燥、舌纵沟增多、皮肤弹性差、眼窝下陷，小儿前囟凹陷，烦躁不安	4～6
重度	除上述表现加重外，可有高热、躁狂、幻觉、谵妄甚至昏迷等脑功能障碍表现，以及脉搏细速、血压下降甚至休克等循环系统功能障碍的表现	＞6

④治疗原则：轻度缺水患者鼓励饮水。不能饮水者或中度缺水以上患者，先静脉输注 5% 葡萄糖溶液，待高渗状态基本缓解后，适量补给生理盐水。临床上一般静脉输注 5% 葡萄糖盐

溶液,防止继发低渗性缺水。

(2)低渗性缺水:失钠多于失水,体内钠浓度降低,细胞外液呈低渗状态,血清钠<135mmol/L。绝大多数患者是失水后处理不当引起的,故又称继发性缺水或慢性缺水。此型对人体生命威胁最大。

①病因:多见于任何原因失水后,只补充水分而未补充钠,或给水、给盐,但给盐总量不足。

②病理生理:细胞外液呈低渗状态,使细胞外水内移,细胞水肿,血容量不足加剧,较早出现低血容量休克。由于细胞外液低渗,口渴中枢抑制,早期无口渴,休克时出现口渴。早期尿量正常或稍多,后期尿量减少,尿比重低。组织缺水征象较明显,甚至有血容量不足所致循环功能异常。

③临床表现:按血清钠浓度,可将低渗性缺水分为轻、中、重三度,临床表现见表2-2。

表 2-2　低渗性缺水临床表现

临床分度	血清钠浓度 /(mmol·L−1)	临床表现	失 NaCl 量 /(g·kg−1)
轻度	130~135	头晕、疲乏、恶心呕吐、手足麻木、表情淡漠等低钠一般表现;尿量正常或增多,尿比重低	0.5
中度	120~130	除上述表现加重外,还出现脉搏细速、血压下降、直立性晕倒、视物模糊、浅静脉萎陷等明显缺水征和低血容量性休克的表现。尿少,尿比重低	0.5~0.75
重度	<120	在上述表现的基础上,出现神志不清、意识模糊、昏迷、肌肉抽搐、腱反射减弱或消失、木僵等神经系统表现;常伴明显休克	0.75~1.25

④治疗原则:轻度缺水患者不需特殊处理,鼓励喝含盐饮料。中度缺水患者静脉输注等渗盐水。重度缺水患者补3%~5%氯化钠溶液200~300mL,以提高细胞外液渗透压,补充细胞外液量。出现休克时,先补充血容量,再恢复细胞外液量和渗透压。

(3)等渗性缺水:水和钠成比例地丧失,血钠在正常范围,细胞外液渗透压保持正常。等渗性缺水是患者短时间内大量失水所致,故又称急性缺水或混合型缺水,是外科临床上最常见的缺水类型。

①病因:多见于以下情况。a.消化道急性失液,如大量呕吐、肠瘘及腹泻等;b.局部大量积液,如肠梗阻后肠腔积液、急性腹膜炎、腹腔内或腹膜后感染、大面积烧伤等。

②病理生理:细胞外液量的急剧减少,刺激肾入球动脉壁的压力感受器,促进肾小管对水、钠的吸收,使尿少、尿比重高。因细胞外液呈等渗状态,故一般无口渴。如不处理或处理不当,可转变为高渗性缺水或低渗性缺水。

③临床表现:患者出现恶心、厌食、乏力、尿少等缺水症状,无明显口渴。当病情加剧时,出现舌干燥、眼窝凹陷、皮肤干燥松弛。若短期内体液丧失达体重的5%,即丧失细胞外液的25%,可出现脉搏细数、肢端湿冷、血压下降等血容量不足征象。若体液继续丧失达体重的6%~7%(即丧失细胞外液的20%~35%),将出现严重的休克表现。

④治疗原则:轻度缺水患者不需特殊处理。中度以上缺水患者,静脉补给等渗盐水或平衡盐溶液,提高细胞外液量。当等渗盐水输入过多时,可导致高氯性酸中毒,因此,临床上常选用

平衡盐溶液。

2.护理评估

(1)健康史:了解患者的一般情况,如年龄、性别和职业。了解患者体重变化、近期饮食、饮水及运动情况,有无导致体液失衡的原发病。

(2)身体状况:评估患者生命体征、缺水的表现、意识情况,重点评估患者口渴情况以区分缺水的类型。

(3)心理-社会状况:体液失衡常以疾病的并发症出现,不同的原发病,可引起患者不同的心理与社会反应,加之体液的急性丢失,容易引起患者及家属的焦虑、恐惧及对疾病治疗的担忧。

(4)辅助检查:缺水的辅助检查主要是化验血液和尿液。不同缺水类型血液、尿液检查结果各异,见表 2-3。

表 2-3 三种缺水类型血、尿液检查结果

检查项目	高渗性缺水	低渗性缺水	等渗性缺水	临床意义
红细胞计数、血红蛋白含量、血细胞比容	升高	升高	升高	提示血容量不足、血液浓缩
血清钠浓度/(mmol·L−1)	>150	<135	135~150	决定缺水性质、程度
血尿素氮含量	升高	升高	升高	提示肾不能有效排出机体代谢废物,尿量减少
尿钠、氯含量	升高	明显减少	正常或稍升高	反映肾有效调节
尿比重	升高	常在 1.010 以下	升高	反映尿液浓缩和尿钠、氯排出状况

3.护理问题

(1)体液不足:与水分丢失过多、摄入不足有关。

(2)焦虑:与担心疾病的预后、治疗效果有关。

(3)潜在并发症:失液性休克、脑水肿、肺水肿等。

4.护理措施

(1)一般护理:①休息与活动:根据原发病和缺水程度,指导患者休息和活动。中、重度患者卧床休息,避免意外受伤。病情稳定后,根据情况适当活动。②饮食:鼓励患者饮水;能进食者,给予高蛋白、高能量、高维生素饮食。③基础护理:保持床单清洁干燥,定时翻身,预防压疮;对禁食者加强口腔护理,防治口腔溃疡。

(2)液体疗法护理:液体疗法主要是通过静脉补液来防治体液失衡的方法,实际就是静脉输液。它是体液失衡患者最常用、最有效的治疗方法。前提是建立有效的静脉通道,遵医嘱实施液体疗法。输液时要考虑补多少(补液总量)、补什么(液体种类)、怎么补(补液方法)的问题。

①补液总量:机体具有一定的调节作用,在输液时掌握宁少勿多的原则,避免矫枉过正而形成新的体液失衡。

a.总量组成:i.生理需要量,是指维持正常人体生理功能每日需要液体的量,简称日需

量。正常成年人,每日需要水分 2000～2500mL、氯化钠 5～9g、氯化钾 2～3g、葡萄糖 100～150g 以上。ⅱ.已经丧失量,又称累积失衡量,是指发病到就诊时累计已丧失的体液总量。根据缺水、缺钠程度来估计。以体重 60kg 的患者为例,如系中度高渗性缺水,缺水占体重的 4%～6%,平均 5%,所以,失水量约为 60kg×5%＝3kg,即 3000mL 水;如系中度低渗性缺水,每千克体重丧失氯化钠 0.5～0.75g,所以,失盐量为 60kg×0.6g/kg＝36g 氯化钠,相当于生理盐水 4000mL。ⅲ.继续损失量,即额外损失量,是指治疗过程中非生理性的体液丢失量。如系发热患者,体温每升高 1℃,每日每千克体重皮肤多蒸发 3～5mL 水分;大汗湿透一身衬衣,约丢失 1000mL 低渗液体,含氯化钠 0.25%;气管切开者,每日经呼吸道蒸发的水分为 800～1200mL。正常生理性尿量不属于"继续损失量";如果使用了利尿药,超出正常范围的尿量属于"继续损失量"。

b.补液量的计算:第 1 日补液量为生理需要量加上 1/2 已经丧失量,首日补液是治疗的关键,通常可大体纠正体液失衡使病情好转。第 2 日补液量为生理需要量加上 1/2 已经丧失量(酌情减免)再加上前一日继续丧失量。往后每日补液量为生理需要量加上前一日继续损失量。在补液过程中避免机械地执行计算值,根据治疗反应随时调节输液速度和输液量。

②液体种类。a.生理需要量:一般成人每日给予 5%～10% 葡萄糖溶液 1500mL,生理盐水或 5% 葡萄糖盐水 500～1000mL,10% 氯化钾溶液 20～30mL。总水量为 2000～2500mL。b.已经丧失量:依据缺水类型而定,高渗性缺水,以 5%～10% 葡萄糖溶液为主,待症状好转后,改用 5% 葡萄糖盐水。低渗性缺水,先输入 3%～5% 氯化钠溶液,再输入平衡盐溶液。等渗性缺水,以平衡盐溶液为主。c.继续损失量:遵循"同质原则",按照实际丢失液体的成分补充。如出汗湿一身衬衣裤丢失 1000mL 低渗液体,输 5%～10% 葡萄糖溶液 750mL、生理盐水 250mL;气管切开患者,每日丢失 800～1200mL 水分,以 5% 葡萄糖溶液补充;消化液丢失者,用林格溶液或平衡盐溶液补给,消化液丢失量大或持续时间较久者,结合具体的消化液性质和血清电解质监测加以配置。

③补液方法。a.补液途径:以口服最为安全,尽量口服补液;不能口服或病情较重者静脉补液。b.补液原则:先盐后糖(高渗性缺水例外);先晶后胶,先输入晶体溶液,以改善血液浓缩与微循环,后用胶体恢复血容量;先快后慢,每日第一个 8 小时匀速补充补液总量的 1/2,其余 1/2 在后 16 小时内匀速补完;尿畅补钾,一般尿量在 30mL/h 以上方可补钾;交替补液,同时输注多种液体时,轮流交替补给,以免造成新失衡。c.注意事项:休克者,首先是遵医嘱扩充血容量,休克控制后再纠正电解质、酸碱失衡。心、肺功能障碍者,静脉滴注高渗盐水,或经静脉特殊用药如钾盐、脂肪乳剂及血管活性药物等,要控制滴注速度。成人静脉滴注 10% 葡萄糖溶液不宜过快,一般不超过 250mL/h(即每小时每千克体重不超过 0.5g),大约是 60 滴/min,否则会形成渗透性利尿。

(3)病情观察

①保持输液通畅:避免输液管折叠、受压、堵塞。根据病情及全身情况决定输液速度,按要求控制滴注速度。一般成人补液速度以维持尿量在 50mL/h 左右为宜,相应滴速为 250～400mL/h(60～100 滴/min)。

②记录液体出入量:准确记录 24 小时出入量,为制订输液方案提供依据。

③监测心、肺功能:年老体弱、心功能不良者,在快速、大量输液时,需加强心、肺监测,除观

察心率、脉搏、血压、呼吸外,还要监测中心静脉压,在中心静脉压的监测下,进行输液。

④观察治疗反应:治疗反应包括有效反应和不良反应。后者包括肺水肿、心力衰竭、输液反应。a.输液有效指标:患者由烦躁转为安静,缺水表现减轻或消失,生命体征恢复正常,尿量恢复正常,血、尿液有关检查结果恢复正常。其中尿量是判断缺水是否纠正的最简单、最有效的客观指标。b.肺水肿、心力衰竭:在快速输液时,患者出现心率增快、呼吸急促、口唇发绀、颈静脉怒张、咳粉红色泡沫痰、两肺有湿啰音,是肺水肿、心力衰竭的表现。处理:立即减慢或停止输液,强心,吸氧(将湿化瓶内的液体换为低浓度的乙醇)。c.输液反应:如果出现寒战、高热、恶心等表现,可能为输液反应。立即减慢或停止输液,遵医嘱使用抗过敏性药物或地塞米松,检查所用液体和输液器具有无异常,并对症处理。

(4)心理护理:对患者及家属出现的焦虑、恐惧等各种情绪表示理解,进行有效沟通,缓解患者及家属心理压力,减轻其恐惧、焦虑心理,增强患者战胜疾病的信心。

5.健康教育

出汗较多者,要及时补充含盐饮料。急性胃肠炎频繁呕吐与腹泻者应尽早诊治,及时补充液体,预防体液失衡。

(二)水中毒

水中毒是指机体水的入量超过出量,水潴留在体内,使血浆渗透压下降,循环血量增多。在外科临床上较少见。

1.护理评估

(1)致病因素:肾衰竭,不能排出多余的水分;心功能不全引起 ADH 分泌增多,肾对水的吸收增加;大量摄入不含电解质的液体、静脉补水过多过快。

(2)身体状况:临床上将水中毒分为急性水中毒和慢性水中毒两种。急性水中毒主要表现为脑水肿、肺水肿和心力衰竭,如头痛、烦躁、谵妄、惊厥甚至昏迷,严重时发生脑疝,出现相应症状;咳嗽、气短、咳粉红色的泡沫痰;心率加快,全身水肿,早期血压升高,晚期血压下降。慢性水中毒主要出现体重增加、软弱无力、呕吐、嗜睡等表现。

(3)辅助检查:红细胞计数、血红蛋白含量、血细胞比容、血浆蛋白含量、血浆渗透压均下降,红细胞体积增大,血清钠离子浓度降低($<135mmol/L$)。

2.护理措施

病情较轻者,限制水的摄入。病情严重者严禁水的摄入,遵医嘱静脉滴注 20% 甘露醇 250mL(30min 内滴完),缓解细胞肿胀和低渗状态;限制钠盐摄入,成年人每日补充氯化钠不超过 20g;遵医嘱使用利尿药,通过增加尿量,排出体内多余水分。肺水肿者吸氧。心力衰竭者给予强心、利尿治疗。

二、钾代谢失调

(一)低钾血症

血清钾浓度低于 3.5mmol/L。

1.临床表现

(1)肌无力:首先见于四肢,伴腱反射减弱或消失,发展可累及躯干,影响呼吸及吞咽。

(2)消化道功能障碍:出现腹胀、恶心、呕吐、肠鸣音减弱或消失等肠麻痹症状。

(3)心脏功能异常:心肌兴奋性增强,传导异常,引起心悸、(室性)心律失常、室颤。

(4)代谢性碱中毒:引起细胞外液 H^+ 浓度下降和反常性酸性尿。这两方面的作用使患者发生低钾性碱中毒,可出现头晕、躁动、昏迷、面部及四肢抽动、手足搐搦、口周及手足麻木等碱中毒症状。

2.辅助检查

(1)实验室检查:①血清钾<3.5mmol/L 即可确诊。②血气 pH 值升高,碱剩余(BE)增加,CO_2CP 升高,尿 pH 值呈酸性。③尿钾<20mmol/L 多提示胃肠道失钾,尿钾>20mmol/L 多提示肾脏失钾。

(2)心电图检查:心电图表现为 T 波降低、变宽、双相或倒置,ST 段降低,QT 间隙延长,出现 u 波。

3.治疗原则

(1)补钾:一般尽量口服或经胃肠管饲补充。若胃肠不能利用或急危重者可静脉输液补钾。

(2)静脉补钾:外周静脉输液钾浓度宜≤0.3%,中心静脉输液钾浓度可酌情增加,但即使是严重低钾血症,补充氯化钾溶液的速度亦应≤1.5g/h(20mmol/h)。

(3)长期严重低钾血症:补钾,输液早期宜选用林格液或生理盐水,尽量避免输注葡萄糖及碱性液体,一般血清钾每上升 1mmol/L 需补钾约 200mmol。

(4)必须坚持见尿补钾:注意保持尿量≥30mL/h。

4.护理评估

(1)健康史:评估有无导致 K^+ 代谢紊乱的各类诱因,如长期禁食、肾衰竭、酸碱代谢紊乱等;有无手术、创伤史;有无周期性钾代谢紊乱的发作史、既往史和家族史。

(2)身体状况:评估有无神经-肌肉兴奋性降低、消化道功能障碍、心脏功能异常和代谢性碱中毒等症状。

(3)心理-社会状况:严重低钾血症患者常会伴恶心、呕吐、肌无力症状,甚至会因呼吸肌无力导致呼吸困难,应评估患者是否经常处于恐惧与焦虑中。应了解到患者病情加重时,家属的恐惧、焦虑心理也同时增加。

5.护理诊断

(1)活动无耐力:与低钾血症致肌无力有关。

(2)有受伤害的危险:与软弱无力和意识障碍有关。

6.护理措施

(1)病情观察:监测患者心率、心律、心电图及意识状况。

(2)减少钾丢失:遵医嘱予以镇吐、止泻等治疗,以减少钾继续丢失。

(3)恢复血清钾水平,遵医嘱补钾。其原则是:①尽量口服补钾:遵医嘱予以 10%氯化钾或枸橼酸钾溶液口服。鼓励患者多进食肉类、牛奶、香蕉、橘子汁、番茄汁等含钾丰富的食物。

②见尿补钾：静脉补钾前先了解肾功能，因肾功能不良可影响钾离子排出。每小时尿量大于40mL或每日尿量大于500mL方可补钾。③控制补液中钾浓度：静脉补液中钾浓度不宜超过40mmol/L（相当于氯化钾3g）；禁止静脉直接推注氯化钾，以免血钾突然升高致心脏骤停。④速度勿快：溶液应缓慢滴注，补钾速度不宜超过20mmol/h。⑤总量限制、严密监测：定时监测血钾浓度，及时调整每日补钾总量。一般每日补钾40～80mmol，以每克氯化钾等于13.4mmol钾计算，每日补氯化钾3～6g。此外，因低钾血症常伴碱中毒，而补给的氯化钾中的Cl^-有助于减轻碱中毒。同时，Cl^-缺乏会影响肾的保钾能力，故输入氯化钾还可增强肾的保钾能力。

（4）监测血压：定时监测血压，告知血压偏低或不稳定者在改变体位时动作宜慢，以免因直立性低血压或眩晕而跌倒受伤。

（5）建立安全的活动模式：为了防止患者受伤的危险，应与患者及家属共同制定活动的时间、量及形式，如患者除在床上主动活动外，也可由他人协助在床上作被动运动。根据患者肌张力的改善程度，逐步调整活动内容、时间、形式和幅度，以免长期卧床致失用性肌萎缩。

（6）加强安全防护措施：①移去环境中的危险物品，减少意外受伤的可能。②对定向力差及意识障碍者，建立安全保护措施，如加床栏保护、适当约束及加强监护等，以免发生意外。

（7）心理支持：对清醒的患者作好心理护理。严重低钾血症患者常会伴恶心、呕吐、肌无力症状，甚至会因呼吸肌无力导致呼吸困难，患者常处于恐惧与焦虑中。刚入院的患者往往因对疾病知识的缺乏，床旁的监护设备、抢救物品更加重了其心理压力。尤其初到陌生的环境，对疾病的不了解，更增加了患者的无助与恐惧等。因此，护士要根据患者文化程度的不同和每一位患者的不同心理状态，向患者及其家属作好耐心的解释工作。

7.健康教育

长时间禁食者、长期控制饮食摄入者或近期有呕吐、腹泻、胃肠道引流者，应及时补钾，以防发生低钾血症。

（二）高钾血症

血清钾浓度高于5.5mmol/L。

1.临床表现

（1）神经肌肉症状：血钾轻度升高，仅有四肢乏力、手足感觉异常、肌肉酸痛。当血清钾＞7.0mmol/L时，可出现松弛性瘫痪，先累及躯干，后波及四肢，最后累及呼吸肌，出现呼吸困难。

（2）心血管症状：血钾升高主要使心肌的应激性下降，当血钾＞7.0mmol/L时，可出现心率缓慢、传导阻滞等心律失常。严重时出现心室颤动、心脏骤停，其症状常与肾衰竭同时存在。

2.辅助检查

（1）实验室检查：血清钾＞5.5mmol/L即可确诊。

（2）心电图检查：心电图早期改变为T波高尖，P波下降；当血清钾＞8.0mmol/L时，P波消失，QRS波增宽，QT间期延长，严重时出现房室传导阻滞、心室颤动。但碱中毒常掩盖高钾血症和心电图改变，高镁血症可产生类似高钾血症的心电图改变，判断时要予以注意。

3.治疗原则

（1）病因治疗：寻找和去除引起高血钾的原因，积极治疗原发病。

(2)禁钾:立即停用一切含钾药物和溶液;避免进食含钾量高的食物。

(3)降低血钾。①促进钾进入细胞内:高渗(25%)葡萄糖溶液+胰岛素(3~4g葡萄糖:1U胰岛素);升高血pH值:5% $NaHCO_3$ 溶液150~250mL静脉输注。②清除细胞外液中钾离子:阳离子交换树脂:口服或保留灌肠,40g,3~4次/d,配合20%甘露醇或山梨醇导泻。血液透析或腹膜透析。

(4)紧急对抗心律失常:①10%氯化钙20~30mL加入5%葡萄糖注射液中静脉滴注。②10%葡萄糖酸钙20mL静脉缓推,必要时重复。③紧急状态下氯化钙效果优于葡萄糖酸钙,但应注意静脉滴注,切忌直接静脉推注。

4.护理评估

(1)健康史:评估有无导致 K^+ 代谢紊乱的各类诱因,如长期禁食、肾衰竭、酸碱代谢紊乱等;有无手术、创伤史;有无周期性钾代谢紊乱的发作史、既往史和家族史。

(2)身体状况:评估患者是否有乏力、手足麻木和感觉异常、腱反射消失症状,严重时呼吸困难和软瘫。此症状可使微循环血管收缩,导致皮肤苍白、湿冷、血压改变(早期升高、晚期下降)。高钾血症抑制心肌,可造成心搏缓慢和心律失常,严重者可致心脏骤停。

(3)心理-社会状况:由于疾病长期的折磨,多数患者情绪低沉,压抑感较重。评估患者和家属是否因对疾病缺乏相关认识,有沮丧的情绪。

5.护理诊断

(1)活动无耐力:与高钾血症导致的肌肉无力、软瘫有关。

(2)潜在并发症:心律失常、心脏骤停。

6.护理措施

(1)恢复血清钾水平:①指导患者停用含钾药物,避免进食含钾量高的食物。②遵医嘱用药以对抗心律失常及降低血钾水平。③透析患者做好透析护理。

(2)并发症的预防和急救:①在加强对患者生命体征观察的同时,严密监测患者的血钾、心率、心律、心电图。②一旦发生心律失常应立即通知医师,积极协助治疗;若出现心脏骤停,立即行心脑肺复苏。

7.健康教育

告知肾功能减退及长期使用保钾利尿剂的患者,应限制含钾食物和药物的摄入,并定期复诊,监测血钾浓度,以防发生高钾血症。

三、酸碱平衡失调

体液适宜的酸碱度是维持组织、细胞正常功能的重要保证。pH、HCO_3^- 浓度及 $PaCO_2$(二氧化碳分压)是反映机体酸碱平衡的三个基本因素。其中,pH(正常值为7.35~7.45)反映的是机体的总酸碱度,其变化受代谢性、呼吸性因素的影响;HCO_3^- 反映代谢性因素,HCO_3^- 的原发性减少或增加,可引起代谢性酸中毒或代谢性碱中毒;$PaCO_2$ 反映呼吸性因素,$PaCO_2$ 原发性增加或减少,可引起呼吸性酸中毒或呼吸性碱中毒。

(一)代谢性酸中毒

代谢性酸中毒是临床最常见的一种酸碱平衡失调,因体内酸性物质积聚或产生过多,或

HCO_3^- 丢失过多所致。

1.病因

(1)酸性物质产生或摄入过多:如心搏骤停、抽搐、各种类型的休克等引起的缺氧,致乳酸增加,发生乳酸性酸中毒;糖尿病、长期不能进食等情况下,体内脂肪分解过多,形成大量酮体,引起酮症酸中毒;进食过多酸性食物或输入大量酸性药物。

(2)H^+ 排出减少:如严重肾功能不全的患者,体内固定酸不能由尿排出;远曲肾小管性酸中毒是集合管泌 H^+ 功能降低,H^+ 在体内蓄积,引起血中 HCO_3^- 浓度进行性下降,导致代谢性酸中毒。

(3)碱性物质丢失过多:如严重腹泻、肠瘘或肠道引流、胆瘘、胰瘘等使大量碱性消化液大量丢失。

(4)高钾血症:细胞外 K^+ 与细胞内 H^+ 交换,引起细胞外 H^+ 增加。

2.病理生理

代谢性酸中毒时体内 HCO_3^- 减少,H_2CO_3 相对增加,人体通过肺和肾的调节,使之重新达到平衡。体内 H^+ 浓度升高刺激呼吸中枢产生代偿反应,表现为呼吸加深加快,以加速 CO_2 排出、降低动脉血 $PaCO_2$ 使 HCO_3^-/H_2CO_3 的比值接近或维持于 20:1,从而维持血液 pH 于正常范围。同时,肾小管上皮细胞中的碳酸酐酶和谷氨酰胺酶活性增加,促进 H^+ 和 NH_3 的生成,二者形成 NH_4^+ 后致 H^+ 排出增多。此外,$NaHCO_3$ 重吸收亦增加,但该代偿能力有限。

3.临床表现

(1)症状:轻度患者可无症状,易被原发病症状所掩盖。重症患者由于 H^+ 增高使脑细胞代谢障碍,致患者头痛、头晕、疲乏、嗜睡,甚至昏迷等中枢神经系统症状。

(2)体征:①呼吸加深加快:最为突出的表现,呼吸频率可高达 50 次/min,呼出气体有酮味。②循环系统表现:由于代谢性酸中毒致血钾升高,可使心肌收缩力降低和周围血管对儿茶酚胺的敏感性降低,导致患者出现室性心律失常、血压偏低,甚至休克。③颜面潮红:因 H^+ 增高,刺激毛细血管扩张,可致患者面部潮红。

4.辅助检查

(1)血气分析:血液 pH<7.35、血浆 HCO_3^- 明显降低、$PaCO_2$ 正常。

(2)其他:可伴有血清钾升高、尿液检查呈酸性。

5.治疗要点

(1)由于机体具有代偿机制,轻度的酸中毒患者常可自行纠正,只需消除病因和辅以补液纠正脱水。

(2)病情严重者需立即输液和用碱剂治疗:常用碱性溶液为 5% 碳酸氢钠溶液,一般将应输给量的一半在 2~4 小时内输入,以后再决定是否继续输给剩余量的全部或一部分。

(3)在使用碱性药物纠正酸中毒后,血中钙离子浓度降低,可出现手足抽搐,应经静脉给予 10% 葡萄糖酸钙溶液治疗;纠正酸中毒的同时因大量 K^+ 转移到细胞内,可引起低钾血症,故应注意补充钾。

(二)代谢性碱中毒

代谢性碱中毒是由于代谢原因使血浆中 HCO_3^- 原发性增多导致的 pH 升高。

1.病因

(1)H$^+$丢失过多:如剧烈呕吐、长期胃肠减压、幽门梗阻等,使胃酸大量丢失,引起碱中毒;应用呋塞米和依他尼酸等利尿剂,可导致 H$^+$ 和 Cl$^-$ 经肾大量丢失,而 HCO$_3^-$ 再吸收增多,发生低氯性碱中毒。

(2)碱性物质摄入过多:长期服用碱性药物,大量输入库存血,后者所含抗凝剂可转化为 HCO$_3^-$。

(3)低钾血症:细胞内 K$^+$ 与细胞外 H$^+$ 交换,引起细胞外 H$^+$ 减少。

2.病理生理

血浆 H$^+$ 浓度下降致呼吸中枢受抑制,呼吸变浅变慢,使 CO$_2$ 排出减少、PaCO$_2$ 升高,使 HCO$_3^-$/H$_2$CO$_3$ 的比值接近 20:1,从而维持血液 pH 于正常范围。同时,肾小管上皮细胞中的碳酸酐酶和谷氨酰胺酶活性降低,一方面使 H$^+$ 排泌和 NH$_3$ 的生成减少,另一方面 HCO$_3^-$ 的重吸收亦减少,从而使血浆 HCO$_3^-$ 减少。代谢性碱中毒时,由于氧合血红蛋白解离曲线左移,而致组织缺氧。

3.临床表现

(1)轻者常无明显表现,碱中毒呼吸中枢受抑制,患者呼吸变浅变慢。

(2)中枢神经系统异常,表现为烦躁不安、精神错乱、谵妄,严重时可因脑和其他器官的代谢障碍导致昏迷。

(3)代谢性碱中毒引起低钾血症及钙离子游离度降低导致肌张力增强、腱反射亢进、手足抽搐等。

4.辅助检查

(1)血气分析:血液 pH>7.45、血浆 HCO$_3^-$ 明显增高、PaCO$_2$ 正常。

(2)其他:可伴有血清钾和氯的降低。

5.治疗要点

轻、中度者一般不需要特殊处理,以治疗原发疾病为主,恢复血容量,纠正 Ca^{2+}、K$^+$ 不足。严重代谢性碱中毒(pH 为 7.65,血浆 HCO$_3^-$ 浓度为 45~50mmol/L)可应用稀释的盐酸,以尽快排除过多的 HCO$_3^-$。

(三)呼吸性酸中毒

呼吸性酸中毒是由于肺泡通气及换气功能减弱,不能充分排出体内的 CO$_2$,使血浆中 H$_2$CO$_3$ 原发性增高导致的 pH 降低。

1.病因

凡能引起肺泡通气不足的疾病均可引起体内 CO$_2$ 蓄积,使血浆 H$_2$CO$_3$ 升高导致呼吸性酸中毒。

(1)全身麻醉过深、呼吸机使用不当、镇静剂过量、高位脊髓损伤、喉头痉挛和水肿、溺水、气管异物、支气管痉挛、胸部创伤等。

(2)肺部疾病:如肺不张及肺炎、肺水肿、急性呼吸窘迫综合征等。

2.病理生理

呼吸性酸中毒时,人体主要通过血液中的缓冲系统进行调节,即血液中 H$_2$CO$_3$ 与 Na$_2$HPO$_4$

结合,形成 $NaHCO_3$ 和 NaH_2PO_4,后者从尿中排出,使 H_2CO_3 减少、HCO_3^- 增多;其次,肾脏也发挥有效的代偿作用。该两种代偿机制使血液 HCO_3^-/H_2CO_3 的比值接近 20:1,保持血液 pH 于正常范围。

3.临床表现

临床患者最突出的表现为胸闷、呼吸困难和气促等,因缺氧患者可出现发绀和头痛。CO_2 潴留可使脑血管扩张,患者躁动不安,持续性头痛;随着酸中毒的加重,可伴有血压下降、谵妄、昏迷等。

4.辅助检查

血液 pH 降低、$PaCO_2$ 增高、血浆 HCO_3^- 正常。

5.治疗要点

应积极治疗原发疾病和改善通气功能,必要时行气管插管或气管切开术,使用呼吸机,高浓度吸氧(由于高浓度氧的吸入可减弱呼吸中枢对缺氧的敏感性,使呼吸更受抑制,因此,一般将吸入的氧浓度调节在 0.6~0.7 之间,既可供给足够的氧气,且较长时间吸入不会发生氧中毒)。

(四)呼吸性碱中毒

呼吸性碱中毒是由于肺泡通气过度、体内 CO_2 排出过多,使血浆中 H_2CO_3 原发性下降导致的 pH 升高。

1.病因

凡能引起过度通气的因素均可导致呼吸性碱中毒,如低氧血症、癔症、创伤、高热、感染、甲状腺功能亢进症等;呼吸机使用不当:通气量过大。因呼吸过快过深,肺通气过度,使 CO_2 排出过多,致 $PaCO_2$ 明显降低,引起低碳酸血症。

2.病理生理

$PaCO_2$ 降低可抑制呼吸中枢,使呼吸变浅变慢、CO_2 排出减少,致使血中 H_2CO_3 代偿性增高。但该代偿过程需较长时间,可致机体缺氧。肾的代偿作用表现为肾小管上皮细胞排泌 H^+ 和 $NaHCO_3$ 重吸收均减少。随着血 HCO_3^- 的代偿性降低,HCO_3^-/H_2CO_3 的比值接近 20:1,保持血液 pH 于正常范围。

3.临床表现

多数患者主要表现为换气过度和呼吸急促。较重者以神经-肌肉兴奋性增强为其特征,表现为眩晕、手足麻木、针刺感、肌肉震颤、手足抽搐、心率加快。

4.辅助检查

血液 pH 增高、$PaCO_2$ 和血浆 HCO_3^- 下降。

5.治疗要点

积极治疗原发病,降低患者的通气过度;为了减少 CO_2 呼出和丧失,用纸袋罩住口鼻,以增加呼吸道无效腔,提高血液 $PaCO_2$,达到对症治疗的作用;手足抽搐者,缓慢静脉注射 10% 葡萄糖酸钙溶液 10mL,纠正 Ca^{2+} 不足。若是呼吸机使用不当造成的通气过度,应调整呼吸频率及潮气量。

6.护理评估

(1)健康史:评估患者有无导致酸碱失调的基础疾病,如严重呕吐、腹泻、肠瘘、高热、严重感染、长期胃肠减压、急性肺水肿及过度通气等;有无过量应用利尿剂和酸性或碱性药物等;有无手术史或既往发作史;有无钾代谢紊乱。

(2)身体状况:评估患者有无呼吸节律和频率异常,呼气是否带有烂苹果味;有无心率和心律异常,有无皮肤、黏膜发绀;有无头痛、头昏、嗜睡、意识不清或昏迷等;有无手足抽搐、麻木、疼痛和腱反射亢进等;有无同时伴有缺水所致体液不足的各项全身症状和代偿表现等。

(3)辅助检查:评估动脉血气分析、血液 pH、血清钾浓度、$PaCO_2$ 和血浆 HCO_3^- 检查结果有助于病情的判断。

(4)心理-社会支持状况:酸碱代谢失调患者往往因起病急,同时伴随严重的基础疾病,感到焦虑与恐惧。因此,护士应对患者及家属对疾病的认知程度、心理反应和承受能力进行准确评估,以便采取针对性的护理措施。

7.常见护理诊断/问题

(1)低效性呼吸形态:与呼吸不规则或呼吸困难,高热、颅脑疾病、呼吸道梗阻有关。

(2)意识障碍:与缺氧、酸中毒、碱中毒抑制脑组织的代谢活动有关。

(3)潜在并发症:休克、高钾血症和低钾血症。

8.护理措施

(1)维持正常的气体交换形态:①消除或控制导致酸碱代谢失调的危险因素。②持续监测患者的呼吸频率、节律、深度、气味及评估呼吸困难的程度,以便及早发现并及时处理。③协助患者取适当体位,如取半坐卧位,有利于呼吸。④鼓励患者深呼吸、有效咳嗽排痰,改善换气;遵医嘱应用抗生素,防治感染;对于气道分泌物多者,给予雾化吸入,稀释痰液以利于排痰,必要时给予吸痰。⑤必要时可给予气管插管或气管切开术,并使用呼吸机进行机械通气支持治疗,注意护理配合,做好呼吸机治疗患者的呼吸道管理,预防呼吸机相关性肺炎的发生。

(2)改善和促进患者意识的恢复:注意观察病情的动态变化,同时检测患者血气分析结果及血清电解质水平改变的同时,还应定期评估患者的认知力和定向力,若出现异常及时通知医师,并遵医嘱完成各项治疗。

(3)加强观察并及时预防并发症:在纠正酸碱失衡时,应加强对患者生命体征、血电解质和血气分析指标动态变化趋势的监测。及时发现相应的并发症:①应用碳酸氢钠纠正酸中毒时,若过量可致代谢性碱中毒,表现为呼吸浅、慢、脉搏不规则及手足抽搐。②长期提供患者吸入高浓度氧纠正呼吸性酸中毒时,可出现呼吸性碱中毒,表现为呼吸深、快、肌肉抽搐、头晕、意识改变及腱反射亢进等神经、肌应激性增强。③慢性阻塞性肺疾病伴长期 CO_2 滞留患者可伴发 CO_2 麻痹,表现为呼吸困难、头痛、头晕,甚至昏迷。④代谢性酸中毒未及时纠正会导致高钾血症的发生,表现为意识淡漠、感觉异常、乏力、四肢软瘫等,严重者可出现心搏骤停。一旦发现上述并发症时,应及时通知医师,并配合对症治疗和护理。

(4)配合医疗方案,积极治疗原发病:在纠正酸碱失衡的时候,还应遵医嘱积极消除或控制原发疾病,如高热、呕吐和腹泻等,以免并发脱水,甚至休克的发生。

(5)心理护理:应加强对患者和家属的心理支持和疏导,最大限度地减轻其思想负担,减少患者不适感,以加强患者对治疗和护理的信心。

(6)健康指导:①向患者和家属宣传与酸碱失调有关的因素和原发疾病的知识。②定期监测患者治疗期间的血电解质浓度和血气分析结果。③与患者及其家属交流出院后健康恢复的有关知识。

9.护理评价

(1)患者呼吸道是否恢复通畅,是否恢复正常的气体交换形态。

(2)患者意识、定向力和认知力是否恢复正常。

(3)患者有无严重并发症的发生或发生并发症后能否得到及时的治疗和护理。

10.健康教育

(1)高度重视易导致酸碱代谢平衡失调的原发疾病和诱因的治疗。

(2)发生呕吐、腹泻、高热者应及时就诊。

第二节　外科休克患者的护理

一、低血容量性休克

(一)病因

低血容量性休克大多是由于大出血及大量体液丢失所致。例如,大血管破裂、肝脾破裂、异位妊娠破裂出血、食管胃底静脉曲张破裂大出血等引起的休克,称为失血性休克;如由于大面积烧伤、严重腹泻、严重呕吐等引起的体液大量丢失而致的休克,称为失液性休克,创伤性休克也暂列此类。

(二)病理生理

各类休克的共同病理生理改变包括有效循环血量锐减和组织灌注不足,以及由此引起的微循环障碍、代谢紊乱和内脏器官功能障碍等。微循环变化分为 3 期。

1.微循环收缩期

休克早期(休克代偿期)由于有效循环血量锐减,血压下降,机体通过一系列代偿机制调节发生的病理变化,使心率加快,并选择性地使外周和内脏小血管收缩,其毛细血管前括约肌收缩,动静脉间短路开放,增加了回心血量,以保证重要器官的供血。微循环处于"少进多出"的低灌注状态。

2.微循环扩张期

若休克继续发展,组织灌注更为不足,细胞无氧代谢,大量酸性产物蓄积,同时释放舒张血管的介质。这些物质使毛细血管前括约肌舒张,而后括约肌敏感性低,处于相对收缩状态。血液滞留在毛细血管内,同时由于毛细血管静水压升高及通透性增强,使回心血量进一步减少,血压下降,心、脑重要脏器灌注不足。微循环处于"多进少出"的再灌注状态,休克加重而进入抑制期。

3.微循环衰竭期

停滞在毛细血管内的血液浓缩、黏滞度增加,处于酸性环境时呈高凝状态,红细胞与血小板容易发生凝集形成微血栓,可引起弥散性血管内凝血(DIC);同时各种凝血因子的大量消耗,使纤维蛋白溶解系统被激活,酸性代谢产物和内毒素的作用,导致细胞因严重缺氧和能量缺乏而坏死,引起广泛的组织损害甚至多器官功能受损。微循环处于"不进不出"的停滞状态,此期又称为休克失代偿期。

(三)护理评估

1.健康史

评估引起休克的原因,如有无大量失血、失液、严重烧伤、损伤等;了解休克发生的时间及诊疗经过,了解患者既往史和家族史等。

2.身体状况

(1)休克早期:表现为精神紧张、兴奋或烦躁不安;面色苍白、四肢湿冷;呼吸急促;脉率增快;收缩压稍高或正常,舒张压升高,脉压减小;尿量正常或减少。若此期处理及时,休克可纠正。

(2)休克期:表现为表情淡漠、反应迟钝;口唇肢端发绀、四肢冰冷;呼吸急促;脉搏细速;血压进行性下降;尿量减少;表浅静脉萎陷;患者出现代谢性酸中毒。此期若能及时正确处理,休克有逆转的可能。

(3)休克晚期:出现意识模糊或昏迷;皮肤黏膜出现瘀点、瘀斑、四肢厥冷;呼吸不规则;脉搏微弱;血压测不出;少尿或无尿。并发 DIC 者,可出现出血倾向、内脏出血。此期患者常继发多器官多系统衰竭(MODS 或 MODF)而导致死亡。

3.心理-社会状况

休克患者起病急、病情危重,并发症较多,加之监护仪器多,易使患者及家属产生焦虑、恐惧心理。评估患者及家属的情绪反应、心理承受能力、对疾病治疗和预后的认知程度等。

4.辅助检查

(1)血、尿常规检查:红细胞计数、血红蛋白值和血细胞比容测定,可了解血液稀释或浓缩程度;白细胞计数增多和中性粒细胞比例增高提示有感染的存在;尿比重增高常提示血容量不足。

(2)动脉血气分析:了解呼吸功能和酸碱平衡情况。休克患者可出现体内二氧化碳积聚使 $PaCO_2$ 升高;因组织细胞缺氧,血 pH 和 PaO_2 降低。

(3)中心静脉压(CVP):代表右心房或胸腔内上、下腔静脉的压力。CVP 正常值为 0.49~0.98kPa(5~10cmH$_2$O)。如中心静脉压小于 5cmH$_2$O,提示血容量不足;如大于 15cmH$_2$O 而血压低时,提示心功能不全。

(4)凝血功能检查:血小板计数、凝血酶原时间、纤维蛋白原等测定,有助于对 DIC 的诊断。

(5)其他检查:如电解质、肝肾功能检查,可了解患者体液的丢失类型,以及肝、肾等器官的功能状况;肺毛细血管楔压反映肺静脉、左心房的功能状态。

5.治疗要点

治疗休克的关键是尽早去除病因,迅速恢复有效循环血量,纠正微循环障碍,增强心肌功能,恢复人体正常代谢。

（1）现场急救：根据急救原则优先处理危及生命的伤处，如创伤制动、大出血止血；保持呼吸道通畅，呼吸困难严重者，可做气管插管或气管切开；采取休克体位以增加回心血量及减轻呼吸困难。

（2）补充血容量：是纠正休克的最基本、最有效的措施。一般先快速输入扩容作用迅速的晶体液（首选平衡盐），再输入扩容作用持久的胶体液。根据监测指标估算输液量及判断补液效果。

（3）积极处理原发病：外科疾病引起的休克，如失血性休克在恢复有效循环血量后，需手术治疗原发病。严重情况下，在抗休克的同时进行手术治疗。

（4）纠正酸碱平衡失调：休克早期轻度酸中毒者补足血容量后无须再应用碱性药物。但严重酸中毒需应用碱性药物纠正，常用的碱性药物为5％碳酸氢钠溶液100～200mL，以后根据动脉血气分析结果，决定是否继续使用。

（5）应用血管活性药物

①血管收缩药：去甲肾上腺素、多巴胺、间羟胺等。可暂时升高血压，但可使组织缺氧更加严重，应慎重选用。避免血管收缩药漏到皮下造成组织坏死。

②血管扩张药 a. α受体阻断药，如酚妥拉明。b.抗胆碱药，如阿托品。可以解除小动脉痉挛，关闭动静脉短路，改善微循环。血管扩张药只有在血容量补足的基础上才能使用，否则会导致血压急剧下降。

③强心药：休克发展到一定程度后会伴有不同程度的心肌损害，应用强心药毛花苷C，增强心肌收缩力，减慢心率。

（6）治疗 DIC：DIC 阶段改善微循环需应用肝素抗凝治疗；DIC 晚期纤维蛋白溶解系统亢进，可使用抗纤维蛋白溶解药，如氨甲苯酸、氨基己酸等。

（7）皮质激素的应用：用于调节休克患者的应激反应，严重休克者可适当延长应用时间。

（四）护理问题

（1）体液不足：与大量失血、失液有关。

（2）气体交换受损：与有效循环血量减少、缺氧和呼吸改变有关。

（3）体温异常：与组织灌注不足、感染有关。

（4）潜在并发症：感染、压疮、MODS 等。

（五）护理措施

1.生活护理

（1）维持有效的气体交换：经鼻导管吸氧以提高血氧浓度；严重呼吸困难者，协助医生进行气管插管或气管切开，给予呼吸机辅助呼吸；对意识不清或昏迷的患者，应将头偏向一侧，避免误吸；及时清理呼吸道异物，保持呼吸道通畅。

（2）体位：患者取中凹位，即头和躯干抬高 20°～30°，下肢抬高 15°～20°，可增加回心血量及改善呼吸。

（3）维持正常体温：患者体温下降时，应给予保暖，可提高室温，加盖棉被、毛毯等，切忌应用热水袋、电热毯等体表加温的方法，避免增加局部组织耗氧量而加重缺氧；及时更换被汗液浸湿的衣、被等,做好皮肤护理;对高热患者给予物理降温,必要时遵医嘱使用药物降温。

(4)预防意外损伤:对于烦躁或意识不清的患者,应加床旁护栏或约束带,避免患者坠床。

2.病情观察

(1)生命体征:每15～30min监测一次,病情平稳后改为每1～2小时监测一次。①低血容量性休克患者体温大多偏低。如体温骤升或骤降常提示病情重。②注意呼吸频率及节律。呼吸急促、变浅、不规则,呼吸增至30次/min以上或降至8次/min以下均表示病情危重。③脉率变化出现在血压变化之前,结合血压可反映休克程度。④血压可反映有效循环血量和心排血量,休克时收缩压常低于90mmHg,脉压小于20mmHg。

(2)皮肤色泽及温度:反映体表灌注情况。若患者唇舌黏膜及皮肤由苍白、发绀,四肢由湿冷转为肢体皮肤干燥、红润、四肢温暖,则提示休克好转。

(3)意识:反映脑组织灌注情况。若患者由表情淡漠转为对答自如,则提示病情好转。若表情淡漠转为嗜睡或昏迷,则说明病情加重。

(4)尿量:是监测肾血液灌注最简便可靠的指标。当尿量大于30mL/h时,表明休克有改善。

(5)CVP:反映相对血容量和右心功能。

3.补充血容量是休克治疗最基本、首要的措施

(1)建立静脉通路:迅速建立2条以上静脉输液通道,及时快速补充血容量。如外周静脉穿刺困难时,应立即行中心静脉插管,可同时监测CVP。

(2)合理补液:根据患者心、肺功能,血容量、血压及CVP值检测情况及时调整输液量和输液速度(表2-4)。

表 2-4　中心静脉压、血压与补液的关系

中心静脉压	血压	原因	处理原则
低	低	血容量严重不足	充分补液
低	正常	血容量不足	适当补液
高	低	心功能不全或血容量相对过多	给强心药,纠正酸中毒,舒张血管
高	正常	容量血管过度收缩	舒张血管
正常	低	心功能不全或血容量不足	补液试验*

*补液试验:取等渗盐水250mL,于5～10min内经静脉滴入,若血压升高而中心静脉压不变,提示血容量不足;如血压不变而中心静脉压升高0.29～0.49kPa(3～5cmH_2O),则提示心功能不全。

(3)记录出入量:准确记录输入液体的种类、数量、时间、速度等,并详细记录24小时出入量以作为后续治疗的依据。

4.应用血管活性药物

目的是改善微循环,维持心、脑、肺、肾等重要器官的血供。必须在扩容和纠正酸中毒的基础上使用。应用血管活性药时应注意:

①从低浓度、慢速度开始,遵医嘱严格控制药物浓度和速度。

②严防药液外渗造成组织坏死,若出现液体外渗,应立即更换注射部位,并用0.25%普鲁

卡因封闭穿刺部位解除血管痉挛。

③血压平稳后，应逐渐降低药物浓度、减慢速度后撤除。

5.防治感染

休克患者免疫功能下降，抵抗力下降，容易继发感染，应注意预防。进行各项护理操作时严格按照无菌技术原则，防止感染。加强呼吸道护理，避免肺部感染的发生。加强导尿管的护理，避免泌尿道感染。遵医嘱合理、正确应用有效抗生素。

6.维护重要器官功能

如患者出现急性呼吸窘迫综合征，应协助医生行气管切开和气管插管，预防肺功能障碍；对于心力衰竭的患者，遵医嘱给予增强心肌收缩力的药物；对于尿少的患者，应扩张肾血管，改善肾灌流，使用利尿药，避免应用肾毒性的药物，预防肾衰竭。

7.心理护理

注意及时了解患者及家属的情绪变化和担忧的原因，做好心理疏导、稳定其情绪。休克早期应理解患者烦躁不安的心情，适当向患者或家属说明病情变化及有关治疗方法，消除或减轻其焦虑、恐惧心理，使他们能够很好地配合治疗与护理。

（六）健康教育

（1）加强自我保护，避免损伤。做好外伤的现场处理，如及时止血、镇痛、保暖等；有肝脾破裂者，应尽早手术止血。

（2）嘱患者治疗后多卧床休息；教会家属收集和观察尿量，及时监测休克晚期是否发生肾衰竭；指导患者选择高蛋白、高维生素、高热量、易消化食物，以满足机体需要，利于康复。

二、感染性休克

感染性休克主要是由于细菌及毒素作用引起，常见于严重胆道感染、急性化脓性腹膜炎、泌尿系统感染等。其主要致病菌是革兰氏阴性菌。根据血流动力学的改变可分为低动力型（低排高阻型）和高动力型（高排低阻型）。

（一）临床表现

除原发疾病的临床表现外，多数患者有交感神经兴奋症状：意识尚清、烦躁、焦虑、神情紧张，面色和皮肤苍白，口唇和甲床轻度发绀，肢端湿冷；可有恶心、呕吐；心率加快，呼吸深而快，血压尚正常或偏低、脉压小；尿量减少。

随着休克发展，患者出现意识不清甚至昏迷、呼吸浅促、心音低钝、脉搏细数、表浅静脉萎陷；血压下降，收缩压降低至 10.6kPa（80mmHg）以下；原有高血压者，血压较基础水平降低20%～30%，脉压小；皮肤发花；尿量更少，甚至无尿。

休克晚期可出现 DIC 和 MODS。

（二）辅助检查

1.血常规检查

白细胞计数大多增高，为 $15 \times 10^9/L \sim 30 \times 10^9/L$，中性粒细胞增多，伴核左移现象。血细胞比容和血红蛋白增高为血液浓缩的标志。并发 DIC 时,血小板进行性减少。

2.病原学检查

(1)抗菌药物治疗前,常规进行血(其他体液、渗出物)和脓液培养(包括厌氧菌和真菌);分离得致病菌后,做药敏试验。

(2)鲎溶解物试验(LLT)有助于内毒素的检测。

(3)其他:血乳酸含量测定,有助于微循环障碍和预后情况的判定。其他同于一般休克检查。

3.影像学检查

有助于发现原发病灶和腔隙感染。

(三)治疗原则

1.控制感染

(1)早期应用广谱抗生素,而后根据细菌培养和药敏结果进行调整。

(2)及早处理原发感染病灶,彻底清除病变坏死的组织,充分引流。

(3)必要时可以应用免疫制剂以帮助恢复和维持免疫功能。

2.扩充血容量

(1)以输入平衡盐溶液为主,配合以适量的胶体液、血浆或全血。

(2)根据病因和休克程度决定扩容总量。

(3)应根据具体情况及血压、中心静脉压和尿量等监测结果调整失液的量和速度。

3.应用血管活性药物

在补足血容量、纠正酸中毒的基础上,通常需要使用一种或多种短效的拟肾上腺类药物如去甲肾上腺素、多巴胺和多巴酚丁胺等。经研究表明,去甲肾上腺素联合多巴酚丁胺在改善全身氧输送的同时还能纠正组织缺氧,对于感染性休克的疗效较佳。山莨菪碱或东莨菪碱、阿托品等对感染性休克的微循环改善更为安全有效。山莨菪碱,$0.01\sim0.03$mg/kg,每 $10\sim30$min 静脉注射一次直至病情好转,一般 $6\sim8$ 次。多巴胺或多巴酚丁胺 $20\sim40$mg 加入输液 250mL 中静脉滴注,能增加心排血量及降低外周阻力。若心功能有损害者可用毛花苷 C 治疗。

4.纠正代谢性酸中毒

感染性休克中,代谢性酸中毒发生早而重,可在补充血容量的同时,从另一途径输注 5% 碳酸氢钠溶液 200mL,以后再根据血气分析结果补充。

5.肾上腺皮质激素的应用

临床上多主张糖皮质激素大剂量短期使用,如地塞米松 $1\sim3$mg/kg,加入 5% 葡萄糖溶液中静脉滴注,一次滴完。一般只用 $1\sim2$ 次。

(四)护理评估

1.健康史

了解引起休克的各种原因,如有无腹痛和发热;有无因严重烧伤、损伤或感染引起的大量失血和失液;患者受伤或发病后的救治情况。

2.身体状况

(1)意识和表情:意识是反映休克的敏感指标。若患者呈兴奋、烦躁不安,或表情淡漠、意识模糊、反应迟钝,甚至昏迷,常提示存在不同程度的休克。

(2)生命体征

①血压:是最常用的监测指标,收缩压<90mmHg、脉压<20mmHg,提示休克。

②脉搏:休克早期脉率增快,且出现在血压下降之前,因而是休克的早期诊断指标;休克加重时脉细弱。临床常根据脉率/收缩压(mmHg)计算休克指数;正常值约为 0.58;≥1.0 提示休克;>2.0 提示严重休克,估计失血量>50%。

③呼吸:呼吸急促、变浅、不规则,提示病情恶化;呼吸增至 30 次/min 以上或 8 次/min 以下,提示病情危重。

④体温:多数休克患者体温偏低,但感染性休克患者可有高热。若体温突升至 40℃ 以上或骤降至 36℃ 以下,提示病情危重。

(3)外周循环状况:皮肤和口唇黏膜苍白、发绀、呈花斑状,四肢湿冷,提示休克。但感染性休克患者可表现为皮肤干燥潮红、手足温暖。

(4)尿量:可反映肾灌流情况,也是反映组织灌流情况最佳的定量指标。尿少通常是休克早期的表现;若患者尿量<25mL/h、尿比重增加,提示肾血管收缩或血容量不足;若血压正常而尿少、比重低,提示急性肾衰竭。

(5)局部状况:了解患者有无骨骼、肌肉和皮肤、软组织损伤;有无局部出血及出血量;腹部损伤者有无腹膜刺激征和移动性浊音;后穹隆穿刺有无不凝血液。

3.心理-社会状况

了解患者及家属有无紧张、焦虑或恐惧、心理承受能力及对治疗和预后的认识程度,了解引起其不良情绪反应的原因。

(五)护理诊断

(1)体液不足:与大量失血、失液有关。

(2)气体交换受损:与微循环障碍、缺氧和呼吸形态改变有关。

(3)体温异常:与感染、组织灌注不良有关。

(4)有感染的危险:与免疫力降低、侵入性治疗有关。

(5)有受伤害的危险:与微循环障碍、烦躁不安、意识不清等有关。

(六)护理措施

1.标本采集

已知局部感染灶者,采集局部分泌物或采用穿刺抽脓等方法进行细菌培养;全身脓毒血症者,在患者寒战、高热发作时采集血培养标本,以提高检出率。

2.给氧

氧疗是感染性休克患者的重要措施,可减轻酸中毒,改善组织缺氧。应注意监测患者的血氧饱和度、末梢血液循环情况等,维持血氧饱和度≥92%。

第三节　麻醉患者的护理

一、概述

(一)麻醉学的工作范畴和内容

麻醉一开始主要的任务是解决患者在手术中的疼痛问题,随着医学的发展,现代麻醉解决问题的范围有所扩大,还涉及重症监护、急救复苏及慢性疼痛的治疗;故麻醉可以分为狭义麻醉和广义麻醉。狭义麻醉又称为临床麻醉,主要是解决患者在手术中的疼痛问题。而广义麻醉则囊括临床麻醉、疼痛治疗、急救复苏和重症监测治疗等多亚科的临床二级学科。工作范围从单纯的手术室扩展到病房、门诊、急诊等场所。

临床麻醉是麻醉医师最主要的日常工作。具体工作内容包括:

①麻醉前工作:对病情进行评估,制订最适宜的麻醉方案,预计麻醉手术过程中可能发生的问题,做好相关应对准备。

②麻醉期间工作:实施麻醉,使患者在无痛、安静、无记忆、无不良反应的情况下完成手术;为手术创造良好条件,尽可能满足某些手术的特殊要求(如肌松弛、低温、低血压等);做好手术麻醉过程的监测和记录;根据麻醉过程的变化,做出有效处理。

③麻醉后工作:将患者送回病房(或麻醉复苏室),做好交接班;做好麻醉后随访和记录。

(二)临床麻醉的分类

根据麻醉作用部位和所用药物的不同,临床麻醉分类如下:

1.全身麻醉

简称全麻,指麻醉药经呼吸道吸入或静脉注射、肌内注射,产生中枢神经系统抑制,使患者意识暂时消失而全身不感到疼痛。它包括吸入麻醉和静脉麻醉。

2.局部麻醉

简称局麻,指将局麻药应用于身体局部,使身体某一部位的感觉神经传导功能暂时阻断,运动神经传导保持完好或有不同程度被阻滞,患者局部无痛而意识清醒。它包括表面麻醉、局部浸润麻醉、区域阻滞麻醉、神经及神经丛阻滞麻醉。

3.椎管内麻醉

椎管内麻醉是将局部麻醉药物注入椎管内的某一腔隙,使部分脊神经的传导功能发生可逆性阻滞的麻醉方法。它包括蛛网膜下隙阻滞、硬脊膜外阻滞,其中硬脊膜外阻滞包括骶管阻滞。

4.复合麻醉

复合麻醉是合并或配合使用不同药物或(和)方法施行麻醉的方法。它包括静吸复合麻醉、全麻与非全麻复合麻醉等。

5.基础麻醉

基础麻醉是麻醉前使患者进入类似睡眠状态,以利于其后麻醉处理的方法。

二、麻醉前

任何麻醉都可能给患者带来不同程度的损害和风险。为了保障患者在麻醉期间的安全,增强患者对手术和麻醉的耐受性,避免麻醉意外,减少麻醉后并发症,必须做好麻醉前病情评估和准备工作。

(一)麻醉前病情评估

麻醉医师一般在麻醉前1~3日访视患者,了解患者的病情,解答患者对麻醉的疑问,使患者对麻醉过程有较全面的了解,消除其对麻醉和手术的恐惧心理。根据患者的诊断、病史记录及与麻醉有关的检查结果分析具体病情特点;同时与手术医师沟通,了解手术的范围、危险性、大约出血量、是否需要特殊的麻醉处理等,以制订最佳麻醉方案。

目前临床常用美国麻醉医师协会(ASA)的病情分级方法判断患者对手术和麻醉的耐受力(表2-5)。

表2-5 ASA病情分级和围手术期死亡率

分级	标准	死亡率/%
Ⅰ	没有全身性疾病,仅有局部的病理改变	0.06~0.08
Ⅱ	除外科疾病外,有轻度并存疾病,功能代偿健全	0.27~0.40
Ⅲ	有重度脏器病变,但其功能尚能代偿	1.82~4.30
Ⅳ	有危及生命的全身性疾病	7.80~23.0
Ⅴ	无论手术与否,生命难以维持24小时的濒死患者	9.40~50.7
Ⅵ	确认为脑死亡,其器官拟用于器官移植手术供体	

注:如是急症手术患者,在每级数字后标"急"或"E",如ⅠE、ⅡE等。

一般认为,第Ⅰ~Ⅱ级患者对麻醉和手术的耐受性良好,风险性较小。第Ⅲ级患者对麻醉和手术的耐受能力减弱,风险性较大,但若术前准备充分,尚能耐受麻醉。第Ⅳ级患者因器官功能代偿不全,麻醉和手术的风险性很大,即使术前准备充分,围手术期的死亡率也很高。第Ⅴ级为濒临死亡的患者,麻醉和手术都异常危险,不宜行择期手术。

(二)麻醉前准备

1.患者准备

(1)心理准备:患者对于麻醉和手术,常感到紧张、焦虑,甚至恐惧。这些心理反应对其生理功能有不同程度的干扰,并可能对整个围手术期产生不良影响。术前应有针对性地消除其思想顾虑和焦虑心理,耐心听取并解答其疑问。过度紧张者,可给予药物辅助治疗;有心理障碍者,应请心理专家协助处理。

(2)身体准备:麻醉前应尽量改善患者状况,纠正紊乱的生理功能和治疗潜在的内科疾病,使患者各脏器功能处于较好状态。特别注意做好胃肠道准备,以免手术期内发生胃内容物反流、呕吐或误吸而致窒息或吸入性肺炎。成人择期手术前应禁食8~12小时,禁饮4小时,以保证胃排空;小儿术前应禁食(奶)4~8小时,禁水2~3小时。急症手术患者也应充分考虑胃排空问题。

2.麻醉物品的准备

为确保麻醉和手术能安全顺利地进行,防止任何意外事件发生,麻醉前必须充分准备好麻醉所需物品。药品准备包括麻醉药和急救药,器械准备包括吸引器、面罩、喉镜、气管导管、供氧设备、麻醉机、监测仪等,并保证仪器设备的功能正常。

3.麻醉前用药

(1)用药目的:麻醉前用药是为了消除患者紧张、焦虑及恐惧心理,稳定患者情绪,确保麻醉顺利实施;减少麻醉药用量,减轻麻醉药的毒副作用;提高患者的痛阈、维持呼吸道通畅、抑制不良反射等。常用的麻醉前用药有以下几种,一般根据医嘱,多在术前30～60min应用。

(2)常用药物

①镇静药和催眠药:具有镇静、催眠、抗焦虑及抗惊厥作用,对局麻药的毒性反应也有一定的预防作用。a.巴比妥类:苯巴比妥钠(鲁米那),成人肌内注射剂量为0.1～0.2g;司可巴比妥(速可眠),肌内注射剂量为0.1～0.2g;b.苯二氮䓬类:地西泮(安定),成人口服或静脉注射剂量为5～10mg。咪达唑仑(咪唑安定),成人口服剂量为7.5mg,肌内注射剂量为5～10mg。

②镇痛药:具有镇静及镇痛作用,与全麻药有协同作用,可以减少麻醉药用量。椎管内麻醉时作为辅助用药,能减轻内脏牵拉反应。常用药物:吗啡,成人肌内注射剂量为10mg;哌替啶,成人肌内注射剂量为25～50mg。

③抗胆碱能药:抑制腺体分泌,减少呼吸道和口腔分泌物,解除平滑肌痉挛及迷走神经兴奋对心脏的抑制作用,有利于保持呼吸道通畅。常用药物有阿托品,成人肌内注射剂量为0.5mg;东莨菪碱,成人肌内注射剂量为0.3mg。

④抗组胺药:可以拮抗或阻滞组胺释放。H_1受体阻滞剂作用于平滑肌和血管,解除其痉挛。常用药物为异丙嗪,肌内注射剂量为12.5～25mg。

三、局部麻醉

(一)概述

局部麻醉简称局麻,又称部位麻醉,是用局部麻醉药(简称局麻药:暂时阻断某些周围神经的冲动传导,使这些神经支配的区域产生麻醉作用。患者意识清醒,而身体某一部位的感觉神经传导功能被暂时可逆地阻断,但运动神经功能保持完好或同时有程度不等的被阻滞状态。广义的局麻包括椎管内麻醉。局部麻醉对重要脏器的干扰小,适用于较表浅、局限的小手术。

1.分类

根据麻醉药物作用部位不同局部麻醉可分为以下几种类型:

(1)表面麻醉:作用于黏膜表面。

(2)局部浸润麻醉:作用于手术区组织神经末梢。

(3)区域阻滞:作用在支配手术区域的神经纤维。

(4)神经阻滞:阻滞神经冲动传导,包括臂丛神经和颈丛神经等。

2.常用局麻药

按化学结构不同,局麻药可分为两大类:脂类,如普鲁卡因、丁卡因等;酰胺类,如利多卡因、布比卡因和罗哌卡因等。按作用时效可分为短效局麻药、中效局麻药、长效局麻药。

(1)普鲁卡因:又称奴佛卡因,是一种弱效、短时效但比较安全的常用局麻药。其毒性小,适用于局部浸润麻醉。但其麻醉效能较弱、黏膜穿透力很差,故不用于表面麻醉和硬膜外麻醉。成人单次限量1g。

(2)丁卡因:又称地卡因,是一种强效、长时效局麻药。此药黏膜穿透力很强,故可用于表面麻醉、神经阻滞、腰麻和硬膜外阻滞,但不适用于局部浸润麻醉。

(3)利多卡因:又名赛罗卡因,是一种中效、中时效局麻药。其组织弥散性能和黏膜穿透均很强,可用于各种局麻方法,但使用浓度各不相同。最适用于神经阻滞和硬膜外阻滞,反复用药可产生耐药性。

(4)布比卡因:又名丁吡卡因,是一种强效、长时效局麻药。常用于神经阻滞、腰麻及硬膜外阻滞,很少用于局部浸润麻醉。其与血浆蛋白结合率高,透过胎盘的量小,故适用于产科分娩镇痛。但该药有心脏毒性,成人一次限量150mg。

(5)罗哌卡因:是一种新的酰胺类局麻药,具有强效、长时效的特点。心脏毒性较低,与血浆蛋白结合率高,故特别适用于分娩镇痛和硬膜外镇痛,也适用于神经阻滞和硬膜外阻滞。

3.局部麻醉方法

(1)表面麻醉:将穿透力强的局麻药施用(喷雾、滴敷等)于黏膜表面,使其透过黏膜而阻滞黏膜下的神经末梢,使黏膜产生麻醉现象的麻醉方法。常用于眼、鼻、咽喉、气管或尿道等部位的浅表手术和内镜检查。根据手术部位不同,选用不同的给药方法,如眼手术用滴入法;鼻手术用涂敷法,咽喉、气管手术用喷雾法;尿道手术用注入法。常用药物有丁卡因和利多卡因。

(2)局部浸润麻醉:将局麻药注入手术区的组织内、阻滞神经末梢而达到麻醉作用。基本方法为沿手术切口线,自浅入深进针,分层注射局麻药,逐层阻滞组织中的神经末梢。常用药物有普鲁卡因、利多卡因。麻醉过程中要注意,每次注药前要回抽,以防药液注入血管;药液内加用肾上腺素,可减缓药液吸收,延长作用时间。

(3)区域阻滞:指在手术区四周和底部注射局麻药,以阻滞支配手术区域的神经纤维而达到麻醉作用。适用于局部肿块切除,如乳房良性肿瘤切除术、头皮手术等。

(4)神经阻滞:指将局麻药注入神经干、丛、节周围,阻滞其冲动传导而使其支配区域产生麻醉作用。常用的神经阻滞有臂丛阻滞和颈丛阻滞等。臂丛阻滞适用于上肢手术和肩部手术;颈丛阻滞适用于颈部手术,如甲状腺手术、气管切开手术等。

(二)护理评估

1.健康史

麻醉期间和麻醉后应重点评估患者有无局麻药毒性反应和过敏反应;询问患者是否有局麻手术史、过敏史等;评估患者心、肝、肾功能。

2.身体状况

局麻药吸收入血以后,单位时间内血液中局麻药浓度超过机体耐受剂量可能发生毒性反应,严重者可致死。如出现过敏反应则可能导致过敏性休克而出现死亡。

（1）毒性反应：①兴奋型：较多见，大多见于普鲁卡因中毒。患者中枢神经和交感神经兴奋，表现主要有精神紧张、出冷汗、心率增快、呼吸急促。严重者表现为谵妄、狂躁、肌肉震颤、血压升高、意识丧失、惊厥、发绀、心律失常。②抑制型：较少见，但后果严重，主要见于丁卡因中毒。患者表现为嗜睡、脉搏徐缓、呼吸浅慢、血压下降。严重者出现昏迷、发绀、心律失常、休克甚至呼吸心跳停止。

（2）过敏反应：酯类药物发生过敏反应较为多见，酰胺类罕见。过敏反应主要表现为荨麻疹、喉头水肿、支气管痉挛、低血压、血管神经性水肿等，严重者可发生过敏性休克而死亡。

（三）护理问题

（1）焦虑/恐惧：与担心麻醉安全和手术有关。

（2）潜在并发症：局麻药毒性反应、局麻药过敏反应。

（四）护理措施

1.缓解焦虑和恐惧

（1）心理护理：告知麻醉相关注意事项并签署麻醉同意书。日常护理工作中应关心患者。向患者及家属介绍麻醉师情况、麻醉方法、术中可能出现的意外和不适、急救准备等，针对其顾虑问题作耐心解释。

（2）局麻术后一般护理：局麻药对机体影响小，一般不需特殊护理。术中用药量较大、手术时间长，嘱患者休息片刻，经观察无异常可离院。

2.并发症的观察、预防和护理

（1）毒性反应：局麻药吸收入血以后，当血药浓度超过一定阈值，会引起局麻药全身毒性反应。使用小剂量局麻药出现毒性反应者，称为高敏反应。导致毒性反应可能与局麻药过量、局麻药误注入血管、注药部位血供丰富、患者体质虚弱等因素有关。预防、观察和护理措施：①避免局麻药注入血管。注药前必须先回抽确定无回血。②控制药物用量。一次用药不超过限量或予以小剂量分次注射。对体质衰弱及血供丰富的注药部位予以减量。③加强观察和积极处理毒性反应。毒性反应一旦发生，立即停止注药，予以吸氧，轻者可予以地西泮 0.1mg/kg 静脉注射，以预防和控制抽搐。出现抽搐或惊厥，可静脉注射硫喷妥钠 1～2mg/kg；惊厥反复发作，可静脉注射琥珀胆碱 1mg/kg 后，行气管插管及人工呼吸。对出现低血压者，可按医嘱予以升压药及输血、输液等措施维持血压。

（2）过敏反应：即变态反应，临床罕见。多见于酯类局麻药过敏，酰胺类极其罕见。患者表现为在使用很少量局麻药后即出现荨麻疹、咽喉水肿、支气管痉挛、低血压和血管神经性水肿等。严重者可危及生命。预防、观察和护理措施：①选用不过敏的局麻药。局麻药过敏反应不在于局麻药的敏感试验（因其作用不确切），而在于对酯类局麻药有过敏史者宜选用酰胺类局麻药，对两类药物皆过敏者极其罕见。②加强观察。麻醉过程中注意观察患者呼吸、血压及皮肤改变等，注意有无呼吸困难、低血压和荨麻疹等过敏反应。③积极处理过敏反应。患者一旦发生过敏反应，应首先终止用药，保持呼吸道通畅并予以吸氧。低血压者应适当补充血容量，紧急情况下可应用血管活性药物、皮质激素和抗组胺药物治疗。

四、椎管内麻醉

(一)蛛网膜下隙阻滞

蛛网膜下隙阻滞,又称腰麻,是将局麻药注入蛛网膜下隙,作用于脊神经前根和后根,产生不同程度的阻滞。

1.适应证

适用于 2～3 小时以内的下腹部、盆腔、下肢及肛门会阴部手术。

2.禁忌证

①中枢神经系统疾病,如脊髓病变、颅内高压者;②败血症、穿刺部位或附近皮肤感染者;③休克、脊椎外伤或有严重腰背痛疾病史者,有凝血功能障碍或腹内压明显增高者;④高血压合并冠心病者;⑤精神病及不合作的小儿等。

3.常用药物

常用的麻醉药有丁卡因、普鲁卡因、利多卡因和布比卡因等,加入 10% 葡萄糖溶液可配制成重比重液;加入注射用水可配制成轻比重液。最常用的丁卡因重比重液常俗称为 1:1:1 液,即 1% 丁卡因、3% 麻黄碱及 10% 葡萄糖溶液各 1mL 混合成 3mL 溶液;将丁卡因 10mg 溶于 10mL 注射用水内,即配成 0.1% 轻比重液。

4.常见护理诊断/问题

潜在并发症:血压下降、心率减慢、恶心、呕吐、呼吸抑制、头痛、尿潴留等。

5.护理措施

(1)术中并发症的观察与护理:①血压下降或心率减慢:血压下降可因脊神经被阻滞后,麻醉区域血管扩张,回心血量减少,心排出量降低所致。若麻醉平面超过 T_4,心脏加速神经被阻滞,迷走神经相对亢进,引起心率过缓。血压下降者,先加快输液速度,增加血容量;必要时用麻黄碱 15～20mg 静脉注射,以收缩血管、维持血压;心率过缓者可静脉注射阿托品。②恶心、呕吐:由低血压、迷走神经功能亢进、手术牵拉内脏等因素所致。针对原因进行处理,给氧、升高血压,暂停手术牵拉以减少迷走神经刺激,必要时用氟哌利多 2.5mg 镇吐。③呼吸抑制:常见于胸段脊神经阻滞,表现为肋间肌麻痹、胸式呼吸减弱、潮气量减少、咳嗽无力、发绀。应谨慎用药,给氧。一旦呼吸停止立即行气管插管人工呼吸或机械通气。

(2)术后并发症的观察与护理

①头痛:发生率为 4%～37%。主要因腰椎穿刺时刺破硬脊膜和蛛网膜,脑脊液漏出,导致颅内压下降和颅内血管扩张刺激所致。头痛多出现在麻醉作用消失后 6～24 小时,2～3 日最剧烈,7～14 日消失,个别患者可持续 1～5 个月甚至更长时间。

预防措施:a.麻醉时采用细穿刺针,提高穿刺技术,避免反复穿刺,缩小针刺裂孔;b.保证术中、术后输入足量液体;c.术后常规去枕平卧 6～8 小时。

护理措施:a.平卧休息,每日补液或饮水 2500～4000mL;b.遵医嘱给予镇痛或安定类药物;c.严重者于硬膜外腔注入生理盐水或 5% 葡萄糖溶液,必要时采用硬膜外充填疗法。

②尿潴留:因支配膀胱的副交感神经恢复较晚,下腹部、肛门或会阴部手术后切口疼痛,手

术刺激膀胱或患者不习惯床上排尿所致。预防和护理措施:a.术前指导:解释术后易出现尿潴留的原因,指导患者练习床上排尿,并嘱术后一旦有尿意,及时排尿。b.促进排尿:可针刺足三里、三阴交等穴位,或热敷、按摩下腹部、膀胱区。c.必要时留置导尿管。

(二)硬脊膜外阻滞

硬脊膜外阻滞,又称硬膜外麻醉,是将局麻药注入硬脊膜外间隙,阻滞脊神经根,使其支配区域产生暂时性麻痹。与腰麻不同,硬脊膜外阻滞通常采用连续给药法,根据病情、手术范围和时间分次给药,使麻醉时间按手术需要延长。

1.适应证

最常用于横膈以下各种腹部、腰部和下肢手术;颈部、上肢和胸壁手术也可应用,但在管理上较复杂。

2.禁忌证

与腰麻相似,严重贫血、高血压及心功能代偿功能不良者慎用;低血容量、进针部位感染、菌血症、凝血功能障碍或处于抗凝治疗期间者禁用。

3.分类

根据硬膜外阻滞部位的不同,可分为高位、中位、低位及骶管阻滞。①高位阻滞:穿刺部位在 $C_5 \sim T_6$,适用于甲状腺、上肢或胸壁手术;②中位阻滞:穿刺部位在 $T_6 \sim T_{12}$,适用于腹部手术;③低位阻滞:穿刺部位在腰部各棘突间隙,适用于下肢及盆腔手术;④骶管阻滞:经骶裂孔穿刺,适用于肛门、会阴部手术。

4.常用麻醉药

常用麻醉药物有利多卡因、丁卡因和布比卡因。利多卡因常用浓度为 1.5%～2%,5～15min 起效,维持 1～2 小时,反复用药后易出现快速耐药性;丁卡因常用浓度为 0.2%～0.3%,15～20min 起效,维持 1.5～3 小时;布比卡因常用浓度为 0.5%～0.75%,10～20min 起效,维持 2～4 小时。

5.影响麻醉平面的因素

(1)穿刺间隙:麻醉平面高低取决于穿刺间隙的高低。如果穿刺间隙选择不当,可使麻醉平面与手术部位不符而致麻醉失败,或因麻醉平面过高致呼吸循环功能抑制。

(2)局麻药容积和注药速度:注入局麻药容积越大、注射速度越快,扩散范围越广,阻滞平面也越宽。

(3)导管位置和方向:导管方向影响药物的扩散方向。导管向头端插入时,药液易向胸、颈段扩散;向足端插入时,则易向腰、骶段扩散。导管口偏向一侧,可出现单侧麻醉。

(4)其他:如药液浓度、注药方式、患者情况和体位等对麻醉平面也有影响。

6.常见护理诊断/问题

潜在并发症:全脊椎麻醉、局麻药毒性反应、血压下降、心率减慢、呼吸抑制、恶心、呕吐等。

7.护理措施

(1)术中并发症的观察与护理

①全脊椎麻醉:是硬膜外麻醉最危险的并发症,是局麻药全部或大部分注入蛛网膜下隙而

产生全脊神经阻滞的现象。主要表现为患者在注药后迅速出现呼吸困难、血压下降、意识模糊或消失,甚至呼吸、心跳停止。一旦发生,立即停药,行面罩正压通气,必要时行气管插管维持呼吸;加快输液速度,遵医嘱给予升压药,维持循环功能。

②局麻药毒性反应多因导管误入血管内或局麻药吸收过快所致。因此注药前必须回抽,检查硬膜外导管内回流情况。

③血压下降:因交感神经被阻滞,阻力血管和容量血管扩张所致。尤其是上腹部手术时,因胸腰段交感神经阻滞范围较广,并可阻滞心交感神经引起心动过缓,更易发生低血压。一旦发生,加快输液速度,必要时静脉注射麻黄碱 $10\sim15mg$,以提升血压。

④呼吸抑制:与肋间肌及膈肌运动抑制有关。为减轻对呼吸的抑制,采用小剂量、低浓度局麻药,以减轻运动神经阻滞。同时在麻醉期间,严密观察患者的呼吸,常规面罩给氧,并做好呼吸急救准备。

(2)术后并发症的观察与护理

①脊神经根损伤:穿刺针可直接损伤或因导管质硬而损伤脊神经根或脊髓。表现为局部感觉或(和)运动的障碍,并与神经分布相关。在穿刺或置管时,如患者有电击样异感并向肢体放射,说明已触及神经,应立即停止进针,调整进针方向,以免加重损伤。异感持续时间长者,可能损伤严重,应放弃阻滞麻醉。脊神经根损伤者,予对症治疗,数周或数月即自愈。

②硬膜外血肿:若硬膜外穿刺或置管时损伤血管,可引起出血,血肿压迫脊髓可并发截瘫。患者表现为剧烈背痛,进行性脊髓压迫症状,伴肌无力、尿潴留、括约肌功能障碍,直至完全截瘫。一旦发生,尽早行硬膜外穿刺抽除血液,必要时切开椎板,清除血肿。

③导管拔除困难或折断:因椎板、韧带及椎旁肌群强直致导管难以拔出,也见于置管技术不当、导管质地不良、拔管用力不当等情况。如遇到拔管困难,切忌使用暴力,可将患者置于原穿刺体位,热敷或在导管周围注射局麻药后再行拔出。若导管折断,无感染或无神经刺激症状者,可不取出,但应密切观察。

第四节 骨关节脱位患者的护理

构成关节的关节面失去正常的对合关系称为关节脱位。脱位的主要表现是疼痛、肿胀和功能障碍,并有特殊的畸形、弹性固定和关节盂空虚等特征。脱位的治疗原则是在麻醉下尽早手法复位,适当固定,以利软组织修复;及时活动,以恢复关节功能。

一、护理评估

(一)健康史

评估患者的外伤史。脱位按原因可分为外伤性脱位、病理性脱位、先天性脱位及习惯性脱位;按脱位程度可分为全脱位及半脱位;按远侧骨端的移位方向可分为前脱位、后脱位、侧方脱位和中央脱位等;按脱位时间可分为急性脱位(脱位在3周以内)、陈旧性脱位(脱位3周以上未复位者)等;按脱位是否有伤口与外界相通可分为闭合性脱位与开放性脱位。

（二）身心状况

1.躯体表现

外伤性关节脱位只有当关节囊、韧带和肌腱等软组织撕裂或伴有骨折时方能发生脱位。具有一般损伤的症状和脱位的特殊表现。

（1）一般表现：①疼痛：活动患肢时加重。②肿胀：因出血、水肿使关节明显肿胀。③功能障碍：关节脱位后结构失常，关节正常活动功能障碍。

（2）特殊表现：①畸形：关节脱位后肢体出现旋转、内收或外展和外观变长或缩短等畸形，与健侧不对称。关节的正常骨性标志发生改变。②弹性固定：关节脱位后，未撕裂的肌肉和韧带可将脱位的肢体保持在特殊的位置，被动活动时有种抵抗和弹性的感觉。③关节盂空虚：最初的关节盂空虚较易被触知，但肿胀严重时则难以触知。

2.心理状态

脱位患者，特别是习惯性脱位的患者，因脱位的反复发生，易对治疗效果产生怀疑，担心留下后遗症，出现疑虑和紧张情绪。

3.辅助检查

X线检查关节正、侧位片可确定有无脱位、脱位的类型和有无合并骨折，防止漏诊和误诊。

4.治疗原则

复位、固定、功能锻炼。

二、护理问题

（1）焦虑或恐惧：与学习、工作中断或顾虑肢体伤残等因素有关。

（2）疼痛：与关节脱位有关。

（3）躯体移动障碍：与疼痛、肢体固定及卧床有关。

（4）自理残缺：与外固定和肢体制动等因素有关。

（5）有废用综合征的危险：肌肉萎缩、关节僵硬。与肢体制动等因素有关。

（6）潜在并发症：压疮、创伤性关节炎、血管损伤、神经损伤等。

三、一般护理

（一）生活起居护理

由于骨关节受伤脱位后使用绷带、石膏、牵引固定，局部活动受限，有些患者在治疗期间甚至不能起床活动，因此，要热情地做好基础护理。病室宜安静，清洁，温度，湿度适宜。每天定期开窗通风换气1～2次，为患者创造一个舒适的养病环境。

（二）心理护理

患者多因突然受伤脱位，思想上及各方面没有准备，加上对疾病认识不足，易产生焦虑、紧张、恐惧不安的不良心理状态。护士要掌握患者的心理活动，针对性地给予安慰，与患者亲切交谈，讲明固定、制动的作用和目的，引起患者的重视并自觉保护。让患者保持最佳精神状态，以利于早日康复。

(三)饮食护理

要注意饮食结构,均衡营养,鼓励患者多进高热量、高蛋白、高维生素饮食,多食用黑大豆、贝类、油菜、木耳、山楂等食品,可散淤止血;待脾胃健运后,补以养气血的禽、畜、蛋、牛奶等血肉之品,还可饮少量药酒以活血通络;多食粗纤维食物,以保持大便通畅。

(四)病情观察

(1)对急诊关节脱位患者,观察有否合并骨折及神经损伤。对疼痛剧烈出现休克者,应协助医师进行抢救。对强大暴力或高处坠下等因素所致脱位者,应密切观察患者全身情况,如出现疼痛性休克,应立即通知医师处理,遵医嘱给予止痛剂对症处理。

(2)属新鲜脱位者,护士须配合医师使患者复位时采取最佳卧位,及进行术中器材及固定用物的准备。

(3)关节脱位后多伴有不同程度的肿胀,应以枕垫或悬吊法使患肢抬高。颞颌关节、寰椎关节、肘关节可用绷带或三角巾悬吊。髋关节需用皮牵引,以利静脉血回流,减轻肿胀及疼痛。如见局部血肿,早期(3天以内)用湿毛巾冷敷,以减少出血,减轻疼痛,消肿;血肿后期(3~20天)待疼痛减轻,皮下出血停止后,可做湿热敷,以促进血肿吸收,减少关节囊粘连机会。做冷热敷时,要注意温度及时间,防止局部冻伤或烫伤。

(4)注意复位后将关节固定于功能位或稳定的位置,不得随意改变。固定时间一般为3周,不宜过长,否则致软组织粘连而发生关节僵硬,影响功能。

(5)牵引时患肢需保暖,并观察患肢血液循环及有无神经受压症状。

(6)患者卧床期间,做好翻身、拍背及按摩,鼓励患者做深呼吸及咳嗽,多饮水以冲洗泌尿道,防止压疮、坠积性肺炎及尿路感染的发生。

(五)功能锻炼

功能锻炼可避免发生肌肉萎缩,骨质疏松和关节僵硬等并发症,并且可增强血液循环,促进损伤组织的修复,还可防止关节粘连,尽快地恢复关节的最大活动范围。功能锻炼既要不失时机,又要循序渐进、量力而行,切勿过分被动活动。锻炼方法可分早期和后期两种,具体方法如下:

1.早期功能锻炼

(1)手指复位3周内,由于外伤反应明显,因而不做伤肢关节活动,可指导患者做肌肉自主的充分收缩和舒张,促进深静脉回流,减轻肿胀。

(2)上肢肩肘关节脱位者,指导其用力做握拳和充分伸展手掌及手指屈伸等动作。

(3)下肢膝髋关节脱位者,指导其行股四头肌舒缩和踝关节屈伸活动。同时,鼓励患者做未固定的关节活动。

2.后期功能锻炼

(1)手指复位3周以上,此时患者已解除固定。可指导患者进行受伤关节的主动活动,逐渐加大活动量和活动范围。

(2)肘关节练习主动伸屈及前臂旋转活动。

（3）肩关节练习环转、上攀、外展及内旋等。

（4）膝关节练习屈伸活动。

（5）髋关节做屈髋、屈膝、外展、内收及内外旋转活动，逐渐扶拐下地行走，3个月内不负重。经 X 线摄片证实股骨头血供良好，方能逐渐负重步行。

四、健康教育

注意伤肢的功能锻炼，脱位关节固定后，按功能锻炼原则指导患者进行患肢功能锻炼，以利于功能恢复。

第三章　妇产科护理

第一节　女性生殖系统炎症患者的护理

一、外阴部炎症

(一)外阴炎

外阴炎是指外阴皮肤与黏膜的炎症。由于外阴暴露于体外,与尿道口、肛门等部位邻近,因而易发生炎症。

1.护理评估

(1)健康史:询问患者有无阴道炎性分泌物刺激、尿液、粪便浸渍、穿化纤内裤、外阴不洁和局部使用化学药物过敏等诱因。

(2)身体评估:①临床表现:外阴皮肤瘙痒、疼痛、有灼热感,在性交、排尿、活动时加重。检查局部可发现充血、肿胀、糜烂、溃疡或湿疹等。②心理-社会状况:患者因外阴部不适而影响工作、睡眠,因而产生情绪低落、焦虑。

2.护理诊断/合作性问题

(1)组织完整性受损:与炎症刺激、搔抓或用药不当有关。

(2)焦虑:与治疗效果不佳有关。

3.护理措施

(1)一般护理:①皮肤护理:外阴皮肤出现皮疹破溃的患者,密切观察皮损大小、严重程度及消退情况,保持皮肤清洁,床单位平整。告知患者内裤应柔软洁净,需每日更换,污染的内裤单独清洗,避免交叉、重复感染。②饮食:禁酒;优化膳食结构,避免进食油腻、辛辣刺激性食物。③生活护理:如患者因局部皮肤破溃活动受到限制时,协助患者大小便,将呼叫器置于患者易触及处,并采取预防跌倒、坠床护理措施;保持会阴部清洁,遵医嘱给予会阴擦洗、冲洗、烤灯等;及时更换清洁病号服、床单位及中单等。

(2)病情观察:①皮肤:关注患者主诉;密切观察外阴皮肤有无皮疹、破溃、局部充血、肿胀(包括皮损大小,严重程度及消退情况)。②分泌物:观察患者外阴皮损及阴道分泌物的性质、气味、量,警惕异常情况预防感染。

(3)应用高锰酸钾的护理

①药理作用:本品为强氧化剂,对各种细菌、真菌等病原体有杀灭作用。

②用法:取高锰酸钾加温水配成 1∶5000 约 40℃溶液,肉眼观为淡玫瑰红色进行坐浴,每次坐浴 15～30min,每天 2 次。

③适应证:用于急性皮炎或急性湿疹,特别是伴继发感染时的湿敷及清洗小面积溃疡。

④禁忌证:月经期禁用、禁口服。

⑤注意事项:a.本品仅供外用,因其腐蚀口腔和消化道,出现口内烧灼感、上腹痛、恶心、呕吐、口咽肿胀等。b.本品水溶液易变质,故应临用前用温水配制,并立即使用。c.配制时不可用手直接接触本品,以免被腐蚀或染色,切勿将本品误入眼中。d.应严格在医生指导下使用,长期使用高锰酸钾,会引起阴道菌群紊乱。如浓度过高会刺激皮肤及黏膜。e.用药部位如有灼烧感、红肿等情况,应停药,并将局部药物洗净,必要时向医生咨询。f.不可与碘化物、有机物接触或并用。尤其是晶体,否则易发生爆炸。

⑥不良反应:高浓度反复多次使用可引起腐蚀性灼伤。

(4)心理护理:倾听患者主诉,耐心解答患者的疑问,消除患者顾虑,使其积极配合治疗。许多患有非特异性外阴炎的患者普遍觉得羞于启齿,患者在医生为其检查、治疗等过程中易产生复杂的心理反应。为了尽快使患者适应陌生的环境,护士应有针对性地实施有效的心理护理。对患者的尊重与关爱是建立良好医患关系的关键,护士应给予患者安全感和信任感,在态度上应该和蔼可亲。通过身心护理使患者得到人性化的服务,提高医疗和护理服务的质量。

(5)健康教育

①饮食:a.禁烟酒。b.优化膳食结构,避免进食辛辣刺激性食物(辣椒、姜、葱、蒜等)。应多食新鲜蔬菜和水果,以保持大便通畅。c.多饮水,防止合并泌尿系感染。

②休息与活动:急性期应卧床休息。养成劳逸结合的生活习惯。避免骑自行车等骑跨类运动,减少摩擦。

③高锰酸钾坐浴指导:注意配制的浓度不宜过高,以免灼伤皮肤,每次坐浴 15～30min,每天 2 次。坐浴时要使会阴部浸没于溶液中,月经期禁止坐浴。

④出院指导:指导患者注意个人卫生,勤换内裤,保持外阴清洁干燥。局部严禁搔抓,勿用刺激性药物或肥皂擦洗。做好经期、孕期、分娩期及产褥期卫生,不穿化纤类及过紧内裤。

⑤感染防控:外阴破溃者要预防继发感染,使用柔软无菌会阴垫,减少摩擦和混合感染的机会。外阴溃疡或烧灼感时,建议硼酸粉坐浴、VE 霜外用。

(二)前庭大腺炎

前庭大腺炎包括前庭大腺脓肿和前庭大腺囊肿。前庭大腺开口于小阴唇与处女膜间沟内,因性交、分娩或因外阴卫生不良,病原体易侵入前庭大腺引起炎症。

1.护理评估

初期外阴局部肿胀、发热、压痛明显,如脓肿形成时直径可达 5～6cm,有波动感。慢性期则形成前庭大腺囊肿,外阴有坠胀感或性交不适。

2.护理诊断/合作性问题

(1)疼痛:与前庭大腺脓肿形成有关。

(2)焦虑:与治疗效果不佳有关。

3.护理措施

（1）一般护理：急性期患者应卧床休息，保持外阴清洁。

（2）治疗配合：局部热敷或坐浴可减轻疼痛、促进炎症吸收。前庭大腺囊肿、脓肿形成者，可行切开引流或造口术。

（3）健康指导：注意个人卫生，积极治疗原发病。术后按时擦洗、坐浴，促进伤口愈合。

二、滴虫性阴道炎

（一）病因及发病机制

滴虫性阴道炎由阴道毛滴虫引起的阴道炎症。传播途径包括经性交直接传播及经使用公共浴池、浴盆、浴巾、游泳池、坐式便器、污染的器械及敷料等间接传播。

（二）临床表现

潜伏期 4～28 天。典型症状是稀薄的泡沫状白带增多及外阴瘙痒。若合并其他细菌感染，分泌物则呈脓性，可有臭味。

（三）辅助检查

1.悬滴法

玻璃片上加 1 滴生理盐水，取阴道后穹隆处分泌物少许，滴入玻璃片上的盐水中混匀，即刻在低倍显微镜下找滴虫。

2.涂片染色法

将分泌物涂在玻璃片上，待自然干燥后，用不同染液染色，不仅能看到滴虫，还能看到并存的细菌、念珠菌和癌细胞，借以排除其他病因。

3.培养法

阴道分泌物涂片可见大量白细胞而未能从镜下检出滴虫者，可采用培养法。

（四）诊断

从阴道分泌物中，采用悬滴法找到滴虫，诊断即可成立。近来开始运用荧光标记单克隆抗体检测、酶联免疫吸附法和多克隆抗体乳胶凝集法诊断，敏感度为 76%～95%。

（五）治疗

1.全身用药

初次治疗推荐甲硝唑 2g，单次口服；或替硝唑 2g，单次口服；或甲硝唑 400mg，每日 2 次，连服 7 日。孕早期及哺乳期妇女慎用。

2.局部用药

将甲硝唑阴道泡腾片 200mg 塞入阴道，每晚 1 次，7 天为一疗程。

3.性伴侣的治疗

滴虫性阴道炎主要由性行为传播，性伴侣应同时进行治疗，治疗期间禁止性交。

（六）护理评估

1.病史评估

评估患者本次发病的诱因,有无高危因素(不洁性生活史;与他人共用浴池、浴盆、浴巾等),有无合并症状如尿频、尿痛等,目前的治疗及用药;评估既往病史、家族史、过敏史、手术史、输血史。

2.身体评估

评估患者的意识状态、意识与精神状况、生命体征、营养及饮食情况、BMI、排泄形态、睡眠形态;评估有无大小便困难,是否采取强迫体位,外阴皮肤情况,有无因抓挠造成的皮损及破溃等。

3.风险评估

患者入院2小时内进行各项风险评估,包括患者压疮危险因素评估、患者跌倒/坠床危险因素评估、日常生活能力评定。

4.心理-社会评估

了解患者的文化程度、工作性质、患者家庭状况以及家属对患者的理解和支持情况。

5.评估患者

评估患者的卫生习惯、生活习惯、性格特征,有无烟酒嗜好,了解其对疾病认知以及自我保健知识掌握程度等。

（七）护理措施

1.一般护理

(1)皮肤护理:避免搔抓,保持皮肤清洁、床单位平整,内裤柔软洁净、每日更换,污染的内裤单独清洗。

(2)饮食:禁酒,忌辛辣食物。

(3)休息与活动:劳逸结合,避免过度劳累。

(4)生活护理:阴道上药前后,协助患者摆放舒适体位,注意保护患者隐私。阴道上药后嘱患者短暂卧床,将呼叫器置于患者手边可触及处。及时更换清洁病号服、床单位及中单等。

2.病情观察

(1)皮肤、黏膜:关注患者主诉,如瘙痒、灼热感有无加重,观察外阴皮肤情况,观察阴道黏膜充血、散在红色点状皮损情况。

(2)分泌物:观察阴道后穹隆分泌物性状、颜色、量、气味。

(3)其他症状:观察有无尿频、尿痛、血尿等泌尿系感染症状。

3.专科指导

指导患者自我护理,注意个人卫生,勤换内裤,保持外阴清洁干燥,尽量避免搔抓外阴部,避免性生活。内裤、坐浴及洗涤用物应煮沸5～10min以消灭病原体,避免交叉感染、重复感染。教育患者养成良好的卫生习惯,避免无保护性交,减少疾病的发生。

4.甲硝唑的用药护理

(1)药理作用:本品为硝基咪唑衍生物,可抑制阿米巴原虫的氧化还原反应,使原虫氮链发生断裂。本品有强大的杀灭滴虫的作用,其机制未明。甲硝唑对厌氧微生物有杀灭作用,它在人体中还原时生成的代谢物也具有抗厌氧菌作用,抑制细菌的脱氧核糖核酸的合成,从而干扰细菌的生长、繁殖,最终致细菌死亡。

(2)用法:①全身用药:初次治疗推荐甲硝唑 2g,单次口服;或替硝唑 2g,单次口服;或甲硝唑 400mg,每日 2 次,连服 7 日。孕早期及哺乳期妇女慎用。②局部用药:将甲硝唑阴道片 200mg 塞入阴道,每晚 1 次,7 天为一疗程。

(3)适应证:用于治疗肠道和肠外阿米巴病(如阿米巴肝脓肿、胸膜阿米巴病等)。还可用于治疗阴道滴虫病、小袋虫病和皮肤利什曼病、麦地那龙线虫感染等。目前还广泛用于厌氧菌感染的治疗。

(4)禁忌证:对本品过敏者禁用;有活动性中枢神经系统疾患和血液病者禁用。

(5)不良反应:以消化道反应最为常见,包括恶心、呕吐、食欲缺乏、腹部绞痛,一般不影响治疗;神经系统症状有头痛、眩晕,偶有感觉异常、肢体麻木、共济失调、多发性神经炎等,大剂量可致抽搐。少数病例发生荨麻疹,皮肤潮红、瘙痒、膀胱炎、排尿困难、口中有金属味及白细胞减少等,均属可逆性,停药后自行恢复。

(6)注意事项:①对诊断的干扰:本品的代谢产物可使尿液呈深红色。②原有肝脏疾病患者剂量应减少。出现运动失调或其他中枢神经系统症状时应停药。重复一个疗程之前,应做白细胞计数检查。厌氧菌感染合并肾衰竭者,给药间隔时间应由 8 小时延长至 12 小时。③本品可抑制酒精代谢,用药期间应戒酒,饮酒后可能出现腹痛、呕吐、头痛等症状。

5.心理护理

大多滴虫性阴道炎患者有较大的心理负担,担心疾病治不好,影响夫妻关系,应热情接待每一位患者,通过亲切的交谈告诉患者滴虫阴道炎是可以治愈的,但一定要在医生指导下进行治疗,治疗必须规范且持之以恒,必须夫妻同治。

6.健康教育

(1)饮食:①忌食:忌辛辣食品,避免加重症状。忌进补。忌海鲜食物,以免使外阴瘙痒加重,不利于炎症的消退。忌甜、腻食物:油腻食物如猪油、奶油、牛油等,高糖食物如巧克力、甜点心等,这些食物有助湿增热的作用,会增加白带的分泌量,并影响治疗效果。②宜食:宜食清淡食物,多饮水,多食蔬菜,多食用含维生素 B2 丰富的食物,如小麦、高粱、芡实、蜂蜜、豆腐、鸡肉、韭菜、牛奶等。③忌烟、酒:烟草中的尼古丁可使动脉血与氧的结合力减弱。

(2)休息活动:劳逸结合,避免过度劳累。

(3)用药指导:①口服药:指导患者及配偶同时进行治疗;告知患者服用甲硝唑期间及停药 24 小时内、服用替硝唑期间及停药 72 小时内禁止饮酒;妊娠期是否用甲硝唑治疗目前尚有争议,用药前应取得患者知情同意。②外用药:指导阴道用药的患者采取下蹲位将药片送入阴道后穹隆部。

(4)疾病相关知识宣教:指导患者配合检查,讲解滴虫的特性,提高滴虫检出率。告知患者治愈的标准及随访要求:每次月经干净后复查,连续三次滴虫检查阴性者为治愈。告知患者妊娠期滴虫性阴道炎可导致胎膜早破、早产及低出生体重儿,应及时治疗。

三、盆腔炎性疾病

盆腔炎性疾病(PID)是指女性上生殖道及其周围组织的一组感染性疾病,主要包括子宫内膜炎、输卵管炎、输卵管卵巢脓肿(TOA)、盆腔腹膜炎。炎症可局限于一个部位,也可同时累及几个部位,最常见的是输卵管炎。PID 大多发生在性活跃期、有月经的妇女,初潮前、绝经后或未婚者很少发生 PID。若发生 PID 也往往是邻近器官炎症的扩散。

(一)病因及发病机制

1.急性盆腔炎

产后或流产后感染、宫腔内手术操作后感染、性生活不洁或过频、经期卫生不良、邻近器官炎症蔓延等。

2.慢性盆腔炎

常为急性盆腔炎未经彻底治疗,或患者体质较差病程迁延所致,但亦可无急性盆腔炎病史。

(二)临床表现

1.急性盆腔炎

(1)症状:下腹痛伴发热,严重者可出现高热、寒战。

(2)体征:患者体温升高,心率加快,下腹有压痛、反跳痛,宫颈充血有举痛,双侧附件压痛明显,呈急性病容。

2.慢性盆腔炎

(1)症状:全身症状多不明显,有时出现低热、乏力。有些患者可有神经衰弱症状,如精神不振、周身不适、失眠等。局部组织主要是下腹部坠痛、腰骶部酸痛,且在月经前后加重;月经量增多,可伴有不孕。

(2)体征:子宫及双侧附件有轻度压痛,子宫一侧或双侧有增厚。

(三)辅助检查

实验室检查 B 型超声检查;X 线检查;分泌物涂片检查;心电图等。

(四)诊断

1.急性盆腔炎

有急性感染病史;下腹隐痛、肌肉紧张,有压痛、反跳痛,阴道出现大量脓性分泌物,伴心率加快、低热,病情严重时可有高热、头痛、寒战、食欲缺乏,大量的黄色白带、有味,小腹胀痛,压痛,腰部酸痛等;有腹膜炎时出现恶心、呕吐、腹胀、腹泻等;有脓肿形成时,可有下腹包块及局部压迫刺激症状,包块位于前方可有排尿困难、尿频、尿痛等,包块位于后方可致腹泻。

2.慢性盆腔炎

全身症状为有时低热、易疲劳,部分患者由于病程长而出现神经衰弱症状,如失眠、精神不振、周身不适等,下腹部坠胀、疼痛及腰骶部酸痛,常在劳累、性交后、月经前后加剧。由于慢性炎症而导致盆腔淤血,月经往往过多,卵巢功能损害时会出现月经失调,输卵管粘连会导致不孕症。

（五）治疗

于 PID 发作 48 小时内开始联合应用广谱抗生素，一次性彻底治愈。

1.门诊治疗

若患者一般状况好，症状轻，能耐受口服抗生素，并有随访条件，可在门诊给予口服或肌内注射抗生素治疗。

2.住院治疗

若患者一般情况差，病情严重，伴有发热、恶心、呕吐；或伴有盆腔腹膜炎、输卵管卵巢囊肿；或经门诊治疗无效；或不能耐受口服抗生素；或诊断不清者均应住院给予抗生素药物治疗为主的综合治疗。

3.中药治疗

主要为活血化瘀、清热解毒药物，例如：银翘解毒汤、安宫牛黄丸或紫血丹等。

4.其他治疗

合并盆腔脓性包块，且抗生素治疗无效者，可行超声引导下包块穿刺引流术。

（六）护理评估

1.病史评估

评估患者本次发病的诱因，有无急性感染病史，有无发热，有无尿频、尿痛、腹泻等；评估病程长短，月经情况，有无不孕等情况；了解目前的治疗及用药；评估既往病史、家族史、过敏史、手术史、输血史等。

2.身体评估

评估意识状态、意识、精神状况、生命体征、营养及饮食情况、BMI、排泄形态、睡眠形态，有无大小便困难，是否采取强迫体位。

3.风险评估

患者入院 2 小时内进行各项风险评估，包括患者压疮危险因素评估、患者跌倒/坠床危险因素评估、日常生活能力评定。

4.心理社会评估

了解患者的文化程度、工作性质、患者家庭状况以及家属对患者的理解和支持情况。评估个人卫生、生活习惯，有无烟酒嗜好，对疾病认知以及自我保健知识掌握程度。

（七）护理措施

1.一般护理

（1）皮肤、黏膜护理：高热患者，皮肤长期处于潮湿状态，全身抵抗力也下降，易发生压疮、感染，应及时更换潮湿的衣裤、床单，保持床单位平整，定时翻身；高热患者的唾液分泌减少，口腔黏膜干燥，口腔内食物残渣易发酵，细菌易生长繁殖，应嘱患者多饮水，多漱口，必要时给予口腔护理；行冰袋降温时，选择合理部位（如腋下、额头、腹股沟等），禁忌用于枕后、耳廓、心前区、腹部、足底等处，并定时更换冷敷部位，避免冻伤，酒精擦浴浓度不宜过高，以 25%～35% 为宜，注意酒精过敏者禁用，避免对皮肤造成损伤。盆腔炎症患者有时会伴阴道大量脓性分泌物,长期刺激外阴皮肤会出现皮疹、破溃,应密切观察会阴部皮肤情况,告知患者保持清洁,每日更换内裤,污染的内裤单独清洗,避免交叉、重复感染。

(2)饮食:高热期间应选择高营养易消化的流食,如豆浆、藕粉、果泥、菜汤等;体温下降或病情好转时,可进食半流食或普食,如面条、粥,配以高蛋白、高热量、高维生素易消化的菜肴,如精瘦肉、豆制品、蛋黄及各种新鲜蔬菜等。

(3)生活护理:保持室内清洁舒适、通风良好,合理降低室温,有利于降低患者体温;高热、大汗时注意保暖;必要时遵医嘱给予口腔护理,预防口腔疾病;长期高热者,机体处于高代谢状态,食欲不佳,活动耐力下降,更应加强生活护理,如协助患者起床如厕等;将呼叫器置于患者手边,实施预防跌倒、坠床护理措施;保持会阴部清洁,遵医嘱给予会阴擦(冲)洗,及时更换清洁、干燥的病号服、床单位及中单等。

2.病情观察

(1)生命体征:密切观察体温的变化,有预见性地给予护理干预,体温过高时给予物理降温;监测患者的出入量,预防脱水。

(2)疼痛:观察患者疼痛的性质、程度,及早发现病情变化给予积极处理。

(3)皮肤、黏膜:观察口腔黏膜情况,预防口腔炎症;观察高危部位皮肤情况,预防压疮。

(4)并发症:警惕因长期高热导致严重脱水、高热惊厥甚至循环衰竭、酸中毒等情况的发生;预防感染控制不佳造成的全身感染,如菌血症、败血症等。

3.用药护理

(1)头霉素类或头孢菌素类药物:头霉素类,如头孢西丁钠 2g,静脉滴注,每 6 小时 1 次;或头孢替坦二钠 2g,静脉滴注,每 12 小时 1 次。常加用多西环素 100mg,每 12 小时 1 次,静脉或口服。头孢菌素类,如头孢呋辛钠、头孢唑肟钠、头孢曲松钠,头孢噻肟钠也可选用。临床症状改善至少 24 小时后转为口服药物治疗,多西环素 100mg,每 12 小时 1 次,连用 14 日。对不能耐受多西环素者,可用阿奇霉素替代,每次 500mg,每日 1 次,连用 3 日。对输卵管卵巢脓肿的患者,可加用克林霉素或甲硝唑,从而更有效地对抗厌氧菌。

(2)克林霉素与氨基糖苷类药物联合方案:克林霉素 900mg,每 8 小时 1 次,静脉滴注;庆大霉素先给予负荷量(2mg/kg),然后给予维持量(1.5mg/kg),每 8 小时 1 次,静脉滴注。临床症状、体征改善后继续静脉应用 24~48 小时,克林霉素改为口服,每次 450mg,每日 4 次,连用 14 日;或多西环素 100mg,口服,每 12 小时 1 次,连服 14 日。

4.专科指导

预防炎症扩散,禁止阴道冲洗,尽量避免阴道检查。严格执行无菌操作,防止医源性感染。

5.心理护理

盆腔炎患者一般病程较长,患者心理较为复杂,多有焦虑,应做好心理疏导,减轻患者心理压力。注意倾听患者主诉,耐心解答患者疑问,消除患者顾虑,有针对性地实施有效的心理护理,使其积极配合治疗。患者多会担心发生盆腔炎性疾病后遗症,影响家庭生活和夫妻感情,护士应获取患者的信任,告知患者疾病及预防知识,使患者树立治疗疾病的信心,保持乐观情绪。

6.健康教育

(1)饮食:健康合理的饮食调理有利于患者免疫力以及体质的增强。患者应加强营养,多饮水,避免进食生冷、辛辣等刺激性食物,定时定量进食。发热时选择高营养易消化的流食,如豆浆、藕粉、果泥、菜汤等,体温下降或病情好转时,可进半流食或普食,如面条、粥,配以高蛋白、高热量、高维生素易消化的菜肴,如精瘦肉、豆制品、蛋黄及各种新鲜蔬菜等。

(2)休息活动:急性期采取半卧位卧床休息使感染局限。得到控制后应加强锻炼,增加机体抵抗力,预防慢性盆腔炎急性发作。

(3)用药指导:指导患者连续彻底用药,及时治疗盆腔炎性疾病,防止后遗症发生。

(4)宣讲疾病相关知识

①讲解盆腔炎发病原因及预防复发的相关知识。

②急性期应避免性生活及阴道操作;指导患者保持外阴清洁、养成良好的经期及性生活卫生习惯。

③对沙眼衣原体感染高危妇女进行筛查和治疗可减少盆腔炎性疾病的发病率。虽然细菌性阴道炎与盆腔炎性疾病相关,但检测和治疗细菌性阴道炎能否降低盆腔炎性疾病发病率,至今尚不清楚。

④及时治疗下生殖道感染。

第二节　生殖内分泌疾病患者的护理

一、功能失调性子宫出血

功能失调性子宫出血是指由于调节生殖的神经内分泌机制失常引起的子宫异常出血,无明显器质性病变存在,简称功血。功血为妇科常见疾病,分为无排卵性功血和排卵性功血,其中,无排卵性功血约占 85%。

(一)病因

月经是子宫内膜在下丘脑-腺垂体-卵巢轴的调节下发生的周期性剥脱、出血。机体内、外因素均可影响该轴的调节功能而使月经量、持续时间和周期发生紊乱。常见的因素有精神紧张、营养不良、环境及气候改变、过度疲劳等。

(二)临床类型

1.无排卵性功血

无排卵性功血好发于青春期和绝经过渡期妇女。青春期功血患者因下丘脑-腺垂体-卵巢轴间的反馈调节尚未成熟,绝经过渡期功血患者因卵巢功能衰退,致卵泡只发育而无排卵。

2.排卵性功血

排卵性功血多见于育龄期女性。患者卵巢虽有卵泡发育及排卵,但黄体功能异常,常表现为黄体功能不足和子宫内膜不规则脱落两种类型。

（三）治疗要点

无排卵性功血：治疗青春期功血以止血、调整周期和促进排卵为原则；治疗绝经过渡期功血以止血、调整周期、减少经量为原则。排卵性功血：以恢复黄体功能为治愈目标。

（四）护理评估

1.健康史

询问患者的年龄、月经史、婚孕史及既往健康状况，排除全身性疾病和生殖器官器质性病变。了解发病前有无精神创伤、过度劳累、环境改变、服药等因素；本次发病的经过、诊治经历及效果；有无继发感染及贫血的征象。

2.身体评估

（1）临床表现：①无排卵性功血：最常见的症状是子宫不规则出血，表现为月经周期紊乱，经期长短不一，经量多少不定。出血量多或时间长者，可继发贫血。出血期间一般无腹痛及其他不适。②排卵性功血：黄体功能不全者，月经周期缩短，经期、经量可无变化，易引起不孕或流产。子宫内膜不规则脱落者，月经周期多正常，但经期淋漓不净可长达十余日，经量明显增加。

（2）心理-社会评估：青春期功血患者常因害羞不能及时就诊而延误病情，引发感染或大出血，出血多时，患者常感不适、惊慌。绝经过渡期功血患者因月经不规律来潮，因影响到生活、工作而焦虑，担心疾病严重、怀疑肿瘤的可能而坐立不安。

3.辅助检查

（1）诊断性刮宫：诊断性刮宫简称诊刮，主要适用于已婚患者。通过诊刮达到止血及明确病理诊断的目的。

（2）基础体温检查：无排卵性功血者基础体温呈单相型；有排卵性功血者基础体温呈双相型。

（3）B超检查：了解子宫内膜的厚度，排除生殖器官器质性病变。

（4）子宫腔镜检查：直接观察子宫内膜情况，选择病变区进行活检。

（5）子宫颈黏液结晶检查：经前出现羊齿植物叶状结晶者，提示无排卵。

（五）护理诊断/合作性问题

（1）活动无耐力：与月经过多及经期延长引起的贫血有关。

（2）焦虑：与治疗效果不佳或担心疾病性质有关。

（3）有感染的危险：与出血多、持续不净及继发贫血有关。

（六）护理措施

1.一般护理

嘱患者卧床休息，保证充足睡眠，避免劳累；加强营养，摄入高蛋白、高维生素、含铁高的食物，如猪肝、蛋黄、红枣、胡萝卜、绿叶蔬菜等；保持外阴清洁，禁止盆浴和性生活。

2.病情观察

观察并记录患者的生命体征、液体出入量。出血多时，严密观察血压、脉搏，做好配血、输血及输液的抢救准备和配合工作。有发热、子宫体压痛等感染征象者，遵医嘱给予抗生素治疗。

3.治疗配合

(1)无排卵性功血

①止血:大出血时,采用性激素止血要求 8 小时内见效,24～48 小时后出血基本停止。96 小时以上仍不止者,应考虑器质性病变。a.孕激素:适用于体内有一定雌激素水平的患者,尤其是淋漓不尽的绝经过渡期功血患者。孕激素使持续受雌激素刺激的增生期子宫内膜转为分泌期,达到止血效果,停药后子宫内膜脱落,起到药物性刮宫的作用。常用醋酸甲羟孕酮、甲地孕酮和炔诺酮(妇康片)。b.雌激素:大剂量使用雌激素可促使子宫内膜生长,有修复创面止血的作用。常用妊马雌酮、己烯雌酚或苯甲酸雌二醇。c.雄激素:主要用于绝经过渡期功血患者。d.其他止血药物:肾上腺色腙(安络血)、酚磺乙胺(止血敏)。

②调整月经周期:a.雌激素、孕激素序贯疗法:模拟自然月经周期中性激素的变化,补充雌激素、孕激素,促使子宫内膜发育和周期性脱落,形成人工周期,适用于青春期功血。于撤药性出血第 5 天开始,每日口服结合雌激素或戊酸雌二醇,连服 21 天,于服雌激素 11 天起加用黄体酮或醋酸甲羟孕酮,连用 10 天,停药后 7 天内可再出现撤药性出血。在下一次出血第 5 天重复用药,连续使用 3 个周期。b.雌激素、孕激素联合法:适用于内源性雌激素水平较高的育龄妇女和绝经过渡期功血患者。从撤药性出血第 5 天起口服避孕药,每日 1 片,连服 21 天,连续 3 个周期为一疗程。c.后半周期疗法:适用于青春期或活检为增殖期内膜功血患者。自撤药性出血第 16 天起口服甲羟孕酮,每日 10mg,共 10 天。

③促排卵:该法用于育龄妇女功血有生育要求者。促排卵药物有克罗米芬(CC)、尿促性腺激素(HMG)等。

(2)排卵性功血:①黄体功能不全:自排卵后开始每日肌内注射黄体酮,共 10 天,进行黄体功能替代治疗。可使用克罗米芬促进卵泡发育,绒毛膜促性腺激素(HCG)可延长黄体期。②子宫内膜不规则脱落:自预期下次月经前第 10～14 天开始,每日口服甲羟孕酮 10mg,连续 10 天。绒毛膜促性腺激素也可促进黄体功能。

4.心理护理

主动热情与患者沟通、交谈,鼓励其说出内心的不良感受,及时提供必要的信息,帮助患者克服心理障碍,解除思想负担,摆脱焦虑。

5.健康教育

讲解用药的治疗原理和注意事项,强调性激素治疗时,必须严格按照医嘱,准时按量给药,不得随意停服、减量或漏服。采用雄激素治疗时每月总量不能超过 300mg,以防女性男性化。服用促排卵药物者,可测量其基础体温,以便监测排卵情况。治疗期间如发生不规则阴道出血,应及时就诊处理。

二、绝经综合征

围绝经期是妇女自生殖年龄过渡到无生殖能力年龄的生命阶段,包括从出现与卵巢功能下降有关的内分泌、生物学和临床特征起,至最后一次月经后 1 年。绝经综合征指妇女绝经前后出现性激素波动或减少所致的一系列身体及精神、心理症状。围绝经期妇女约 1/3 能通过神经内分泌的自我调节,达到新的平衡而无自觉症状,2/3 妇女则可出现一系列性激素减少所致的症状。多发生在 45～55 岁,有人可持续至绝经后 2～3 年,少数人可持续到绝经后 5～10 年症状才有所减轻或消失。

(一)病因及发病机制

1.内分泌因素

卵巢功能减退,血中雌、孕激素水平降低,使正常的下丘脑-垂体-卵巢轴之间平衡失调,影响了自主神经中枢及其支配下的各脏器功能,从而出现一系列自主神经功能失调的症状。

2.神经递质

下丘脑神经递质阿片肽(EOP)、肾上腺素(NE)、多巴胺(DA)等与潮热的发生有明显的相关性。5-羟色胺(5-HT)对内分泌、心血管、情感和性生活等均有调节功能。

3.种族、遗传因素

孪生姐妹围绝经期综合征开始时间完全相同,症状和持续时间也极相近。个体人格特征、神经类型、文化水平、职业、社会人际、家庭背景等与围绝经期综合征发病及症状严重程度有关,提示本病的发生可能与高级神经活动有关。

(二)临床表现

(1)月经改变:最早出现,表现为月经频发、月经稀发、不规则子宫出血、闭经。

(2)泌尿、生殖道症状:主要表现为泌尿生殖道萎缩症状,外阴、阴道发干,性交痛,尿频、尿失禁等反复发生的尿路感染。

(3)心血管症状:血压升高或血压波动、假性心绞痛等。

(4)骨质疏松:腰背痛、易骨折。

(5)皮肤和毛发变化:皱纹增多加深,皮肤变薄、干燥、色素沉着等。

(6)性欲下降。

(7)全身症状:①阵发性潮热、出汗,伴头痛、头晕、心悸、胸闷、恶心等。②思想不集中、易激动、失眠、多虑、抑郁等精神神经症状。

(三)辅助检查

(1)激素测定:选择性激素测定有助于判断卵巢功能状态以及其他相关内分泌腺功能。

(2)骨密度测定:确定有无骨质疏松。

(3)实验室检查:了解贫血程度及有无出血倾向、有无血脂增高,排除泌尿系病变。

(4)心电图检查。

(5)B 型超声检查。

(6)宫颈刮片:进行防癌涂片检查。

(四)诊断

(1)血清 FSH 值及 E2 值测定:绝经过渡期血清 FSH＞10U/L,提示卵巢储血功能下降。闭经、FSH＞40U/L 且 E2＜10～20pg/ffrl,提示卵巢功能衰竭。

（2）氯米芬兴奋试验：月经第 5 日起口服氯米芬，每日 50mg，共 5 日。停药第 1 日测血清 FSH＞12U/L，提示卵巢储备功能降低。

（3）典型的潮热症状是围绝经期及绝经后的特征性症状，是诊断的重要根据。

（五）治疗

（1）一般治疗

①心理治疗。

②注意休息与锻炼，增加日晒时间，注意摄取足量蛋白质及含钙丰富食物。

（2）激素替代治疗。

（六）护理评估

1.病史评估

对＞40 岁的妇女，若月经增多或不规则阴道流血，必须详细询问并记录病史，包括月经史、生育史，肝病、高血压及内分泌腺疾病史等。

2.身体评估

（1）评估有无卵巢功能减退及雌激素不足引起的症状。

（2）评估因家庭和社会环境因素变化而诱发的一系列症状。

（3）评估个性特点与精神因素引起的症状：妇女在绝经期以前曾有过精神状态不稳定，绝经后则往往较易发生失眠、多虑、抑郁、易激动等。

（4）评估检查结果

3.心理-社会状况评估

评估患者及家属对疾病的认知程度，对围绝经期相关知识的掌握情况，对检查及治疗的配合情况；评估社会及家庭支持系统是否建立完善等。

（七）护理措施

1.一般护理

（1）起居护理：合理安排好日常生活及工作，做到生活有规律，劳逸结合。经常进行适当的体育锻炼，尤其是活动少、工作时间多坐者，更要进行适当的户外活动，防止发胖。要有充分的休息和睡眠，居住环境做到整洁、安静、舒适、保持空气流通。

（2）生活护理：注意个人卫生，经常沐浴，注意清洁外阴，尤其在大便后，肛门周围要用温水清洗，避免尿路感染和阴道炎的发生。

2.病情观察

（1）观察患者阵发性潮热、出汗、头痛、头晕、心悸、胸闷、恶心等症状的程度。可根据天气变化增减衣物，避免衣物潮湿。

（2）观察患者情绪变化的程度，如是否易激动、多虑、抑郁，有无失眠等精神神经症状，做好心理调节和疏导，必要时可就诊于心理门诊。

（3）观察患者有无尿频、尿失禁等症状，关注患者阴道发干、性交痛的自觉症状。可进行盆底肌训练，锻炼盆底功能，必要时遵医嘱使用激素类药物缓解症状。

（4）关注患者血压变化，是否出现血压波动、假性心绞痛等症状。必要时遵医嘱口服控制血压的药物。

(5)观察患者是否出现骨质疏松症、腰酸背痛、腿抽筋、肌肉关节疼痛等。注意活动适度和钙剂的补充。

3.用药护理

(1)性激素治疗:帮助患者了解用药目的及药物用法、适应证、禁忌证、用药时可能出现的反应等,长期使用性激素的患者需定期随访。

①雌激素补充治疗:效果最好,补充雌激素的剂量和时间依据个体情况而定,要取得患者的良好配合。主要应用尼尔雌醇,每次 1~2mg,每 2 周 1 次,口服;也可应用雌激素贴剂。雌激素的疗效与剂量相关,大剂量使用雌激素时,可引起阴道流血、乳房胀痛及阴道分泌物增多等不良反应。长期使用雌激素时,应与孕激素合用,可降低子宫内膜癌的发生率。

②孕激素治疗:适用于围绝经期妇女,以及不能或不愿应用雌激素的围绝经期妇女。主要应用安宫黄体酮,每日 2~6mg,口服。其不良反应有子宫不规律性出血、乳胀、绝经样症状及性欲降低,因此用量应尽可能地减少。

③雄激素治疗:补充雄激素可改善患者长期失眠、抑郁致使身体虚弱的状况,常与雌激素联合应用。大量应用雄激素时可出现体重增加、多毛及痤疮,口服用药时可能影响肝功能。

(2)非激素类药物治疗:①镇静剂:适用于失眠较重的患者,可改善精神及体力状态。可选用地西泮片 2.5~10mg,艾司唑仑片 1~2mg,苯巴比妥片 30~60mg 等。但不宜长期服用,以免产生药物依赖性。②α-肾上腺受体激动剂:可有效缓解患者潮热、出汗症状。常用的有:a.盐酸可乐定:0.1~0.2mg,每日 2 次,口服。其不良反应有头晕、口干。b.甲基多巴:每次250mg,每日 2 次,口服。主要有恶心、呕吐等胃肠道不良反应。

4.专科指导

对于围绝经期妇女可到更年期门诊进行咨询,接受指导和护理。

(1)帮助患者了解围绝经期是正常生理过程。

(2)消除患者无谓的恐惧和焦虑,帮助其解决各种心理矛盾、情绪障碍、心理冲突、思维方法等问题,使其以乐观积极的态度对待老年的到来。

(3)耐心解答患者提出的问题,使护患合作、相互信任,共同发挥防治作用。

(4)主要针对女性生殖道、乳腺肿瘤进行防癌检查。

(5)对围绝经期妇女的性要求和性生活等方面给予关心和指导。

(6)积极防治围绝经期妇女常见病、多发病,如糖尿病、高血压、冠心病、肿瘤和骨质疏松症。

(7)防治围绝经期妇女常见、多发的妇科病,如阴道炎症、绝经后出血、子宫脱垂、尿失禁等。

(8)宣传雌激素补充疗法的有关知识。

5.心理护理

告知患者围绝经期是一种生理现象,可出现如精神心理、神经内分泌、生物节律、生理代谢、性功能、认知、思维、感觉、运动、应激和智能等方面的某些变化;同时也要让患者知道,围绝经期也会出现以雌激素缺乏和衰老为特征的某些病理性变化,如心理障碍、糖尿病、肥胖、高血压、心血管疾病、肿瘤、骨质疏松症、阿尔茨海默病等。嘱患者保持心情舒畅,注意控制情绪;生活要有规律,遇事不要着急、紧张,不要胡思乱想;对人生要抱着积极态度,不沮丧、不消极。家人也要了解围绝经期妇女可能出现的症状,给予同情、安慰和鼓励,全社会均应关心和爱护围绝经妇女,帮助她们顺利度过围绝经期。

6.健康教育

(1)饮食:一般不做严格限制,根据食欲情况和消化功能而定,但要保证充分的营养,尤其是蛋白质,如鱼、瘦肉、豆制品、禽类等;避免油腻、高脂肪、高糖食物,如肥肉、猪油、甜点心、糖果等;高胆固醇食物宜控制,如蛋黄、动物内脏、鳗鱼、肉皮、猪蹄等;宜多食新鲜蔬菜及含糖较少的水果,多食香菇、蘑菇、黑木耳、海带等;忌服烈性酒及刺激性调味品。

(2)活动:鼓励患者参加活动锻炼,以持之以恒、循序渐进、动静结合为运动原则。规律的运动,如散步、骑自行车等可以促进血液循环,维持肌肉良好的张力,延缓老化的速度。饭后应休息1~2小时后活动;运动前应做好充分的准备活动,防止突然剧烈活动造成的心慌、气促、晕倒等现象;运动后,应进行整理活动,使身体逐渐恢复到正常状态,有利于全身脏器的调整,也可预防对身体不利的因素发生。

(3)用药指导:适当摄取钙质和维生素 D,可减轻因雌激素降低所致的骨质疏松;积极防治围绝经期妇女常见病,如糖尿病、高血压、冠心病、肿瘤和骨质疏松症等;指导患者遵医嘱服药,不得自行停药或变更剂量;长期使用性激素类药物的患者应定期复查,以观察用药效果和症状缓解程度。

(4)疾病相关知识宣教:围绝经期妇女应定期做健康检查,以防治雌激素缺乏和衰老性疾病,如绝经期综合征、心血管疾病、骨质疏松症、肿瘤、阿尔茨海默病。在全面体检的基础上,遵照个体化原则制订适当的激素替代治疗方案以保证治疗的全面性。除一般性体检外,还应进行妇科相关疾病筛查包括外阴、阴道及子宫颈炎症和肿瘤、子宫和卵巢肿瘤、盆腔炎症、乳腺良性疾病和肿瘤等。

第三节　盆底功能障碍性疾病患者的护理

一、盆腔器官脱垂

盆腔器官脱垂是指盆腔器官脱出于阴道内或阴道外。阴道前壁脱垂即阴道前壁膨出,阴道内 2/3 膀胱区域脱出称之膀胱膨出。若支持尿道的膀胱宫颈筋膜受损严重,尿道紧连的阴道前壁下 1/3 以尿道口为支点向下膨出,称尿道膨出。阴道后壁膨出又称直肠膨出,阴道后壁膨出常伴随子宫直肠陷凹疝,如内容为肠管,称之为肠疝。子宫从正常位置沿阴道下降,宫颈外口达坐骨棘水平以下,甚至子宫全部脱出阴道口以外,称为子宫脱垂。

(一)临床表现

1.症状

轻症患者一般无不适,重度脱垂韧带筋膜有牵拉,盆腔充血,患者有不同程度的症状,腰骶部酸痛或下坠感;阴道前壁膨出患者可出现尿频、排尿困难等,易并发尿路感染;阴道后壁膨出患者常表现为便秘,甚至需要手助压迫阴道后壁帮助排便;肿物自阴道脱出。轻者经休息后可自行还纳,重者则不能还纳。

2.子宫脱垂分度

目前有两种分度方法,其中一种方法将子宫脱垂分为如下 3 度。

(1)Ⅰ度:轻型为宫颈外口,距处女膜缘<4cm,未达处女膜缘;重型为宫颈已达处女膜缘,阴道口可见宫颈。

(2)Ⅱ度:轻型为子宫颈及部分阴道前壁脱出阴道口外,宫体仍在阴道内;重型为宫颈与部分宫体脱出阴道口外。

(3)Ⅲ度:为宫颈与宫体全部脱出阴道口外。

3.阴道前壁膨出分度

临床上传统分为 3 度。以屏气下膨出最大限度来判定。

(1)Ⅰ度:阴道前壁形成球状物,向下突出,达处女膜缘,但仍在阴道内。

(2)Ⅱ度:阴道壁展平或消失,部分阴道前壁突出于阴道口外。

(3)Ⅲ度:阴道前壁全部突出于阴道口外。

4.阴道后壁膨出分度

临床上传统分为 3 度。以屏气下膨出最大限度来判定。

(1)Ⅰ度:阴道后壁达处女膜缘,但仍在阴道内。

(2)Ⅱ度:阴道后壁部分脱出阴道口。

(3)Ⅲ度:阴道后壁全部脱出阴道口外。

(二)评估和观察要点

1.评估要点

(1)健康史:询问患者年龄、婚育史及性生活情况。如患者生育过,注意询问患者有无产程过长、难产、阴道助产及盆底组织撕裂伤等病史。

(2)评估盆腔器官脱垂发生时间和程度。

(3)评估患者营养情况,产后恢复体力劳动的情况及有无慢性咳嗽、便秘等情况,以及对日常生活的影响程度。

(4)心理-社会状况:评估患者有无焦虑、情绪低落,评估其社会家庭支持程度及对疾病的认知程度、对于手术治疗的接受程度等。

2.观察要点

(1)询问患者有无下腹部坠胀、腰痛、排尿和排便困难,观察阴道肿物脱出等情况。

(2)观察阴道有无黏膜糜烂、溃疡、出血和感染等。

(3)观察患者在腹压增加时上述症状有无加重,卧床休息后症状有无好转。

(三)护理措施

1.术前护理

(1)一般护理:按照妇科阴式手术护理常规进行护理。

（2）病情观察：①观察患者内外科慢性疾病的症状，积极有效治疗和控制原发性慢性疾病，如高血压、糖尿病等。对于有慢性咳嗽的患者，遵医嘱给予镇咳药物，避免因咳嗽而影响手术效果。②术前保持患者排便通畅，多吃粗纤维食物，必要时遵医嘱给予缓泻剂软化大便。③给予患者用药指导，对于子宫脱垂患者尤其是有溃疡的患者，遵医嘱局部要涂抹雌激素软膏于阴道内，促进局部溃疡愈合。

2.术后护理

（1）一般护理：按照妇科阴式手术护理常规进行护理。

（2）病情观察：①监测患者生命体征。观察意识情况、切口有无渗血、阴道出血的量和颜色、引流液的量和颜色、麻醉不良反应、肠蠕动恢复情况。②注意阴道分泌物。观察阴道分泌物的量、性状、颜色及有无异味，如有异常及时通知医师并予以处理。③止血：阴道内放置的止血纱布，术后 12～24 小时取出，观察排尿及阴道出血情况。④镇痛：如有疼痛遵医嘱使用镇痛药。

（3）饮食护理：排气前进流食，排气后进半流食，逐渐过渡至普食。保持排便通畅，鼓励患者进食粗纤维食物。

（4）管路护理：导尿管留置 2～5 天，保留导尿管期间，每日更换引流袋，会阴擦洗，2 次/d，术后 24 小时内准确记录尿量，并告知患者携带尿管期间活动的注意事项，防止管路滑脱。

（5）排尿指导：告知患者拔除尿管后有尿意及时如厕，不要憋尿，出现排尿困难时，不要过度饮水，以免膀胱过度膨胀，影响功能恢复。患者排尿后，通知医师测残余尿量，若残余尿＞200mL 时，给予患者听水声诱导排尿或遵医嘱给予新斯的明 1mg 肌内注射；若残余尿持续＞300mL 遵医嘱导尿。

（6）合并症的观察：①高血压患者。观察血压、脉搏变化，每日测量 1～2 次，倾听患者主诉，注意有无头痛、头晕、视物模糊等不适。②糖尿病患者。监测患者血糖变化，在患者禁食期间，遵医嘱补充液体，避免低血糖的发生。在过渡饮食时，遵医嘱调整降糖药的剂量。

（7）预防感染：密切监测体温变化，一级护理期间测量体温、脉搏、呼吸，4 次/d。保持外阴清洁干燥、勤换内衣裤。遵医嘱应用抗生素。

（8）血栓的预防：进行深静脉血栓的风险评估，按照评分等级采取不同的预防措施。观察生命体征的变化，注意有无胸闷、憋气、下肢疼痛等症状，警惕肺栓塞及下肢深静脉血栓的发生。遵医嘱给予抗凝药或气压式血液循环驱动，观察下肢血供情况及周径变化。

（四）健康教育

1.疾病知识指导

指导患者学会自我观察阴道出血量，术后出现血性分泌物或少量出血为正常现象，若出血量多如月经量，应及时到医院就诊。

2.生活指导

指导患者保持心情舒畅，生活规律；术后 3 个月禁盆浴、禁止性生活，保持外阴清洁，每日清洗外阴，术后 2 周可淋浴；预防呼吸道疾病的发生，避免咳嗽导致腹压增加。

3.活动指导

术后 3 个月内避免腹压增加的活动，如重体力劳动、负重、长期站立、蹲位等，术后 1 个月可恢复一般活动,如进行简单的家务活动。

4.饮食指导

饮食宜选择清淡、易消化、富含粗纤维的食物,保持排便通畅,养成每天排便习惯,避免便秘,必要时遵医嘱使用缓泻药。

5.用药指导

绝经后的患者遵医嘱局部涂抹雌激素软膏,促进阴道切口愈合。

6.术后锻炼

遵医嘱指导患者进行盆底肌和肛提肌训练;做提肛运动,3 次/d,每次 10～15min,或行生物反馈治疗。

二、压力性尿失禁

压力性尿失禁(SUI)是指在咳嗽、打喷嚏、用力活动等腹压增加时尿液不自主地从尿道口漏出的现象。压力性尿失禁主要发生于女性,调查发现美国女性压力性尿失禁的患病率高达36.6%,有报道称 18 岁以上女性尿失禁的发生率为 46.5%,其中约 60% 为压力性尿失禁。尽管女性压力性尿失禁为良性病变,但对生活质量的影响是极大的,患者也常常对尿失禁缺乏正确认识而造成恐惧感。此外,由于很多患者认为这种疾病难以启齿而延误治疗。

(一)病因及发病机制

压力性尿失禁,90%以上为解剖性压力性尿失禁,为盆底组织松弛引起。

1.妊娠与阴道分娩

为压力性尿失禁的主要病因。

2.尿道、阴道手术

手术可破坏尿道、膀胱的正常解剖支持。

3.功能障碍

先天性膀胱、尿道周围组织支持不足或神经支配不健全,为青年女性及未产妇的发病原因。

4.盆腔肿物

当盆腔内有巨大肿物时导致腹压增加,膀胱尿道交接处位置降低而发生尿失禁。

5.肥胖

肥胖是女性压力性尿失禁的独立危险因素,许多文献报道压力性尿失禁的发生与患者体重指数的增高有关。

(二)临床表现

1.症状

腹压增加下的不自主溢尿是最典型的症状。尿急、尿频,急迫尿失禁和排尿后胀满感亦是常见的症状。

2.体征

80%压力性尿失禁患者合并有膀胱膨出。

3.临床分度

临床常用主观分度,分为3级:

(1)Ⅰ级尿失禁:只发生于剧烈压力下,如咳嗽、打喷嚏或慢跑等。

(2)Ⅱ级尿失禁:发生于中度压力下,如快速运动或上下楼梯等。

(3)Ⅲ级尿失禁:发生于轻度压力下,如站立时。患者在仰卧位时可控制尿液。

(三)辅助检查

压力性尿失禁除常规查体、妇科检查以外还需要下列辅助检查:

1.压力试验

患者膀胱充盈时,取截石位进行检查。嘱患者咳嗽时,观察尿道口。如果每次咳嗽时尿液不自主溢出,则可提示压力性尿失禁。

2.指压试验

检查者把中、示指放入阴道前壁的尿道两侧,指尖位于膀胱与尿道交接处,向前上抬高膀胱颈之后行诱发压力试验。若压力性尿失禁现象消失,则为阳性。

3.棉签试验

患者取仰卧位,将涂有利多卡因凝胶的棉签置入尿道,使棉签头处于尿道膀胱交界处,分别测量患者在静息时及 Valsalva 动作(紧闭声门的屏气)时棉签棒与地面之间形成的角度。

4.尿动力学检查

包括膀胱内压测定和尿流率测定,主要观察逼尿肌的反射及患者控制或抑制这种反射的能力,以了解膀胱排尿速度和排空能力。

(四)治疗

1.非手术治疗

轻中度压力性尿失禁患者可考虑非手术治疗。

(1)盆底肌肉锻炼:又称 Kegel 运动。通过反复收缩耻骨尾骨肌可以增强盆底肌肉组织的张力,减轻或防止尿失禁。

(2)生物反馈:借助位于阴道或直肠内的电子生物反馈治疗仪,对盆底肌肉的肌电活动进行监视,指导患者正确的、自主的盆底肌肉训练,并形成条件反射。

(3)盆底电刺激:电刺激治疗是采用低压电流对盆底神经及肌肉进行刺激,从而增加盆底肌的收缩力,反馈抑制交感神经反射,降低膀胱活动度。

(4)膀胱训练:指导患者有意识地延长排尿间隔,使患者学会通过抑制尿急,延迟排尿。

(5)药物治疗:①α-肾上腺素能激动剂:通过刺激尿道和膀胱颈部的平滑肌收缩,提高尿道出口阻力,改善控尿能力。②雌激素替代药物。

2.手术治疗

压力性尿失禁的手术方法有一百余种。目前较为常用的术式为耻骨后膀胱尿道悬吊术和阴道无张力尿道中段悬吊带术。

（五）护理评估

1.病史评估

注意询问患者有无产程过长、难产、阴道助产及盆底组织撕裂伤等病史。评估患者产后恢复体力劳动的情况。评估患者有无慢性咳嗽、便秘及盆腹腔肿瘤史等。

2.全身症状评估

评估患者腹压增加下不自主溢尿程度以及尿频、尿急等症状。

3.风险评估

患者入院 2 小时内进行各项风险评估,包括患者压疮危险因素评估、患者跌倒/坠床危险因素评估、日常生活能力评定、入院护理评估。

4.心理状态评估

评估患者焦虑、抑郁程度,社会家庭支持程度以及对疾病的认知程度、对手术治疗的接受程度等。

（六）护理措施

1.术前护理

（1）病情观察

①观察患者原发性慢性疾病的症状,积极治疗和控制原发性慢性疾病。a.便秘:术前保持排便通畅,可多吃蔬菜、水果等,必要时可给予缓泻剂软化大便。b.慢性咳嗽:遵医嘱可给予止咳药物,缓解因咳嗽引起漏尿的情况。

②观察患者漏尿程度,如需要长期使用会阴垫的患者,应嘱患者勤换会阴垫,保持外阴的清洁干燥。每日更换内裤,内裤宜选用纯棉制品。

（2）用药护理:由于尿液长期刺激导致会阴部皮肤变红、瘙痒、湿疹或糜烂,应每日用 1：5000 的高锰酸钾溶液进行会阴部坐浴,以缓解不适。用 1g 高锰酸钾配 5000mL 水,同时要搅拌均匀,肉眼观察为粉红色即可使用。每次坐浴 20min,每天 2 次。坐浴时要使会阴部浸没于溶液中,月经期停止坐浴。

（3）心理护理:压力性尿失禁患者由于长期受疾病折磨,生活质量下降,在心理、生理及性功能方面均表现异常。患者感到与社会隔离,心情忧郁消沉,食欲缺乏,有冷漠和不安全感。因此既渴望手术成功,又担心手术失败,非常忧虑。护士应主动和患者交谈,了解患者的想法,进行行为、心理的健康指导,帮助患者克服自卑心理,讲解此手术方法的先进性和手术成功的病例,使其积极配合治疗,增强治愈疾病的信心。

（4）健康教育

①饮食:制订合理的饮食计划,避免对膀胱有刺激的食物,避免含咖啡因和碳酸类饮料。适量饮水(饮水过多会加重尿失禁,饮水过少会产生便秘),保持大便通畅。

②活动:在打喷嚏、咳嗽、提重物或弹跳时,应事先紧缩括约肌,以免尿液外漏。有尿失禁的迹象时,应首先放松心情再缓步走向厕所。勿憋尿,一有尿意,应立刻去排尿,最好在饭前、饭后及睡前,将尿液排尽。

③用药指导:教会患者高锰酸钾坐浴的方法,告知高锰酸钾坐浴的注意事项:长期使用高

锰酸钾,会引起阴道菌群紊乱,应严格在医师指导下使用;配制的溶液浓度不宜过浓,以免灼伤皮肤;高锰酸钾液要现用现配;配制时不可用手直接接触本品,以免被腐蚀或染色,切勿将本品误入眼中;用药部位如有灼烧感、红肿等情况,应停药,并将局部药物洗净,必要时向医生咨询。

④化验检查护理指导(尿动力学检查):a.检查前嘱患者饮水 500mL,待膀胱憋胀至尿急时,进行检查才能达到满意的效果。b.由于检查时需在尿道插一细管进行测量,因此检查后,患者会感觉尿道不适,或出现短暂的排尿疼痛、轻微的血尿等。应嘱患者检查后多饮水,减轻不适症状,预防感染。

2.术后护理

(1)一般护理:按妇科手术护理常规进行护理。

(2)病情观察:①严密心电监护,观察血压、脉搏、呼吸情况。②严密观察会阴部穿刺点渗血、渗液情况。

(3)用药护理:对雌激素低下妇女用雌激素替代治疗,即术后 2 周内每周 2 次,将雌激素乳膏涂抹于阴道内,但已知、怀疑或既往有乳腺癌者,已知或怀疑有雌激素依赖性恶性肿瘤(如子宫内膜癌)者及未经明确诊断的阴道流血者应禁用。

(4)专科指导

①排尿指导:指导患者尽快排尿,以免膀胱过度充盈,导致膀胱麻痹,影响排尿功能;停留置尿管后嘱患者多饮水,促进尿液生成,刺激排尿反射,进一步加快膀胱功能的恢复。

②盆底肌肉锻炼(Kegel 运动):是轻、中度尿失禁,轻度子宫、膀胱、直肠脱垂术前及术后的辅助治疗。a.训练前排空膀胱。b.患者可取站、坐位或卧位,双膝并拢,臀部肌肉用力,有意识地收缩肛门、会阴及尿道肌肉,使盆底肌上提,大腿和腹部肌肉保持放松。c.持续收缩盆底肌不少于 3s,松弛休息 2～6s,连续 15～30min,每天 3 次,或每天做 150～200 次,持续 8 周以上或更长。d.指导患者时,详细说明盆底肌的正确位置和收缩要点,以免患者夹紧大腿,而没有收缩盆底肌或收缩盆底肌的同时错误地收缩了腹肌。

(5)并发症的护理观察

①出血:术后密切观察会阴穿刺点渗血和阴道出血情况,仔细观察会阴部皮肤的情况,是否出现血肿或里急后重等症状,发现异常及时通知医生。密切观察生命体征变化。

②膀胱损伤:是术中可能出现的并发症,与患者解剖位置的改变和局部粘连有关。根据损伤程度遵医嘱延长保留尿管时间。

③感染:术后短期内出现尿频、尿急症状与手术和导尿管刺激有关,应做好导尿管、会阴护理,每日 2 次。如分泌物多,应增加会阴护理次数。停留置尿管后鼓励患者多排尿、多饮水,并保持会阴部清洁干燥。

(6)健康教育

①饮食:根据排气情况逐渐进食流食、半流食、普食。注意在卧床期间不能饮牛奶、豆浆、萝卜汤及含糖的饮料,不能进食产气性食物,以防止腹胀。进普食后,应多食高蛋白、高维生素尤其是富含粗纤维的食物,同时要多饮水。

②活动:腰麻术后 6 小时可以侧卧位休息,双下肢做主动的屈伸活动。全麻术后患者,返回病房 2 小时后无不适症状可翻身活动。术后鼓励患者早期活动,有利于增加肺活量、减少

肺部并发症、改善血液循环、促进伤口愈合、预防深静脉血栓、预防肠粘连、减少尿潴留的发生。

③用药指导:应用雌三醇乳膏时,应在医生指导下使用。如忘记用药,如果不是在下次用药的那天,则应立即补上。反之,则应停止本次用药,继续后续用药,在同一天绝对不能用药两次。

④化验检查护理指导:患者拔除导尿管后,鼓励患者排尿,通常1~2小时1次,共3次,并测量膀胱残余尿量,若少于100mL为正常,如在100m以上,应嘱患者继续排尿后重新测量或遵医嘱重新留置导尿管。

⑤疾病相关知识:a.针对病因,做好妇女的"五期"保健,即青春期、月经期、孕期、产褥期和哺乳期。b.提倡晚婚晚育,防止过多生育。c.加强产后体操锻炼,促进盆底组织恢复,避免产后过早参加重体力劳动。d.积极预防、治疗使腹压增加的疾病。e.减轻体重有助于预防压力性尿失禁的发生。

⑥出院指导:a.调整情绪,保持乐观开朗的心态。b.注意保暖,避免感冒着凉。c.术后休息3个月,禁止性生活及盆浴,避免提重物或久站久坐,避免用力下蹲、咳嗽、大笑、跑跳等增加腹压行为。定期门诊复查,经医生门诊检查术后恢复情况,确认伤口完全愈合后方可有性生活。d.进食高蛋白、高维生素等营养丰富的食物,多吃蔬菜、水果,预防便秘。e.会阴部伤口局部愈合较慢,嘱患者回家后保持外阴清洁干燥,每日清洗会阴部及更换内裤。f.加强排尿的训练,多饮水,可以在排尿时有意识中断排尿,使尿道括约肌收缩。

(7)延续护理

①盆底肌训练的患者于训练后2~6个月内进行随访。手术治疗的患者于术后6周内至少随访1次,以后每3~6个月随访1次。有病情变化应随时就诊。

②做好电话及门诊的随访,以便全面评估患者的治疗效果。

第四章　儿科护理

第一节　消化系统疾病患儿的护理

一、小儿腹泻

小儿腹泻,又称腹泻病,是由多病原、多因素引起的以大便次数增多伴性质改变为主要表现的一组疾病,也可伴有发热、呕吐、腹痛等症状。腹泻严重时患儿可出现不同程度的水、电解质、酸碱平衡紊乱,是儿科最常见疾病之一。6 个月以内的婴儿,出生后不久即出现腹泻,仅表现大便次数增多,患儿食欲好,生长发育正常,当增加辅食后,大便次数可自行好转,这类腹泻称为生理性腹泻,多见于母乳喂养儿。小儿腹泻发病年龄以 6 个月～2 岁婴幼儿多见,一年四季均可发病,但夏秋季发病率最高。

(一)病因及发病机制

1.易感因素

(1)婴幼儿消化系统特点:婴幼儿消化系统发育不完善,胃酸和消化酶分泌不足且活性低,患儿消化道的负担较重,易引起消化功能紊乱。

(2)婴幼儿防御能力较差:婴幼儿血清免疫球蛋白及胃肠道 SIgA 较低,易出现肠道感染引起腹泻。

(3)人工喂养:母乳中含有 SIgA、巨噬细胞及粒细胞等免疫因子,有抗肠道感染作用,人工喂养患儿不能从中获得,易出现肠道感染引起腹泻。

2.感染因素

(1)肠道内感染

①病毒感染:寒冷季节婴幼儿腹泻 80% 由病毒感染引起。其中轮状病毒是病毒性肠炎最主要病原,其次为星状和杯状病毒、柯萨奇病毒、诺沃克病毒、冠状病毒等。

②细菌感染:以可致泻的大肠杆菌为主要病原,包括致病性大肠杆菌、产毒性大肠杆菌、侵袭性大肠杆菌、出血性大肠杆菌和黏附性一集聚性大肠杆菌。其他细菌有空肠弯曲菌、沙门氏菌、金黄色葡萄球菌等。

③真菌感染:婴儿以白色念珠菌多见,其他包括曲菌、毛霉菌等。婴幼儿长期应用广谱抗生素引起肠道菌群失调或激素引起免疫功能的降低,易发生肠道真菌感染导致腹泻。

④寄生虫感染:以阿米巴原虫、蓝氏贾第鞭毛虫、隐孢子虫多见。蓝氏贾第鞭毛虫、阿米巴原虫和隐孢子虫蓝氏贾第鞭毛虫、阿米巴原虫和隐孢子虫蓝氏贾第鞭毛虫、阿米巴原虫和隐孢子虫常见为蓝氏贾第鞭毛虫、阿米巴原虫和隐孢子虫等。常见为蓝氏贾第鞭毛虫、阿米巴原虫和隐孢子虫等。常见为蓝氏贾第鞭毛虫、阿米巴原虫和隐孢子虫等。

(2)肠道外感染如中耳炎、上呼吸道感染、泌尿系感染、皮肤感染或急性传染病等疾病的病原菌直接感染患儿肠道引起腹泻。

3.非感染因素

(1)饮食因素:由于喂养不当,包括喂养次数、食量、种类的改变太快,给予过多脂肪类、纤维素类食物或高果糖的果汁,均可引起腹泻。部分患儿对牛奶、豆类或某种食物过敏也可引起腹泻。

(2)气候因素:由于天气突然变冷或天气过热,导致腹部受凉或消化酶分泌降低均可导致腹泻。

(二)临床表现

1.症状与体征

(1)大便次数增多、性质及气味改变:根据腹泻轻重每日排便数次至数十次不等。呈黄色或黄绿色稀水便、蛋花汤样便,可混有黏液、泡沫或奶瓣,严重患儿可伴有少量血便。大便气味可出现腥臭味或酸味。

(2)腹泻伴随症状:患儿腹泻时可伴恶心、呕吐或溢乳,食欲减退等。

(3)全身中毒症状:由肠道内感染所致腹泻,可出现全身中毒现象。表现为体温低热或高热、烦躁、精神差或嗜睡等。

(4)电解质紊乱:①代谢性酸中毒:主要表现为呼吸深快、精神萎靡、嗜睡、面色苍白、口唇樱红。②低钙血症:主要表现为手足搐搦、惊厥等。③低钾血症:多随酸中毒的纠正,出现低钾血症。主要表现为全身乏力、反应迟钝、哭声低、吃奶无力、肌张力低下等表现。

(5)脱水腹泻:严重患儿可出现脱水,表现为消瘦,体重不增或降低。脱水程度的判断见表 4-1。

表 4-1 脱水程度判断

脱水程度	轻度	中度	重度
失水占体重/%	<5	5-10	>10
精神状态	正常	烦躁或萎靡	昏睡或昏迷
前囟眼窝下陷	不明显	较明显	明显
皮肤干燥	略有	明显	极显
皮肤弹性	稍差	差	极差
眼泪	有	少	无
尿量	稍少	少	极少或无

2.小儿腹泻分型

(1)按病程分类。①急性腹泻:腹泻病程<2周。②迁延性腹泻:腹泻病程2周~2月。③慢性腹泻:腹泻病程>2月。

(2)按病情分类

①轻型腹泻:多由饮食及肠道外感染引起。一般无全身症状,精神尚可,失水不明显,主要为胃肠道症状,偶有伴随症状恶心、呕吐等,大便次数每日10次左右,量少,呈黄色或黄绿色稀糊状伴有奶瓣或泡沫。

②重型腹泻:多为肠道内感染引起。表现为严重的胃肠道症状,常伴呕吐,严重者可见咖啡渣样液体,大便次数每日多至数十次,量多,多呈水样便或蛋花汤样便伴有少量黏液或血便。除此之外还可出现明显脱水、电解质紊乱及全身中毒症状。

(三)辅助检查

(1)血液检查包括血常规及血生化检查。白细胞总数及中性粒细胞增多提示细菌感染;淋巴细胞计数增多提示病毒感染;嗜酸性粒细胞增多提示有寄生虫感染或接触过敏原。血清钠的浓度提示脱水性质,根据血钾、血钙、血镁浓度提示患儿是否出现电解质紊乱。

(2)粪便检查包括便常规、便隐血,便培养。肠炎患儿大便可见红细胞、白细胞;消化不良或脂肪泻可见脂肪滴;便隐血可了解患儿大便是否出现便血;便培养可检验出致病菌。

(四)诊断

(1)症状体征患儿每日大便次数超过正常排便习惯,且出现大便性质改变,水分增多,粪质减少,可伴奶瓣、黏液、血便等。伴随症状可表现为呕吐、腹痛或不同程度发热。可出现不同程度脱水、电解质紊乱、酸中毒。

(2)实验室检查:轮状病毒肠炎患儿大便行电镜检测可发现轮状病毒颗粒。便常规镜检可见红、白细胞等。细菌培养可见致病菌。

(3)过敏性腹泻患儿摄入牛乳48小时内出现症状,若停止摄入,腹泻症状好转。

(五)治疗

(1)调整饮:食除严重呕吐患儿外,均可继续进食。母乳喂养患儿继续母乳喂养,暂停辅食,人工喂养患儿可喂米汤或稀释的牛奶或其他代乳品,少食多餐,病毒性肠炎患儿可以改喂免乳糖配方奶。随病情的好转,逐渐从流食、半流食过渡到正常饮食。

(2)对症处理:纠正水电解质紊乱及酸碱失衡。

①脱水:口服补液盐(ORS)用于腹泻预防轻、中度脱水。轻度脱水给予$50\sim80mL/kg$,中度脱水给予$80\sim100mL/kg$。静脉补液治疗,适用于重度脱水、呕吐及腹泻严重的患儿,需补充累积损失量、继续损失量及生理需要量。

②电解质紊乱:及时纠正低钾、低钙和低镁血症。

③代谢性酸中毒:纠正酸中毒,静脉补充碱性溶液,首选碳酸氢钠溶液。

(3)止泻治疗应用微生态制剂补充肠道菌群,蒙脱石散保护消化道黏膜。

(4)控制感染根据病原菌选择适宜抗生素进行治疗。

（六）护理

1.护理评估

（1）评估患儿意识及精神情况，为患儿进行生命体征、身高、体重的测量，了解患儿基本生长发育情况。

（2）询问家属患儿有无既往史、过敏史、手术史及家族史等。

（3）评估患儿营养情况，有无食欲缺乏，进食后有无呕吐，呕吐物的性质、量，询问患儿的大小便情况，尿量有无减少，腹泻的次数、颜色、性质、量，以及有无伴随症状如腹痛、呕吐等。

（4）评估患儿目前病情，精神有无烦躁或萎靡，是否全身乏力，面色有无苍白或发灰发暗，评估患儿皮肤的弹性及干燥程度，呼吸是否平稳，有无抽搐、惊厥等表现。

（5）评估患儿是否有饮食不卫生史，询问喂养的时间、食量及成分情况；患儿腹部有无受凉；有无其他感染性疾病，如上呼吸道感染、肺炎、中耳炎等；有无滥用药物的现象，如广谱抗生素或肾上腺糖皮质激素等。

（6）了解患儿目前相关检查，关注患儿便常规、便隐血、便培养结果，以及血常规、血生化的结果。

（7）心理-社会状况：了解家属对疾病采取的治疗、护理的配合程度，以及家属对此疾病的知识缺乏程度。评估患儿及家属的心理状态和家庭经济承受能力。

2.护理措施

（1）一般护理

①休息与活动：根据患儿腹泻病情程度，适当安排活动，急性期可卧床休息，家属需予患儿定时翻身，避免身体局部受压，出现压疮。

②饮食护理：a.饮食调整原则上由少到多，由稀到稠，根据患儿食欲、腹泻等情况进行调整，尽早恢复正常饮食。b.母乳喂养患儿，不可突然中断喂养，可采用少量多次喂养的方法，患儿母亲同时需要限制饮食，少食脂肪类、纤维素高的食物，多饮水，以稀释母乳。若为人工喂养，可喂养与奶等量的米汤或稀释后的牛奶或其他代乳品，保证奶类的质量。腹泻严重时，患儿需暂停辅食，当患儿腹泻次数减少时，按增加辅食的原则逐渐增加。c.年长儿饮食上以流质食物为主，食物种类宜选用清淡、易消化、高蛋白、高热量食物，避免多食糖类及脂肪，忌油腻、刺激、生冷，需保证充分营养供给。待病情好转后，给予半流质食物如粥，面条等，逐渐过渡到正常饮食。d.鼓励患儿多饮水，保证患儿每日出入量平衡。

③预防感染：做好消毒隔离，预防交叉感染。腹泻患儿自身抵抗力低下，易受外界病毒、细菌等病原微生物感染。所以护理或接触每位患儿前后需认真洗手，避免患儿之间交叉感染。轮状病毒主要经粪-口传播及接触传播，也可通过呼吸道传播，为了预防婴幼儿轮状病毒的感染，接触已感染患儿后，需严格执行床旁隔离，用物专人专用，病室环境及物品定时消毒；接触患儿呕吐物、排泄物需戴手套，把污物扔在医疗垃圾中；接触后按"六步洗手法"洗手。对于母乳喂养的患儿，母亲需注意乳房卫生，每次喂养前后用清水清洗乳房，保持内衣清洁干燥。人工喂养的患儿，家属需进行餐具、奶瓶的清洗及消毒，可采取煮沸消毒的方法。对于年长儿，家属需帮助患儿进食及大小便前后要用肥皂洗手，勤剪指甲。

（2）病情观察

①观察及记录患儿生命体征，包括体温、呼吸、心率、血压。关注患儿体温是否出现低热或高热，及时发现感染征象，观察患儿呼吸、心率是否平稳，血压是否正常。

②严格记录患儿出入量，关注患儿进食情况，进食后有无呕吐，呕吐物的性质、量，记录患儿尿量及大便情况，包括大便次数、颜色、性质、量，是否伴有泡沫、奶瓣、黏液及脓血。

③观察患儿臀部皮肤情况，有无发红、破损。

④观察患儿有无脱水征象，观察患儿的精神状态、面色、皮肤弹性、皮肤黏膜干燥程度及尿量情况。

⑤观察患儿有无休克先兆，如患儿面色和皮肤发灰或发花、四肢发冷、出冷汗、精神极度萎靡、脉搏细数、尿少等。

⑥观察患儿是否出现低钾、低钙血症以及代谢性酸中毒的表现。

（3）用药护理

①口服补液盐：对于轻中度脱水患儿，要遵循少量多次的原则，以免造成呕吐；服用 ORS 期间应让患儿照常饮水，防止出现高钠血症；高钠血症的患儿，禁止服用 ORS；若脱水纠正，应立即停服 ORS；患儿心、肾功能不全，腹胀明显的患儿，忌服 ORS。

②静脉治疗：对于重度脱水患儿，应立即建立有效的静脉通路，保证液体输入，及时补充血容量；补液原则按照先盐后糖、先浓后淡、先快后慢、见尿补钾，补钾溶液浓度应小于 0.3%；根据脱水程度调整输液速度，注意患儿尿量变化；护理人员需定时观察患儿输液局部皮肤情况，防止静脉炎及渗液情况发生，保证患儿输液安全。

③微生态制剂：常用制剂有双歧三联活菌、金双歧等。药物应低温保存至 2~8℃；口服时用温水冲服，水温不宜超过 40℃；避免与抗菌药同服。

④消化道黏膜保护剂：它是一种天然的硅铝酸盐。口服时应注意空腹服用，温水冲服；治疗急性腹泻时，止泻同时需注意纠正脱水；注意观察药物不良反应，如便秘。

（4）臀部皮肤护理

①尿裤选用质地柔软的吸水布料，勤更换，避免排泄物刺激臀部皮肤，导致破损。

②患儿每次大便后温水擦拭，动作轻柔，肛周尽量保持干燥，若已出现臀红，可涂抹 5% 鞣酸软膏或 40% 氧化锌油给予保护。

③臀部皮肤破损严重患儿，可适当暴露皮肤或遵医嘱给予红光治疗。

④慢性腹泻患儿常伴营养不良，皮下脂肪含量少，需予患儿定期翻身，对皮肤受压部位进行按摩，防止压疮发生。

（5）心理护理：腹泻患儿大多身体虚弱、无力，且由于大便次数增多以及性状改变，患儿家属常出现焦虑、担心、恐惧的心理。护理人员首先应尽快帮助患儿及家属适应医院环境，用温柔、可亲的语言与患儿及家属交流，及时给予疾病指导，告知家属护理方法和治疗要点，以消除家属的焦虑、恐惧心理。在进行每项护理操作前取得家属或年长患儿同意，做好解释工作，操作完成后给予适当鼓励和表扬，可以促进护患之间关系，取得家属对医护人员的信任，以提高患儿的治疗效果。

（6）健康教育

①生活指导：对于腹泻患儿，需营造安静、舒适的环境，以使其休眠充足。指导家属进行出入量的记录以及脱水表现的观察。

②饮食指导：给予患儿易消化、高热量，富含丰富蛋白质的食物，以保证患儿营养需求，避免进食刺激患儿消化道的食物，如过冷、过热、油腻等食物。

③用药指导：指导患儿家属按时按量给予患儿服药，告知家属所用药物的不良反应，同时观察患儿大便改变情况，有无减轻或加重。

④疾病相关知识：小儿腹泻是由多病因、多因素引起的患儿大便次数增多及性质改变，多见于夏秋季节，所以提前预防就尤为重要。在易发病季节注意饮食及饮食卫生，避免肠道感染，以减少患儿发病率。注意天气变化，合理增减衣服。避免滥用广谱抗生素，导致患儿肠道菌群失调引起腹泻。

二、口炎

口炎是指口腔黏膜的炎症。若病变仅局限于舌、牙龈、口角，亦可称为舌炎、牙龈炎或口角炎等。大多由微生物（细菌、病毒、真菌和螺旋体）引起，亦可因局部受理化因素刺激而引起。本病多见于婴幼儿，可单独发病，亦可继发于急性感染、腹泻、营养不良、维生素 B 或维生素 C 缺乏等全身性疾病。食具消毒不严、口腔不卫生或由于各种疾病导致机体抵抗力下降等因素可诱发本病。

临床常见的口炎有鹅口疮和疱疹性口炎。鹅口疮又名雪口病，为白念珠菌感染所致，多见于新生儿、营养不良、腹泻、长期应用广谱抗生素或糖皮质激素的患儿。疱疹性口炎亦称疱疹性龈口炎，由单纯疱疹病毒感染引起，传染性强，在卫生条件差的家庭和集体托幼机构容易传播。溃疡性口炎多由金黄色葡萄球菌、链球菌等引起，常发生于急性感染、长期腹泻等疾病致患儿免疫力低下时。

（一）护理评估

1.健康史

评估患儿家长有无乳具消毒的习惯；患儿有无急性感染、营养不良等疾病史，有无长期应用广谱抗生素或糖皮质激素史；评估患儿有无发热、流涎等症状及出现时间。

2.身体状况

（1）鹅口疮：口腔黏膜表面出现白色或灰白色乳凝块样小点或小片状物，初起时呈点状和小片状，可逐渐融合成片，不易拭去，强行擦拭剥离后，局部黏膜潮红、粗糙，可伴有溢血。患处不痛，不流涎，一般不影响吃奶，无全身症状。最常见于颊黏膜，其次是舌、牙龈、上腭。重症可累及咽、喉、食管、气管、肺等，出现低热、拒食、呕吐、吞咽困难、声音嘶哑或呼吸困难等。

（2）疱疹性口炎：起病时发热，体温达 38～40℃，1～2 天后颊黏膜、牙龈、舌、口唇及口周皮肤出现单个或成簇的小疱疹，直径约 2mm，周围有红晕，迅速破溃后形成浅溃疡，上面覆盖黄白色纤维素性渗出物。有时可波及上腭及咽部。由于疼痛剧烈，患儿表现为拒食、流涎、烦躁，常有颌下淋巴结肿大。病程 1～2 周。本病须与疱疹性咽峡炎鉴别。

（3）溃疡性口炎：多见于婴幼儿。口腔的各部位均可发生，常见于舌、唇内及颊黏膜处，可至唇及咽喉部。本病特征是初起时口腔黏膜充血水肿，继而形成大小不等的糜烂面或浅溃疡，边界清楚，表面有灰白色假膜，为纤维素性渗出物，易拭去，拭去后遗留渗血创面。表现为局部疼痛、烦躁、拒食、流涎、哭闹，常伴发热，体温可达 39～40℃，颌下淋巴结肿大，白细胞计数及中性粒细胞增多。

3.心理-社会支持状况

疱疹性口炎传染性强，可在托幼机构引起小流行，应注意评估托幼机构有无相应预防措施；了解家长对该病的病因和护理方法认识程度。

4.治疗原则及主要措施

治疗以保持口腔清洁、局部涂药、对症处理为主，注意水分及营养的补充，严重者可全身用药。

（二）常见护理诊断/问题

（1）口腔黏膜受损：与口腔炎症有关。

（2）体温过高：与口腔炎症有关。

（3）疼痛：与口腔黏膜糜烂、溃疡有关。

（4）营养失调：低于机体需要量。与疼痛引起拒食有关。

（5）知识缺乏：患儿及家长缺乏口炎的预防及护理知识。

（三）护理措施

1.促进口腔黏膜愈合

（1）口腔护理：鼓励多饮水，进食后漱口，保持口腔黏膜湿润和清洁。鹅口疮患儿宜用 2% 碳酸氢钠溶液清洗；疱疹性口炎水疱破溃形成的溃疡面可用 3% 过氧化氢溶液或 0.1% 依沙吖啶（利凡诺）溶液清洗。清洗口腔每日 2～4 次，以餐后 1 小时左右为宜，动作应轻、快、准，以免引起呕吐。对流涎者，及时清除流出物，保持周围皮肤干燥、清洁，避免引起皮肤湿疹及糜烂。

（2）正确涂药：涂药前先清洗口腔，然后用无菌纱布或干棉球放在颊黏膜腮腺管口处或舌系带两侧，以隔断唾液，再用干棉球将病变部黏膜表面吸干净后方能涂药，涂药后嘱患儿闭口 10min，然后取出隔离唾液的纱布或棉球，不可立即漱口、饮水或进食。小婴儿不配合时可直接涂药。在清洁口腔及局部涂药时应注意手法，用棉签在溃疡面上滚动式涂药，切不可摩擦，以免扩大创面或疼痛加重。

①鹅口疮患儿局部涂抹 10 万～20 万 U/mL 制霉菌素鱼肝油混悬溶液，每日 2～3 次。

②疱疹性口炎患儿局部可涂碘苷（疱疹净）抑制病毒，也可喷西瓜霜、锡类散、冰硼散等，预防继发感染可涂 2.5%～5% 金霉素鱼肝油。

③溃疡性口炎患儿局部可涂 5% 金霉素鱼肝油、锡类散等。

2.发热的护理

密切监测体温变化，发热者给予松解衣服、多饮水等物理降温，必要时遵医嘱给予药物降温。

3.饮食护理

以高热量、高蛋白、含丰富维生素的温凉流质或半流质饮食为宜,避免摄入刺激性或粗硬食物。对因口腔黏膜糜烂、溃疡引起疼痛影响进食者,可按医嘱在进食前局部涂 2% 利多卡因。对不能进食者,应给予肠道外营养,以确保能量与水分的供给。

4.健康指导

向家长讲解口炎相关知识;指导家长食具专用,做好清洁消毒工作,鹅口疮患儿的食具应用 5% 碳酸氢钠溶液浸泡半小时后再煮沸消毒;示教清洁口腔及局部涂药的方法;纠正患儿吮指、不刷牙等不良习惯,培养进食后漱口的卫生习惯;宣传均衡营养对提高抵抗力的重要性,避免偏食、挑食,培养良好的饮食习惯。

第二节　呼吸系统疾病患儿的护理

一、急性上呼吸道感染

急性上呼吸道感染是指由各种病原引起的上呼吸道的急性感染,简称上感,俗称"感冒",是小儿最常见的疾病。该病主要侵犯鼻、鼻咽和咽部,根据主要感染部位不同,又可诊断为急性鼻炎、急性咽炎、急性扁桃体炎等。全年均可发生,冬春季节为高峰。

(一)病因

各种病毒和细菌均可引起。90% 以上是病毒,常见的有鼻病毒、呼吸道合胞病毒、流感病毒、副流感病毒、腺病毒、柯萨奇病毒、冠状病毒等。也可继发细菌感染,常见的有溶血性链球菌,其次为肺炎链球菌、流感嗜血杆菌等。肺炎支原体不仅可引起肺炎,也可引起上呼吸道感染。

婴幼儿时期由于上呼吸道的解剖生理和免疫特点而易患本病。患有先天性心脏病、维生素 D 缺乏性佝偻病、营养不良、贫血、维生素 A 缺乏,锌、铁缺乏或免疫缺陷等病,或有被动吸烟、环境不良及护理不当等往往容易反复发生上呼吸道感染或使病程迁延。

(二)临床表现

1.一般类型

(1)症状。局部症状:主要是鼻咽部症状。出现流涕、鼻塞、打喷嚏、咽部不适、轻咳等,多于 3～4 天自然痊愈。

全身症状:不同程度的发热、烦躁不安、头痛、纳差、乏力、全身不适等。部分患儿可伴有呕吐、腹泻、腹痛等消化道症状。腹痛多为脐周阵发性疼痛,无压痛,多为肠痉挛所致,若腹痛持续存在,多为并发急性肠系膜淋巴结炎。

婴幼儿起病急,以全身症状为主,常有消化道症状,局部症状较轻。多有发热,体温可达39～40℃,起病 1～2 天内可因高热引起惊厥。

(2)体征:体检可见咽部充血,扁桃体肥大,颌下淋巴结肿大、触痛。肺部听诊一般正常。肠道病毒感染者出现不同形态皮疹。

2.两种特殊类型上呼吸道感染:见表 4-2

表 4-2 两种特殊类型上呼吸道感染

	病原体	好发季节	疾病特点	病程
疱疹性咽峡炎	柯萨奇 A 组病毒	夏秋季	急起高热、咽痛、流涎、厌食、呕吐等。可见咽充血,咽腭弓、悬雍垂、软腭等处可见多个直径 2~4mm 灰白色疱疹,周围有红晕,1~2 日后疱疹破溃形成小溃疡	1 周左右
咽结合膜热	腺病毒 3 型、7 型	春夏季	散发或发生小流行。以发热、咽炎、结膜炎为特征。表现为高热、咽痛、眼部刺痛,体检可见咽部充血,一侧或双侧滤泡性眼结合膜炎,颈部或耳后淋巴结肿大	1~2 周

3.并发症

婴幼儿多见。可并发中耳炎、鼻窦炎、咽后壁脓肿、颈淋巴结炎、喉炎、支气管炎、肺炎等。年长儿若患 A 组 p 溶血性链球菌咽峡炎可引起急性肾小球肾炎、风湿热等疾病。

(三)辅助检查

病毒感染者外周血白细胞计数正常或偏低,中性粒细胞减少,淋巴细胞计数相对增高。细菌感染者外周血白细胞可增高,中性粒细胞增高。病毒分离、血清学检查可明确病原。

(四)治疗要点

1.一般治疗

病毒性上呼吸道感染者,应告诉患儿家长该病的自限性和治疗目的,防止交叉感染及并发症。注意休息、居室通风、多饮水。

2.抗感染治疗

(1)抗病毒药物:主张早期应用。抗病毒药物常用利巴韦林(病毒唑)。部分中药制剂有一定的抗病毒疗效。

(2)抗菌药物:细菌性上呼吸道感染或病毒性上呼吸道感染继发细菌感染者可选用抗生素治疗。

3.对症治疗

(1)高热可予以物理、药物降温。

(2)发生高热惊厥者可予以镇静、止惊等处理。

(五)常见护理诊断/问题

(1)体温过高:与上呼吸道炎症有关。

(2)舒适的改变:与咽痛、鼻塞等有关。

(3)潜在并发症:惊厥、中耳炎、支气管炎、肺炎等。

(六)护理目标

(1)患者体温下降至正常范围内。

(2)患者咽痛、鼻塞、流涕等症状减轻或消失。

（3）及时发现并处理并发症。

（七）护理措施

1.一般护理

（1）保持室温 18～22℃,湿度 50％～60％,注意通风,保持室内空气清新。保证患儿有足够的休息时间。鼓励患儿多喝水,给予清淡、易消化高维生素饮食,宜少食多餐并经常变换食物种类。入量不足者,进行静脉补液。

（2）鼻塞的护理:鼻塞严重时应先清除鼻腔分泌物,然后用 0.5％麻黄素液滴鼻,每次 1～2 滴;对因鼻塞而妨碍吸吮的婴儿,宜在哺乳前 15min 滴鼻,保证吸吮。

（3）口腔护理:保持口腔清洁,为减轻疼痛,不宜吃过烫及刺激性饮食,可用温淡盐水或复方硼酸溶液漱口。注意观察咽部充血、水肿、化脓情况,及时发现病情变化。咽部不适时可给予润喉含片或雾化吸入。

2.治疗配合

密切监测体温变化,体温达 38.5℃以上时应给予物理降温措施,如头部冷湿敷、枕冰袋,在颈部及腹股沟处放置冰袋,30％～50％的酒精擦浴(新生儿禁用)或用冷盐水灌肠。物理降温效果不佳或无条件物理降温时可予退热剂,如口服对乙酰氨基酚等。注意保证患儿摄入充足的水分,及时更换汗湿衣服,避免因受凉而使症状加重或反复。

3.观察病情

密切观察病情变化,一般每 4 小时测量体温并准确记录,若体温过高或有热性惊厥史需 1～2小时测体温一次。发生热性惊厥时,配合医师及时予以镇静、止惊等处理。在护理患儿时应经常检查口腔黏膜的改变、皮肤有无皮疹,注意咳嗽的性质及神经系统症状等,以便能早期发现麻疹、猩红热、百日咳及流行性脑脊髓膜炎等急性传染病及有无支气管炎、肺炎等。

二、肺炎

肺炎是指各种不同的病原体及其他因素(如吸入羊水,动、植物油及过敏反应等)所引起的肺部炎症。以发热、咳嗽、气促、呼吸困难和肺部固定湿啰音为主要临床表现。肺炎是婴幼儿时期的常见病,一年四季均可发生,以冬春季节多见,本病不仅发病率高,病死率也高,占我国儿童死亡原因的第一位,是我国儿童保健重点防治的"四病"之一。

肺炎尚无统一分类法,目前常用以下几种分类方法。

（1）按病理分类:大叶性肺炎、支气管肺炎和间质性肺炎。

（2）按病因分类:病毒性肺炎、细菌性肺炎、支原体肺炎、衣原体肺炎、真菌性肺炎、非感染病因引起的肺炎(吸入性肺炎、过敏性肺炎)等。

（3）按病程分类:①急性肺炎:病程在 1 个月以内。②迁延性肺炎:病程在 1～3 个月。③慢性肺炎:病程在 3 个月以上。

（4）按病情分类:①轻症肺炎:以呼吸系统症状为主,无全身中毒症状。②重症肺炎:除呼吸系统严重受累外,其他系统也受累,全身中毒症状明显。

还可按临床表现是否典型分为典型性肺炎和非典型性肺炎;按发生地区分为社区获得性

肺炎和院内获得性肺炎。

临床上如病原体明确,则按病因分类,以便指导治疗,否则按病理分类。

(一)病因

最常见为病毒和细菌,或细菌与病毒"混合感染"。发达国家以病毒感染为主,最常见的是呼吸道合胞病毒,其次为腺病毒、流感和副流感病毒等。发展中国家以细菌感染为主,以肺炎链球菌多见。近年来肺炎支原体、衣原体和流感嗜血杆菌肺炎有增多趋势。

(二)病理生理

病原体常由呼吸道入侵,少数由血行入肺。其病理改变以肺组织充血、水肿、炎症细胞浸润为主,影响通气和换气功能,导致缺氧及二氧化碳潴留,加之病原体毒素和炎症产物作用,从而造成各器官系统发生一系列病理生理改变。

1.呼吸系统

由于通气和换气障碍,可导致低氧血症和二氧化碳潴留,为代偿缺氧,患儿呼吸频率与心率增快;为增加呼吸深度,辅助呼吸肌参与呼吸运动,出现鼻翼扇动和三凹征,严重者可出现呼吸衰竭。

2.循环系统

可发生心肌炎、心力衰竭及微循环障碍。缺氧和 CO_2 潴留可使肺小动脉反射性收缩,肺循环压力增高,致使右心负荷加重,加之病原体和毒素的作用,可引起中毒性心肌炎,导致心力衰竭。肺动脉高压和中毒性心肌炎是诱发心力衰竭的主要原因。重症患儿还可出现微循环障碍。

3.神经系统

缺氧和 CO_2 潴留可使脑毛细血管扩张.毛细血管壁通透性增加,引起脑水肿。病原体和毒素的作用亦可引起脑水肿。

4.消化系统

缺氧和病原体毒素的作用,使胃肠功能发生紊乱,出现腹泻、呕吐,严重者可引起中毒性肠麻痹和消化道出血。

5.酸碱平衡失调

缺氧时体内需氧代谢障碍,酸性代谢产物增加,加之高热、进食少等因素,常引起代谢性酸中毒。同时,由于 CO_2 潴留可发生呼吸性酸中毒。因此,重症肺炎常出现混合性酸中毒。

(三)护理评估

1.健康史

新生儿应询问出生史,是否有缺氧、羊水或胎粪吸入史。婴幼儿应了解近期有无上呼吸道感染或麻疹、百日咳等呼吸道传染病接触史。询问发病时间、起病急缓、病情轻重及病程长短等。了解有无营养不良、维生素 D 缺乏性佝偻病、先天性心脏病及免疫功能低下等病史。

2.身体状况

(1)轻症肺炎:仅表现为呼吸系统的症状和相应的肺部体征。主要表现为发热、咳嗽、气促和肺部出现固定的中、细湿啰音。①发热:热型不一,多数为不规则热,亦可为弛张热或稽留热,早产儿、重度营养不良儿可不发热。②咳嗽:较频,初为刺激性干咳,极期咳嗽略减轻,恢复期咳嗽有痰,新生儿、早产儿仅表现为口吐白沫。③气促:呼吸可达 40～80 次/min,重者可有鼻翼扇动、点头呼吸、三凹征、唇周发绀。④典型体征为肺部可闻及较固定的中、细湿啰音,新生儿、小婴儿常不易闻及湿啰音。除上述症状外,患儿常有精神不振、食欲减退、烦躁不安、轻度腹泻或呕吐等全身症状。

(2)重症肺炎:除全身中毒症状及呼吸系统的症状加重外,尚出现循环、神经、消化系统的功能障碍。

①循环系统:常见心肌炎、心力衰竭,前者主要表现为面色苍白、心动过速、心音低钝、心律不齐及心电图 ST 段下移、T 波平坦或倒置。后者表现为突然呼吸困难加重,呼吸频率加快(>60 次/min);心率增快(幼儿>160 次/min、婴儿>180 次/min);突然极度烦躁不安,明显发绀,面色发灰;心音低钝、奔马律、颈静脉怒张;肝脏短期内迅速增大等。

②神经系统:轻症表现为精神萎靡或烦躁不安,脑水肿时出现意识障碍、惊厥、前囟膨隆,可有脑膜刺激征,呼吸不规则,瞳孔对光反射迟钝或消失。

③消化系统:轻者表现为食欲减退、呕吐、腹泻等,发生中毒性肠麻痹时,表现为严重腹胀,呼吸困难加重,肠鸣音消失。有消化道出血时,可吐咖啡渣样物,大便隐血试验阳性或柏油样便。

早期合理治疗者并发症少见,若延误诊断或病原体致病力强者,可引起脓胸、脓气胸及肺大疱等。

3.心理-社会支持状况

评估患儿是否有因发热、缺氧等不适及环境陌生、与父母分离等因素而产生焦虑和恐惧心理。家长是否有因患儿住院时间长、知识缺乏等产生焦虑不安、抱怨的情绪。了解患儿既往是否有住院的经历,家庭经济情况如何。

4.辅助检查

(1)实验室检查:①血常规:病毒性肺炎白细胞计数大多正常或降低,可见异型淋巴细胞;细菌性肺炎白细胞总数及中性粒细胞常增高,并有核左移,胞质中可见中毒颗粒。②病原学检查:取鼻咽拭子或气管分泌物等标本可作病毒分离或细菌培养,有助于明确病原体。③C 反应蛋白(CRP):细菌感染时,血清 CRP 浓度多上升,非细菌性感染者则上升不明显。

(2)胸部 X 线:支气管肺炎早期有肺纹理增粗,逐渐出现大小不等的斑片状阴影,可融合成片,以双肺下野、中内带多见,可伴有肺不张或肺气肿。

5.治疗原则及主要措施

以控制感染、改善肺的通气功能、对症和防治并发症为主。

(1)控制感染:确诊为细菌感染或病毒感染继发细菌感染者应使用抗生素。

①用药原则:a.根据病原菌选用敏感药物。b.选用的药物在肺组织中应有较高的浓度。c.早期用药。d.联合用药。e.足量、足疗程,重者宜静脉联合用药。

②根据不同病原选择药物:a.肺炎链球菌:首选青霉素或阿莫西林。b.金黄色葡萄球菌:首选苯唑西林钠,耐药者选用万古霉素。c.流感嗜血杆菌:首选阿莫西林加克拉维酸(或加舒巴坦)。d.肺炎支原体:首选大环内酯类抗生素如红霉素等。病毒性肺炎可选用利巴韦林(病

毒唑)、α-干扰素等抗病毒药物等。

③用药时间:抗生素用至体温正常后 5～7 天,临床症状基本消失后 3 天。

(2)对症治疗:降温、止咳、平喘、改善低氧血症,纠正水、电解质及酸碱平衡紊乱。

(3)糖皮质激素的应用:中毒症状明显或严重喘憋、脑水肿、感染性休克、呼吸衰竭者,可短期应用地塞米松,疗程 3～5 天。

(4)防治并发症:合并心力衰竭者应予以吸氧、镇静、强心、利尿和血管活性药物;合并中毒性脑病者应予镇静、止惊、降颅压和促进脑细胞恢复等药物处理;合并中毒性肠麻痹时,给予禁食、胃肠减压,也可给予酚妥拉明等;并发脓胸、脓气胸者宜早期引流。

(5)其他:恢复期可用红外线照射、超短波治疗等物理疗法促进肺部炎症吸收。

(四)常见护理诊断/问题

(1)气体交换受损:与肺部炎症有关。

(2)清理呼吸道无效:与呼吸道分泌物过多,痰液黏稠、体弱无力排痰有关。

(3)体温过高:与病原体感染有关。

(4)营养失调:低于机体需要量。与摄入不足、消耗增加有关。

(5)潜在并发症:心力衰竭、中毒性脑病、中毒性肠麻痹等。

(五)护理目标

(1)患儿气促、发绀症状逐渐改善以至消失,呼吸平稳。

(2)患儿能顺利咳出痰液,呼吸道通畅。

(3)患儿住院期间体温恢复正常。

(4)患儿摄入足够热量,使其体重不减或略有增加。

(5)患儿不发生并发症或有并发症发生时得到及时发现和妥善处理。

(六)护理措施

1.改善呼吸功能

(1)保持病室环境安静与舒适:定时打开门窗通风换气(应避免对流),保持室内空气新鲜。室温控制在 18～22℃,湿度 55％～60％ 为宜。定期空气消毒,防止病原体播散。按不同病原体或病情轻重分室居住,以防交叉感染。

(2)保证患儿休息,避免哭闹:被褥要轻暖,穿衣不要过多,内衣应宽松,以免影响呼吸;勤换尿布,保持皮肤清洁,使患儿感觉舒适,以利于休息。急性期应卧床休息,各项护理操作集中进行,尽量使患儿安静,以减少氧耗。

(3)给氧:有低氧血症表现,如气促、发绀者应尽早给氧。一般采用鼻导管给氧,氧流量为 0.5～1L/min,氧浓度不超过 40％;缺氧明显者可用面罩给氧,氧流量为 2～4L/min,氧浓度为 50％～60％;出现呼吸衰竭时,应使用人工呼吸器或机械通气给氧。对于新生儿、婴幼儿,不主张持续高流量吸氧,氧浓度应＜60％,以免氧中毒。

(4)遵医嘱使用抗生素和抗病毒药物:以消除肺部炎症,改善呼吸功能,并注意观察药物的疗效和不良反应。

2.保持呼吸道通畅

(1)根据病情采取相应的体位:病情许可的情况下,可进行体位引流,如半卧位或高枕卧位,以利于呼吸运动和上呼吸道分泌物排出;胸痛的患儿可鼓励其患侧卧位以减轻疼痛;指导患儿进行有效的咳嗽,排痰前协助转换体位,帮助清除呼吸道分泌物。

(2)协助翻身拍背以助排痰:方法为五指并拢、稍向内合掌,呈空心状,由下向上、由外向内地轻拍背部,边拍边鼓励患儿咳嗽,借助重力和震动作用促使呼吸道分泌物排出,拍背力量应适度,以不引起患儿疼痛为宜,拍背时间为 10min,一般在餐前或餐后 2 小时进行为宜。

(3)及时清除患儿口鼻分泌物:对于痰液黏稠者给予雾化吸入,每日 2～3 次,每次约 20min,指导患儿深呼吸以达最佳雾化效果;必要时予以吸痰,吸痰不宜在患儿进食后 1 小时内进行,以免引起恶心、呕吐,吸痰压力应<40.0kPa。

(4)遵医嘱给予祛痰剂、平喘剂。

3.维持体温正常

发热者要密切监测体温变化,采取相应的护理措施。

4.补充营养及水分

鼓励患儿多饮水,给予营养丰富、易消化的流质或半流质饮食,应少量多餐,哺喂时应耐心,以免呛入气管发生窒息。重症不能进食者,可遵医嘱给予静脉输液,输液时要严格控制输液量和滴注速度,最好使用输液泵,保持液体均匀滴入,以免发生心力衰竭。

5.密切观察病情

(1)当患儿出现烦躁不安、面色苍白、喘憋加重、呼吸>60 次/min、心率>160～180 次/min、心音低钝、肝脏短时间内迅速增大时,应考虑肺炎合并心力衰竭,应立即给予半坐卧位、吸氧、减慢输液速度并报告医生,做好抢救准备。

(2)若患儿出现烦躁或嗜睡、惊厥、昏迷、呼吸不规则等颅内高压表现时,应考虑中毒性脑病,应立即报告医师,遵医嘱使用镇静、止惊和减轻脑水肿等药物。

(3)观察有无腹胀、肠鸣音是否减弱或消失,观察呕吐物的性质、是否有便血,以便及时发现中毒性肠麻痹及胃肠道出血。

(4)若患儿发热持续不退或退而复升、中毒症状加重,出现剧烈咳嗽、呼吸困难、胸痛、发绀加重等表现,应考虑并发脓胸或脓气胸,立即协助医生做好胸膜腔穿刺或胸腔闭式引流的准备工作。

6.健康指导

指导家长合理喂养,提倡母乳喂养;多做户外运动,提高机体的抗病力;注意保暖,避免受凉;养成良好的个人卫生习惯,减少呼吸道感染的发生;教会家长处理呼吸道感染的方法,使患儿在疾病早期能得到及时处理。

(七)护理评价

评价患儿:①呼吸是否平稳,气促、发绀症状是否改善以至消失。②是否能有效咳出痰液,保持呼吸道通畅。③住院期间体温是否恢复正常。④有无发生并发症或并发症发生时被及时发现,得到妥善处理。

第三节　循环系统疾病患儿的护理

一、先天性心脏病

先天性心脏病简称先心病,是胎儿期心脏及大血管发育异常所致的先天畸形。我国每年出生的婴儿先心病发病率为 5‰~8‰,在各种先心病中以室间隔缺损最常见,占所有先心病例的 25%~30%,其次为房间隔缺损、动脉导管未闭及法洛四联症等。先天性心脏病主要有:心衰、发绀、杵状指(趾)、红细胞增多症、蹲踞、肺动脉高压、发育障碍以及一些其他的症状。其中有 60% 在满 1 周岁之前死亡。

(一)病因及发病机制

一般认为妊娠早期(5~8 周)是胎儿心脏发育最重要的时期,先天性心脏病发病原因很多,遗传因素仅占 8% 左右,而占 92% 的绝大多数则为环境因素造成,如妇女妊娠时服用药物、病毒感染、环境污染、射线辐射等都会使胎儿心脏发育异常。尤其妊娠前 3 个月感染风疹病毒,会使孩子患上先天性心脏病的风险急剧增加。

1.胎儿周围环境因素

妊娠早期子宫内病毒感染以风疹病毒感染后,多见常引起动脉导管未闭及肺动脉口狭窄,其次为柯萨奇病毒感染,可引起心内膜弹力纤维增生症。

2.遗传因素

5% 先心病患儿发生于同一家族,其病种相同或近似可能由于基因异常或染色体畸变所致。这也是主要的导致先天性心脏病的原因。

3.环境因素

高原地区,动脉导管未闭及房间隔缺损发病率较高。先天性心脏病的原因可能与缺氧有关,有些先心病有性别倾向性。

(二)临床表现

先天性心脏病主要取决于畸形的大小和复杂程度。

1.主要症状与体征

(1)经常感冒、反复呼吸道感染,易患肺炎。

(2)生长发育差、消瘦、多汗。

(3)吃奶时吸吮无力、喂奶困难,或婴儿拒食、呛咳,平时呼吸急促。

(4)儿童诉说易疲乏、体力差。

(5)口唇、指甲发绀或者哭闹或活动后发绀,杵状指趾。

(6)喜欢蹲踞,易晕厥、咯血。

(7)听诊发现心脏有杂音。

2.临床分类

根据血流动力学结合病理生理变化,可分为三类:

（1）无分流型：左、右两侧无分流，无发绀，如肺动脉口狭窄、主动脉狭窄、主动脉缩窄、原发性肺动脉扩张、原发性肺动脉高压或右位心等。

（2）左向右分流型：在左、右心腔或主、肺动脉间有异常通道，左侧压力高于右侧，左侧动脉血通过异常通道进入右侧静脉血中，如心房间隔缺损、室间隔缺损、动脉导管未闭。一般无发绀，若在晚期发生肺动脉高压，有双向或右到左分流时，则出现发绀。

（3）右向左分流型：右心腔或肺动脉内压力异常增高，血流通过异常通道流入左心腔或主动脉。一般出生后不久即有发绀，如法洛四联症、三尖瓣闭锁、永存动脉大动脉转位等。

（三）辅助检查

1.检查项目

心脏超声心动、心电图、X线检查、心脏导管检查、CT。

2.检查目的

了解心脏内结构，为疾病诊断提供依据。

（1）心脏超声心动检查：可了解心房、心室和大血管的位置、形态、轮廓、搏动。超声心动图为一种非损伤，无痛检查法，可精确显示心脏内部结构及血流方向，是目前最常用的先天性心脏病的诊断方法之一。

（2）心电图：可准确反映心脏位置，心房、心室有无肥厚，以及心脏传导系统的情况。

（3）X线检查：可有肺纹理增加或减少、心脏增大。但是肺纹理正常，心脏大小正常，并不能排除先天性心脏病。

（4）心脏导管检查：是先天性心脏病进一步明确诊断和决定手术前的重要检查方法之一。通过导管检查，了解心腔及大血管不同部位的血氧含量和压力变化，明确有无分流及分流的部位。

（5）CT：目前常用的有非创伤性的多排螺旋CT有助于诊断。

（6）心血管造影：通过导管检查仍不能明确诊断而又需考虑手术治疗的患儿，可做心血管造影。观察心房、心室及大血管的形态、大小、位置以及有无异常通道或狭窄、闭锁不全等。

（四）诊断

一般通过症状、体征、心电图、X线和超声心动图即可做出诊断，并能估计其血流动力学改变、病变程度及范围，以制定治疗方案。对合并多种畸形、复杂疑难的先天性心脏病，专科医师会根据情况，有选择地采取三维CT检查、心导管检查或心血管造影等检查手段，了解其病变程度、类型及范围，综合分析做出明确的诊断，并指导制定治疗方案。

（五）治疗

有手术治疗、介入治疗和药物治疗等多种。根据病情选择何种治疗方法以及选择正确的手术时机，主要取决于先天性心脏畸形的范围及程度。无分流类或者左到右分流类，经过及时通过手术，效果良好，预后较佳。右至左分流或复合畸形者，病情较重者，手术复杂困难，部分患儿由于某些心脏结构发育不完善而无法完全矫正，只能行姑息性手术减轻症状、改善生活质量。先心病的外科手术方法主要根据心脏畸形的种类和病理生理改变的程度等综合因素来确定，手术方法可分为：根治手术、姑息手术、心脏移植三类。

(六)护理

1.一般护理

(1)护理评估

①评估患儿出生后各阶段的生长发育状况以及常见表现:喂养困难、哭声嘶哑、易气促、咳嗽、潜伏性发绀或持续性发绀,发绀的程度及与活动的关系。

②评估患儿身体状况,患儿的一般情况与心脏畸形的部位和严重程度有关。检查患儿是否有体格发育落后、皮肤发绀、苍白、杵状指(趾),脉搏增快,呼吸急促,鼻翼扇动和三凹征等。

③评估患儿心功能的情况。对≥3岁的患儿进行6min步行试验(6MWT):要求患儿在平直的走廊里尽可能快地行走,测定其6min的步行距离。根据观察6MWT步行距离(6MWD)及做功(体重与6MWD乘积),以及6MWT前后呼吸频率(RR)、心率(HR)、收缩压(SBP)和舒张压(DBP)等指标变化;同时进行平板运动试验(TET),分析6MWD、6MWT做功与TET代谢当量(METs)之间的相关性。将心衰划分为轻、中、重3个等级。

④询问患儿目前服用药物的名称、剂量及用法,评估患儿有无药物不良反应,询问患儿有无明确药物过敏史。

⑤评估患儿当前实验室检查结果以及是否行心电图、24小时动态心电图检查,超声心动及其结果等。

⑥心理-社会状况:评估患儿及家属的心理-社会状况及患儿对疾病的认知状况,经济情况、合作程度,有无焦虑、悲观情绪。

(2)根据病情适当活动,集中操作,避免情绪激动过度哭闹,有心功能不全者应卧床休息,取半卧位。

(3)给予高蛋白、高热量、多维生素、易消化饮食,少食多餐,水肿期控制钠的摄入。

(4)病情观察

①持续心电监护,密切观察心律及心率变化,如发现心律失常、异位心律、室颤等,应立即报告医师。

②密切观察患儿的血压变化。先天性心脏病常因血容量不足、心肌缺血、心肌收缩无力和外周阻力改变而引起血压异常。血容量不足引起的低血压需及时补充血容量,心肌收缩无力引起的低血压可应用洋地黄、多巴胺等药物增强心肌收缩力,支持心功能。血压过高,易增加心脏负荷及心肌耗氧量,可酌情应用血管扩张。

③每24小时评估心电监护电极贴附部位皮肤情况,必要时予以更换电极部位,以免造成皮肤损伤。

④密切观察并记录周围循环情况,观察患儿周身皮肤的颜色、温度、湿度、动脉搏动情况以及口唇、甲床、毛细血管和静脉充盈情况。

⑤体温监测:体温对心血管影响较大,先天性心脏病术后需持续监测体温变化,术后体温<35℃应保暖复温,以免耗费体力,增加心率和加重心脏负担。待体温逐渐回升至正常体温时,及时撤除保暖措施。若体温高热达39℃,可使心肌耗氧量增加,常是术后心动过速的原因,故患儿体温>38℃,应立即采取预防性降温措施。

⑥记录出入量,维持每天出入量的均衡。术后患儿一般不严格限制水的摄入,但对于应用洋地黄类、利尿剂的患儿及心衰的患儿仍应限制水的摄入。室间隔缺损较大的患儿控制液体入量尤为重要,这对于减轻心脏前负荷,防止肺水肿有重要意义。具体的,液量应控制在 $80\sim100$ mL/(kg·d),儿童应控制在约 $1000\sim1200$ mL/(m² · d)。水肿者每日清晨空腹测体重。责任护士向患儿及家属详细讲解出入量的记录方法。责任护士用量杯校正患儿水杯及尿杯的刻度。尿量的记录,告知患儿要把每次尿量用校正后的尿杯准确测量后记录下来,如患儿使用纸尿裤,病房提供电子秤,纸尿裤使用前后均要称重,相减后就是患儿的尿量。入量的记录,告知患儿每次用校正的水杯喝水并记录,经口的食物如米饭、菜、水果等要分开用电子秤称重,责任护士再根据食物含水量表把患儿记录的食物克数核算成含水量并记录。

2.专科护理

(1)根据心功能,每 $2\sim4$ 小时测量脉搏一次,每次 1min,注意脉搏节律、节率、必要时听心率、心音。

(2)呼吸困难时,给予氧气吸入。

(3)注意保护性隔离,避免交叉感染。

(4)保持大便通畅,排便时不宜用力。

(5)用药护理指导

①服用强心苷类药物后,应注意观察药物的作用,如:呼吸平稳、心音有力、脉搏搏动增强。观察强心苷毒性反应,如胃肠道、神经、心血管反应。服用利尿剂,注意患儿的尿量的变化。

②退烧药:一般体温>38.5℃使用,发热及服用退烧药后注意适当增加饮水量。

③当患儿有痰时,除服用化痰药外,还应鼓励其自行咳嗽排痰,

④抗生素药物:出院后根据病情服用 $3\sim5$ 天,若出现鹅口疮,可用 2.5%碳酸氢钠涂口腔,制霉菌素片研磨调糊状涂口腔。

⑤利尿药:氢氯噻嗪、呋塞米、布美他尼、螺内酯(安体舒通)。按医嘱服用,注意尿量。根据心功能情况决定增减量。不能突然停药。停用利尿药后应定期请医师复查,避免出现心功能不全。长期服用利尿药,应注意定期复查血电解质。

⑥补钾药:10%枸橼酸钾。遵医嘱服用,不能多服。钾的用量一定要随时关注,如果出现特殊情况如肢体麻木、乏力、精神淡漠等一定要及时就医。

(6)检查护理指导

①心电图:运动、饱餐、吸烟、浓茶等对心电图检查结果有影响应避免,检查前请安静休息10min 以上;检查时请平躺在检查床上,露出手腕、脚踝、胸部,双手自然放在身体两侧,全身放松,心情平静,选择需要穿易于穿脱的宽松衣服,去除装饰物,有电极片患儿应将其摘除。检查中切勿讲话或改变体位。

②超声心动:患儿取左侧卧位或平卧位。危重患儿检查应在床旁进行。小儿哭闹或不配合时,需镇静,如患儿 $1\sim3$ 岁,需药物镇静,如静脉推注地西泮(安定),或口服水合氯醛等。

③心导管检查:尽量消除患儿的顾虑和紧张不安的情绪。检查前 6 小时内不宜进食,以防在检查过程中发生呕吐。检查前半小时适当给予镇静药,发绀重的病儿还应吸氧、根据检查的需要备皮,一般为双侧锁骨上和或双侧腹股沟。全麻患儿术前当日晨禁食、水。术后卧床休息

24 小时,观察血压、脉搏、呼吸、体温、心率及心律变化。观察伤口有无疼痛、肿胀、渗血及感染等并发症发生

（7）心理护理：对患儿关心爱护、态度和蔼,建立良好的护患关系,消除患儿的紧张心理。对家属和患儿解释病情和检查、治疗经过,取得他们的理解和配合。

（七）健康教育

（1）指导家属给予高热量、清淡易消化的乳类、瘦肉、鱼虾等食品,饮食以普食、半流质、高蛋白、低盐、高纤维素饮食为主,少量多餐,勿暴饮暴食,避免食用刺激性食物。优质食物,如菜汤、蒸蛋、肉末、各种水果,进食量要控制,少食多餐。心功能低下及术后持续有充血性心力衰竭者,应少钠盐。

（2）重症患儿不宜过度地运动,以免额外增加心脏负担。

（3）要避免感染,避免孩子到人多拥挤的环境,家中经常开窗通风,空气消毒。

（4）紫绀型先心病孩子喜欢屈曲或下蹲体位,这是代偿缺氧的表现,不可强行改变,以免发生危险。

（5）检查前准备及注意事项：①选择易于穿脱的宽松衣服。②去除装饰物,有电极片患儿应将其摘除。③年龄小患儿尽量选择饱餐及睡眠时行检查,避免哭闹,必要时给予药物镇静。

（6）减少去人多场所,外出时戴口罩,并随天气变化及时增减衣服应及时就医。

（7）遵医嘱服药,每次服用强心药前测量脉搏数,根据年龄若出现心率降低者应停服。

（8）术后定期称体重,短期内体重增加明显者要加用利尿药。

（9）疾病相关知识：如何预防先天性心脏病。

①适龄婚育：医学已经证明,35 岁以上的孕妇发生胎儿基因异常的风险明显增加。因此最好在 35 岁以前生育。如果无法做到这一点,那么建议高龄孕妇必须接受严格的围产期医学观察与保健。

②备孕前要做好心理、生理状态的调节。如果女性有吸烟、饮酒等习惯,至少在怀孕前半年就要戒烟酒。

③加强对孕妇的保健特别是在妊娠早期积极预防风疹、流感等风疹病毒性疾病。孕妇应尽量避免服用药物,如必须使用,必须在医师指导下进行。

④孕期尽量少接触射线、电磁辐射等不良环境因素。

⑤孕期避免去高海拔地区旅游。因为已经发现高海拔地区的先天性心脏病发生率明显高于平原地区,可能与缺氧有关。

（10）出院指导

①饮食调养：一般的先天性心脏病患儿手术后回到家中,饮食除注意补充营养、合理搭配、易消化外,不必限制钠盐。复杂畸形、心功能低下及术后持续有充血性心力衰竭者,应控制盐的摄入,每天控制在 2～4g。家属应给予患儿少食多餐,不可过饱,更不可暴饮暴食,尽量控制零食、饮料,以免加重心脏负担。

②生活调理：a.患儿的住房应阳光充足,清洁干净,温暖舒适,定期开窗通风换气,床铺要保持清洁干净、舒适,患儿要勤更衣,防止皮肤感染。b.患儿切口结痂自行脱落后可擦澡或洗

澡,但不要用刺激性的肥皂,不要用力摩擦切口处皮肤。若发现切口有红、肿、胀痛的感觉或有流水,出现发热时,应尽快去医院检查有无切口感染。c.半年内不能有剧烈活动,并注意保暖,防止感冒,减少到公共场所活动,防止感染疾病。d.父母要尽快纠正过于保护和溺爱的亲子行为,增加其自信心,鼓励其多与同龄人接触,通过玩耍,建立正常的人际关系,消除自卑、孤独心理,降低孩子对家人的过分依赖。e.患儿家属带患儿定期复查,有异常情况及时随诊,或及时咨询我科医师,出院带药给患儿按时按量服用。

③用药护理:先天性心脏病手术后心功能恢复较好者一般不需要用强心利尿剂。复杂畸形及重度肺动脉高压或心功能差的患儿遵医嘱使用强心、利尿或扩血管药。出院前应问清楚所服药物的名称、剂量、服药时间、可能出现的不良反应及处理方法,不可随意乱服药,以免发生危险。服用地高辛的患儿,家属在给患儿服药前测脉搏、心率,遵医嘱,定期复查,不得擅自服药。

④特殊护理:出院1年内,尽量平卧位,不宜侧卧,以免影响胸骨的正常愈合。家属要注意纠正患儿不正确姿势。

⑤功能锻炼:a.一般的先天性心脏病患儿手术后回到家中的活动应避免过度活动,家属根据具体病情限制活动量,切不可放任不管,以免过度活动,加重心脏负担。b.术前心功能三级及以上、心脏重度扩大和重症动脉高压的患儿心脏恢复需较长时间,出院后不要急于活动,随病情恢复,适当增加活动量,要避免剧烈的体育活动,活动量以不出现疲劳为度。c.要练习扩胸运动,防止鸡胸。婴幼儿有时难以避免,但是不要慌张,因为胸骨愈合过程受到心脏跳动影响形成,随年龄增长和胸肌发育会明显改善。

⑥出院后也要定期到医院复查X线胸片、心电图等以了解其恢复情况。

二、病毒性心肌炎

病毒性心肌炎是指病毒侵犯心脏所引起的以心肌炎症性病变为主要表现的疾病,部分病例可伴有心包炎和心内膜炎。其病理特征为心肌细胞的坏死或变性,儿童期的发病率尚不确切。引起儿童心肌炎常见的病毒有柯萨奇病毒 B_1 — 柯萨奇病毒 B_6 型、埃可病毒、脊髓灰质炎病毒、腺病毒、流感和副流感病毒、麻疹病毒、单纯疱疹病毒以及流行性腮腺炎病毒等。本病的发病机制尚不完全清楚,一般认为与病毒对心肌细胞的直接损害和病毒触发人体自身的免疫反应而引起的心肌损害有关。

(一)护理评估

1.健康史

询问近期有无呼吸道、消化道病毒感染史和传染病接触史;有无发热、心前区不适、胸闷、乏力症状;评估饮食、睡眠及活动耐力情况。

2.身体状况

(1)症状:表现轻重不一。部分病例起病隐匿,有乏力、活动受限、心悸、心前区不适或胸痛等症状,少数重症患者可发生心力衰竭、严重的心律失常、心源性休克,可在数小时或数日内死亡。部分病例呈慢性进程,可演变为扩张型心肌病。

(2)体征:心脏轻度扩大,伴心动过速、心律失常、心音低钝及奔马律。反复心力衰竭者心脏明显扩大;发生心源性休克者出现脉搏细弱、血压下降。

3.心理-社会支持状况

评估患儿及家长对本病的了解程度,能否配合医院的治疗和护理,是否有焦虑及恐惧心理等。

4.辅助检查

(1)心肌损害的血生化指标:病程早期血清磷酸激酶(CK)及其同工酶(CK-MB)、乳酸脱氢酶(LDH)、血清谷草转氨酶(SGOT)均升高。心肌肌钙蛋白 T(cTnT)升高,具有较高的特异性。

(2)心电图:心肌受累时出现 ST 段改变和 T 波低平。可发生各种不同程度的心律失常,包括各种期前收缩、室上性和室性心动过速、房颤、室颤、二度或三度房室传导阻滞等。

(3)病原学检查:疾病早期可从咽拭子、血液、粪便中分离出病毒,但需结合血清抗体测定才更有意义。

(4)心肌活体组织检查:仍被认为是诊断的"金标准"。

(5)PCR:在疾病早期可通过 PCR 技术检测出病毒核酸。

5.治疗原则及主要措施

主要措施有休息和改善心肌营养,可应用大剂量维生素 C、泛醌(CoQ$_{10}$)、1,6-二磷酸果糖、维生素 E、复合维生素 B 等。病毒感染早期可抗病毒治疗;发生心源性休克、严重心律失常、心力衰竭时可使用糖皮质激素。

(二)常见护理诊断/问题

(1)活动无耐力:与心肌受损、收缩无力,组织供氧不足有关。

(2)潜在并发症:心律失常、心力衰竭、心源性休克。

(3)知识缺乏:家长及患儿缺乏本病的治疗、护理等相关知识。

(三)护理措施

1.休息以减轻心脏负荷

急性期需卧床休息,至体温正常后 3～4 周。恢复期继续限制活动量,一般总休息时间不少于 6 个月。重症患儿心脏扩大、心力衰竭者,应适当延长卧床时间,待心衰控制、心脏情况好转后,再逐渐开始活动。

2.密切观察病情,及时发现和处理并发症

密切观察和记录患儿精神状态、面色、心率、心律、呼吸、体温和血压变化。有明显心律失常者应进行连续心电监护,如发现有严重心律失常或心衰表现,应立即报告医生,及时采取处理措施。

3.用药护理

应用洋地黄制剂时剂量应偏小,并注意观察药物作用效果。

4.健康指导

向患儿及家长介绍本病的病因、治疗及护理相关知识;强调患儿休息的重要性;出院后需继续应用抗心律失常药物者,应让患儿及家长了解常用抗心律失常药物名称、剂量、用药时间及不良反应,告知出院后定期门诊复查的时间。

第四节　泌尿系统疾病患儿的护理

一、急性肾小球肾炎

急性肾小球肾炎(AGN)简称急性肾炎,是一组病因不一,临床表现为急性起病,多有前驱感染,以血尿为主,伴有不同程度的蛋白尿,可有水肿、高血压或肾功能不全等特点的肾小球疾病。本病多数发生于 A 组 B 溶血性链球菌感染之后,被称为急性链球菌感染后肾炎(APSGN);而由其他病原体感染后引起的急性肾炎,称为急性非链球菌感染后肾炎。临床所谓急性肾炎通常指前者而言。发病率一般为 $10\% \sim 12\%$,近 20 年来本病发病率已明显下降,多见于 $5 \sim 14$ 岁儿童,特别是 6 岁~7 岁,小于 2 岁者少见,男女比例 2:1。

(一)病因和发病机制

本病是由链球菌中的"致肾炎菌株"感染后引起的免疫复合物性肾炎,呼吸道和皮肤感染为主要前期感染。除 B 溶血性链球菌外,其他细菌如金黄色葡萄球菌、肺炎链球菌和革兰氏阴性菌等也可致病。此外,流行性感冒病毒、腮腺炎病毒、乙型肝炎病毒、柯萨奇病毒 B4 和埃柯病毒 9 型、肺炎支原体、真菌、钩端螺旋体、立克次体和疟原虫等也可导致急性肾炎。A 组 β 溶血性链球菌感染后导致肾炎的发病机制,系机体对链球菌的某些抗原成分产生抗体,抗原抗体结合形成循环免疫复合物,此种循环免疫复合物不易被吞噬清除,沉积于肾小球基底膜上并激活补体系统,引起免疫和炎症反应,使基底膜损伤,致血液成分漏出毛细血管,从而尿中出现蛋白、红细胞、白细胞和各种管型。与此同时,细胞因子等又能刺激肾小球内皮和系膜细胞肿胀、增生,严重时可有新月体形成,毛细血管管腔闭塞,使肾小球滤过率降低,出现少尿、无尿,严重者可发生急性肾衰竭。因滤过率降低,水钠潴留,细胞外液和血容量增多,临床上出现不同程度的水肿、循环充血和高血压,严重者可出现高血压脑病。

(二)治疗要点

本病无特异疗法,主要是对症处理,清除残留感染灶,加强护理,注意观察和防止急性期合并症,保护肾功能。

1.休息

急性期应卧床 $2 \sim 3$ 周,休息至水肿消退、血压降至正常、肉眼血尿消失。

2.饮食

水肿、高血压者限制钠盐的摄入,有氮质血症者限蛋白的入量,有尿少、循环充血者须限水的摄入。

3.抗感染

有感染灶时应用青霉素肌内注射 $10 \sim 14$ 天;避免使用肾毒性药物。

4.对症治疗

(1)利尿:经控制水、盐摄入量后仍有水肿、少尿或高血压者给予利尿剂,一般用氢氯噻嗪每天 $1 \sim 2mg/kg$,分 $2 \sim 3$ 次口服,口服效果差及重症者用呋塞米肌内注射或静脉注射,每次

1～2mg/kg,每 6～8 小时一次。静脉注射剂量过大时可有一过性耳聋。

（2）降压：经上述处理血压仍持续升高,当舒张压高于 90mmHg 时应给降压药,首选硝苯地平：初始剂量 0.25mg/(kg·d),最大剂量不超过 1mg/(kg·d),分 3 次口服或舌下含服。卡托普利：初始剂量 0.3～0.5mg/(kg·d),最大剂量 5～6mg/(kg·d),分 3 次口服,与硝苯地平交替使用效果更佳。

5.高血压脑病

首选硝普钠,5～20mg 加入 5% 葡萄糖液 100mL 中,以 1μg/(kg·min)速度静脉滴注。此药滴入后即起降压效果,应严密监测血压,随时调节滴速,但最快不得超过 8μg/(kg·min)。滴注时应使用专用避光注射器、输液管等,以免药物遇光分解。

6.严重循环充血

应严格限制水、钠摄入量和用强利尿剂(如呋塞米)促进液体排出;如已发生肺水肿则可用硝普钠(剂量同前)扩张血管降压;对难治病例可采用腹膜透析或血液滤过治疗。

7.急性肾衰竭

主要的治疗是使患儿能度过少尿期(肾衰期),使少尿引起的内环境紊乱减少至最低程度。具体措施有维持水电平衡,及时处理水过多、高钾血症和低钠血症等危及生命的水、电解质紊乱,必要时采用透析治疗。

（三）护理评估

1.健康史

（1）询问患儿血压情况及病前 1～4 周有无上呼吸道或皮肤感染史。

（2）了解患儿目前有无发热、乏力、头痛、呕吐及食欲下降等全身症状。

（3）了解患儿水肿开始时间、持续时间、发生部位、发展顺序及程度。

（4）了解患儿 24 小时排尿次数及尿量、尿色。

（5）询问目前药物治疗情况,用药的种类、剂量、疗效及不良反应等。

2.身体状况

轻者可无临床症状,仅见镜下血尿;重者可呈急进性过程,短期内出现肾功能不全。

（1）前驱感染：秋冬季是 APSGN 的发病高峰期,发病前多有呼吸道或皮肤链球菌前驱感染史,尤以咽扁桃体炎常见,也可见于猩红热;夏秋季则为皮肤感染多见。呼吸道感染至急性肾炎发病约 6～12 天,而皮肤感染则稍长,约 14～28 天。

（2）典型表现：起病时可有低热、食欲减退、疲倦、乏力、头晕、腰部钝痛等非特异症状。部分患者尚可见呼吸道或皮肤感染病灶。主要表现如下：

①水肿：为最常见和最早出现的症状。70% 患儿有非凹陷性水肿,呈下行性分布,初期多为眼睑及颜面部水肿,渐波及躯干、四肢,重者 2～3 天遍及全身。一般多为轻、中度水肿。

②血尿：起病几乎都有血尿。轻者仅有镜下血尿;约 30%～50% 患儿有肉眼血尿,呈茶褐色或烟蒂水样(酸性尿),也可呈洗肉水样(中性或弱碱性尿)。肉眼血尿多在 1～2 周(少数持续 3～4 周)即转为镜下血尿,而镜下血尿一般持续数月,运动后或并发感染时血尿可暂时加剧。

③蛋白尿：程度不等,有 20% 可达肾病水平。蛋白尿患者病理上常呈严重系膜增生。

④高血压:约 30%～80%患儿可有高血压。一般学龄前儿童＞120/80mmHg,学龄儿＞130/90mmHg,多为轻度或中度增高。一般在 1～2 周内随尿量增多而恢复正常。

⑤尿量减少:肉眼血尿严重者可伴有尿量减少。

(3)急性期严重并发症

①严重循环充血:常发生在起病 1 周内。由于水钠潴留,血浆容量增加而出现循环充血,轻者仅有轻度呼吸增快、肝大;严重者表现为明显气急、端坐呼吸、咳嗽、咯粉红色泡沫痰,两肺布满湿啰音,心脏扩大,心率增快,有时可出现奔马律等症状。少数可突然发生病情急剧恶化。

②高血压脑病:常发生在疾病早期,血压(尤其舒张压)骤升(往往在 150～160mmHg/100～110mmHg 以上),超过脑血管代偿性收缩机制,使脑组织血液灌注急剧增多而致脑水肿。临床上出现头痛、烦躁不安、恶心呕吐、一过性失明,严重者突然出现惊厥和昏迷。

③急性肾功能不全:常发生于疾病初期,出现少尿或无尿等症状,引起暂时性氮质血症、电解质紊乱和代谢性酸中毒。一般持续 3～5 日,在尿量逐渐增多后,病情好转。若持续数周仍不恢复,则预后严重。

(4)非典型表现

①无症状性急性肾炎:为亚临床病例,有前驱感染病史,患儿仅有镜下血尿或仅有血清 C3 降低,无其他临床表现。

②肾外症状性急性肾炎:少数患儿有水肿和(或)高血压,有时甚至出现高血压脑病或严重循环充血,而尿液的改变轻微或正常。

③以肾病综合征为表现的急性肾炎:以急性肾炎起病,但水肿和蛋白尿突出,伴轻度低蛋白血症和高胆固醇血症,呈肾病综合征表现。

3.辅助检查

(1)尿液检查:尿蛋白＋～＋＋＋之间,镜下除见多少不等的红细胞外,可见透明、颗粒或红细胞管型。

(2)血液检查:①轻度贫血;血沉增快。②血清抗链球菌抗体(如抗链球菌溶血素 O、抗透明质酸酶、抗脱氧核糖核酸酶)升高,提示有新近链球菌感染,是诊断链球菌感染后肾炎的依据。③血清总补体(CH50)及 C3 在病程早期显著下降,多在 6～8 周恢复正常。④少尿期有轻度氮质血症,尿素氮、肌酐暂时升高。

4.心理-社会状况

了解患儿及家长的心态及对本病的认识程度。患儿多为年长儿,心理压力来源较多,除因疾病和治疗对活动及饮食严格限制的压力外,还有来自家庭和社会的压力,如中断了日常与同伴的玩耍或不能上学而担心学习成绩下降等,会产生紧张、忧虑、抱怨等心理,表现为情绪低落、烦躁易怒等;学龄期患儿的老师及同学因缺乏本病的有关知识,会表现出过度关心和怜悯,使患儿产生自卑心理。家长因缺乏本病的有关知识,担心转为慢性肾炎影响患儿将来的健康,可产生焦虑、失望等心理。

(四)常见护理诊断/问题

(1)体液过多:与肾小球滤过率下降有关。

（2）活动无耐力：与水钠潴留、血压升高有关。

（3）潜在并发症：高血压脑病、严重循环充血、急性肾衰竭。

（4）知识缺乏：患儿及家长缺乏本病的护理知识。

（五）预期目标

（1）住院期间患儿尿量增加、水肿消退。

（2）住院期间患儿血压维持在正常范围，患儿乏力有所减轻，活动耐力逐渐增强。

（3）住院期间患儿无高血压脑病、严重循环充血及肾衰竭等情况发生或发生时得到及时发现与处理。

（4）患儿及家长了解限制活动的意义及饮食调整方法，积极配合治疗及护理。

（六）护理措施

1.利尿、降低血压、控制水盐摄入

凡经限制水、盐摄入量后水肿、少尿仍很明显或有高血压、全身循环充血者，遵医嘱给予利尿剂、降压药。应用利尿剂前后注意观察体重、尿量、水肿变化并做好记录，尤其是静脉注射呋塞米后要注意有无电解质紊乱和低血容量性休克等现象；应用硝普钠应现用现配，放置 4 小时后即不能再用，整个输液系统须用黑纸或铝箔包裹遮光。快速降压时必须严密监测血压、心率和药物的不良反应。观察患儿有无恶心、呕吐、情绪不安、头痛和肌痉挛。

2.休息和饮食管理

（1）休息：要向患儿及家长强调休息的重要性。休息可减轻心脏负担，增加心排血量，使肾血流量增加，提高肾小球滤过率，减少水钠潴留，减少潜在并发症的发生；同时能降低毛细血管血压，减轻水肿。一般起病 2～3 周内应卧床休息，待水肿消退、肉眼血尿消失、血压降至正常后，可下床轻微活动或户外散步；1～2 个月内活动量宜加限制，3 个月内避免剧烈活动；尿内红细胞减少、血沉降至正常可上学，但需避免体育活动；Addis 计数正常后恢复体力活动。

（2）饮食管理：尿少水肿时期，限制钠盐摄入，严重病例钠盐限制于每日 60mg/kg；有氮质血症时应限制蛋白质的入量，每日 0.5g/kg；为满足儿童能量的需要须供给高糖饮食；水分一般以不显性失水加尿量计算。在尿量增加、水肿消退、血压正常后，需恢复正常饮食，以保证儿童生长发育的需要。

3.密切观察病情变化

（1）观察尿量、尿色：准确记录 24 小时出入水量，应用利尿剂时每日测体重，每周留尿标本送尿常规检查 2 次。患儿尿量增加，肉眼血尿消失，提示病情好转。如尿量持续减少，出现头痛、恶心、呕吐等，要警惕急性肾衰竭的发生，除限制钠、水入量外，应限制蛋白质及含钾食物的摄入，以免发生氮质血症及高钾血症；要绝对卧床休息以减轻心脏和肾脏的负担，并作好透析前的心理护理。

（2）观察水肿情况：注意水肿情况和部位，每日或隔日测体重一次。

（3）观察血压变化：若出现血压突然升高、剧烈头痛、呕吐、眼花等，提示高血压脑病，配合医生除降压药物外给予镇静剂，脑水肿时给予脱水剂。

（4）密切观察呼吸、心率、脉搏等变化：警惕严重循环充血的发生。如发生循环充血应将患

儿安置于半卧位,吸氧,严格控制液体摄入,遵医嘱给予强心药。

4.健康教育

向患儿及家长宣传本病是一种自限性疾病,强调限制患儿活动是控制病情进展的重要措施,尤以前2周最为关键;同时说明本病的预后良好,锻炼身体、增强体质、避免或减少上呼吸道感染是本病预防的关键,一旦发生了上呼吸道或皮肤感染,应及早应用抗生素彻底治疗。

(七)护理评价

经过治疗及护理,患儿尿量是否增加,水肿是否逐渐消退,血压能否维持在正常范围;住院期间是否有并发症发生,出现并发症是否得到及时处理;患儿及家长是否掌握休息、饮食的调控方法。

二、泌尿道感染

泌尿道感染(UTI)俗称尿路感染,指病原体直接侵入尿路,在尿液中生长繁殖,并侵犯尿路黏膜或组织而引起损伤。

(一)病因及发病机制

1.致病菌

泌尿道感染的致病菌多数为革兰氏阴性菌,其中80%～90%由大肠杆菌所致,其次为变形杆菌、克雷伯菌,少数为粪链球菌和金黄色葡萄球菌。

2.感染途径

(1)上行感染。

(2)血型感染。

(3)淋巴感染。

(4)直接感染。

3.易感因素

(1)小儿解剖生理特点:小儿输尿管长而且弯曲,管壁弹力纤维发育不全,容易扭曲而发生尿液潴留,女婴尿道短,尿道口接近肛门,易被粪便污染,膀胱输尿管反流使细菌易于进入肾实质。

(2)泌尿道抵抗感染功能缺陷,如SIgA生成不足,使尿中SIgA浓度减低,增加发生泌尿道感染的机会。

(二)临床表现

1.急性尿路感染

因年龄,感染部位及病情轻重临床表现不同,小儿时期尿路感染症状多不典型,且年龄越小全身症状越明显。

(1)新生儿期:以全身症状为主,如发热或体温不升、苍白、食欲缺乏、呕吐、腹泻及体重不增等,伴有黄疸者较多见,部分患儿可有嗜睡、烦躁甚至惊厥,尿路刺激症状不明显。

(2)婴幼儿期:发热为最突出表现,拒食、呕吐、腹泻等全身症状也较为明显,常伴有排尿时哭闹,尿布有臭味和顽固性尿布疹,尿路刺激症状随年龄增长而趋明显。

（3）儿童期:与成人症状相近。上尿路感染时,有发热、寒战、腹痛,多伴有尿路刺激症状,部分患儿可有血尿或蛋白尿;下尿路感染时,全身症状多缺乏,主要表现为尿频、尿急、尿痛等尿路刺激症状,可有终末血尿及遗尿。

2.慢性尿路感染

病程多在6个月以上,症状轻重不等,可从无明显症状直至肾衰竭。反复发作者可表现为面容憔悴、倦怠无力、食欲缺乏、体重减轻、间歇性低热和进行性贫血,尿路刺激症状可无或间歇出现,部分患儿常以血尿、高血压、长期低热就诊,易误诊,女孩还可表现为无症状菌尿,易漏诊,但B超、静脉肾盂造影或核素肾图检查都会发现肾脏有瘢痕形成,该类患儿多合并有尿路畸形。

3.无症状菌尿

是指临床无症状,中段尿培养菌落数≥10^5/mL的有意义菌尿。

（三）辅助检查

（1）尿常规。

（2）尿培养及菌落计数是诊断泌尿道感染的重要证据,两者须在抗生素应用之前同标本送检。

（3）尿涂片找菌。

（4）肾功能测定包括血尿素氮、肌酐、肌酐清除率等。

（5）X线检查如静脉肾盂造影、排泄性膀胱造影等。

（6）超声波检查如腹部B超及泌尿系B超。

（7）其他如肾核素造影和CT扫描等。

（四）诊断

（1）尿路感染的临床症状,如尿频、尿急、尿痛或高热、腰痛等。

（2）离心尿白细胞大于或等于5个/高倍镜或见大量白细胞及脓细胞,蛋白微量,可见管型。

（3）中段尿培养菌落计数大于或等于10万/mL。

（4）膀胱穿刺尿培养阳性。

（5）离心尿沉渣涂片革兰氏染色,细菌大于1个/油镜视野。

具有典型的尿路感染症状加白细胞尿/脓尿加一次真性菌尿检出即可确诊泌尿道感染。

（五）治疗

（1）控制症状,根除病原体,去除诱发因素,预防复发。

（2）急性期应卧床休息,鼓励多饮水,勤排尿,以利于细菌和炎性分泌物的排出。

（3）正确选用有效抗菌药物。注意在应用抗生素前,需做尿细菌培养,待培养结果出来后针对性选用抗生素。

（六）护理

1.护理评估

（1）评估患儿的意识、精神状况,测量生命体征、身高、体重。

(2)询问患儿的既往史、过敏史、手术史、家族史。

(3)询问患儿的饮食情况、大小便状况、睡眠情况。

(4)评估患儿有无发热、排尿哭闹、腰痛等表现,男孩有无包皮过长等。

(5)了解实验室检查结果,如尿常规及尿培养的情况,以及 X 线检查结果等。

(6)评估患儿及家属的心理-社会支持状况。

2.护理措施

(1)一般护理:保持病房内干净、整齐、舒适,保持室内的空气流通、新鲜,每日开窗通风,2 次/d,每次 15~30min。温度最好保持在 18~22℃,湿度最好保持在 50%~70%,同时注意保暖,避免上呼吸道感染以及受潮受凉。病房内要进行紫外线照射消毒,2 次/d,以及用 10‰含氯的消毒液拖地。患儿进行口腔护理,2 次/d,要根据患儿的实际情况来选择不同的漱口液,如生理盐水、制霉菌素、西吡氯铵含漱液等。要保持皮肤清洁、完整,定时翻身,防止压疮。

(2)病情观察

①观察体温的变化:若患儿体温在 37.2℃以上,可以采用物理方法降温,若体温在 38.5℃以上,遵医嘱给予药物降温。退热处理后如有大量出汗、虚脱等表现,应及时通知医生,给予相应的处理。

②观察患儿有无恶心、食欲减退等消化道症状,以及有无血尿、尿少、药物疹等。有无头痛、腰痛等不适。及时通知医生,给予相应处理。

(3)用药护理根据药物敏感试验结果选择抗生素,应注意抗生素的毒副作用,尤其是肾毒性作用。如细菌耐药或存在尿路畸形,应及时调换药物,必要时联合用药。遵医嘱用药,注意药物的不良反应,如服用磺胺类药物时应多饮水,并口服碳酸氢钠以碱化尿液,减轻药物的不良反应,增加疗效。

(4)留取尿培养的护理尿培养标本通常采集清晨首次新鲜中段尿。在留尿的前一天晚上睡觉前用清洁温水清洗尿道口后,给患儿换上干净内裤。第二天清晨排尿前再用 3%硼酸溶液清洗尿道口后,让患儿排尿,将准备好的无菌容器打开瓶盖准备留尿,刚开始的一段尿弃去,留取排尿过程中中间的一段清洁尿液(即清洁中段尿)10~20mL 于无菌容器中,即可加盖后送检。在此过程中,家属尤其要注意操作,不能污染无菌容器,否则会影响化验结果。对于不能配合的婴幼儿可用无菌尿袋收集尿标本,收集到的尿标本应在 30min 内送检。如不能马上送检,应放置在 4℃冰箱内,以防细菌在尿液中繁殖,影响尿培养结果。

3.健康教育

饮食应给予易消化、含足够热量、蛋白质和维生素的饮食,以增强机体抵抗力。发热患儿宜给予流质或半流质饮食。鼓励患儿多饮水,以促进细菌及毒素从尿中排出。向家属及患儿介绍本病的特点及预防知识,指导家属为婴儿勤换尿布,保持臀部清洁。女婴清洗外阴时从前向后擦洗,单独使用洁具。幼儿不穿开裆裤。男孩注意包茎的污垢积存,勤换内裤。清洗最好用流动水清洗。根治蛲虫病,减少感染因素。急性期需卧床休息,待病情好转可适量活动。

按时用药,定期复查,防止复发与再感染。在抗生素治疗疗程结束后每月随访 1 次,复查尿常规及尿培养,连续 3 个月,如无复发可认为治愈。反复发作的患儿每 3~6 个月复查一次,检查 2 年或更长时间。

第五节 神经系统疾病患儿的护理

一、癫痫

癫痫是神经系统常见疾病之一,是由于大脑神经元异常过度或同步化放电所引起的发作性的、突然的、一过性的体征和(或)症状。癫痫发作是指大脑神经元过度异常放电引起的突然的、短暂的症状或体征,临床表现为意识、运动、感觉、精神或自主神经功能障碍。小儿癫痫的患病率约为 3.45‰。

(一)病因及发病机制

1.病因

(1)特发性(原发性)癫痫:是指除可能与遗传性有关外,无其他可寻的病因。如儿童及少年失神性癫痫、少年肌阵挛性癫痫、儿童良性癫痫伴中央颞区棘波等。

(2)症状性(继发性)癫痫:即具有明确脑部损害或代谢障碍的癫痫。如脑发育异常、中枢神经系统感染、脑血管病、颅脑外伤、缺氧性脑损伤、代谢紊乱、中毒等。

(3)隐源性癫痫:是指虽疑为症状性癫痫但尚未找到病因者。这类癫痫约占癫痫人数的 60%。

2.诱发因素

年龄、内分泌、发热、疲劳、睡眠不足、饥饿、饮酒、情绪激动、过度换气、过度饮水、过敏反应、预防接种以及声、光刺激等均可诱发某些癫痫发作。

(二)临床表现

癫痫发作的表现形式取决于其病灶起源的位置和定位于大脑的某一部位。我国小儿神经学术会议将癫痫发作分为局灶性发作和全面性发作。

1.局灶性发作

神经元过度放电始于一侧大脑半球内,临床发作和脑电图均于局部开始。

(1)单纯局灶性发作:发作中无意识和知觉损害。

①运动性发作:多表现为一侧某部位的抽搐,如肢体、手、足、口角、眼睑等处。

②感觉性发作:表现为发作性躯体感觉异常及特殊感觉异常,如针刺感、幻视、发作味觉异常等。

③自主神经症状性发作:自主神经症状,如心悸、腹部不适、呕吐、面色苍白或潮红、大汗、竖毛、瞳孔散大或大小便失禁等。

④精神症状发作:可表现为幻觉、记忆障碍、语言障碍、认知障碍、情感障碍或恐惧、暴怒等。

(2)复杂局灶性发作:这类发作都有不同程度的意识障碍,往往有精神症状,常伴反复刻板的自动症,如吞咽、咀嚼、舔唇、拍手、自言自语等。多见于颞叶和部分额叶的癫痫发作。

（3）局灶性发作继发全身性发作：由单纯局灶性或复杂局灶性发作泛化为全身性发作，也可由单纯局灶性发作发展为复杂局灶性发作，然后继发全身性发作。

2.全身性发作

神经元过度放电起源于两侧大脑半球，临床发作和脑电图均呈双侧异常。

（1）失神发作：典型失神发作表现为：发作时突然停止正在进行的活动两眼凝视，持续数秒钟恢复，发作后可继续原来的活动，对发作不能回忆。

（2）强直-阵挛发作：临床最常见。主要表现是意识障碍和全身抽搐。

①强直期：发作时意识突然丧失，全身肌肉强直收缩，尖叫伴突然跌倒、呼吸暂停与发绀、双眼上翻、瞳孔散大。

②阵挛期：强直症状持续数秒至数十秒后出现较长时间反复的阵挛，即全身反复、节律性抽搐，口吐白沫，持续约30s或更长时间后逐渐停止。

③昏睡期：发作后昏睡，醒后出现疼痛、嗜睡、乏力等现象。

（3）强直性发作：表现为持续而强烈的肌肉收缩，使身体固定于某种特殊体位，如头眼偏斜、双臂外旋、呼吸暂停、角弓反张等。

（4）阵挛性发作：发作时躯干、肢体或面部节律性抽动无强直，伴意识丧失。

（5）肌阵挛发作：表现为全身或局部肌肉突然短暂收缩，如突然点头、身体前倾等，严重者可致跌倒。

（6）失张力发作：发作时肌肉张力突然短暂性丧失引起姿势改变，同时伴有意识障碍，表现头下垂、双肩下垂、屈髋屈膝或跌倒。

3.分类不明的发作

由于资料不足，无法归为全身性发作和部分性发作的。其中包括新生儿发作时的节律性眼运动，咀嚼式动作，游泳动作，呼吸暂停等。

癫痫持续状态：癫痫发作30min以上，或反复发作30min以上，发作期间意识不恢复者，称为癫痫持续状态。临床多见强直-阵挛持续状态。

（三）辅助检查

（1）脑电图检查：可以诊断癫痫和确定发作类型，为癫痫手术提供术前定位。

（2）头颅影像学检查：能清楚显示灰质、白质和基底节等脑实质结构。

（3）遗传代谢检查、基因分析等

（四）诊断

诊断小儿癫痫主要根据病史及脑电图检查。体格检查及神经影像学检查可以帮助判断病因。

（五）治疗

1.病因治疗

若有明确病因，应积极治疗，如脑瘤、某些可治疗的代谢病。

2.抗癫痫药物治疗

合理使用抗癫痫药物治疗是当前治疗癫痫的最主要手段。先选择单种药物，从小剂量开始直至完全控制发作。如单药物控制不理想,可多种药物联合治疗。根据患儿发作类型选取药物,常用抗癫痫药物:丙戊酸钠、托吡酯、卡马西平、氯硝西泮、左乙拉西坦等。

3.手术治疗

适用于有明确局部致病灶的症状部分性癫痫,常用手术方法如颞叶病灶切除术、病变半球切除术等。

4.生酮饮食

对难治性癫痫及部分癫痫综合征有效。

(六)护理评估

(1)评估患儿意识及精神状态、生命体征、身高、体重、头围、智力运动发育水平、饮食、睡眠、大小便、自理能力的情况。

(2)评估患儿既往史(围产期情况、母亲妊娠史、感染、中毒、外伤史)、手术史、过敏史(尤其是抗癫痫药)、家族史(重点询问)。

(3)评估患儿癫痫发作情况,包括起病年龄、有无诱因、发作频率、持续时间、发作时有无乏氧征、发作后表现。询问患儿用药史,包括剂型、剂量、血药浓度。

(4)询问相关检查及结果:脑电图、头颅影像学、血尿代谢筛及癫痫基因结果。

(5)评估心理-社会状况评估:家属对疾病认识、经济状况、配合程度、心理状态等。

(七)护理措施

1.一般护理

(1)休息与活动:保持病房良好秩序,给患儿创造安静、舒适的环境,避免不良刺激;对患儿各项治疗和护理工作要集中进行;保证患儿充足的睡眠和休息,避免过度的兴奋和疲劳。

(2)饮食:合理安排饮食,营养全面均衡,定时定量,不要暴饮暴食,忌辛辣等刺激性食物,不饮酒、咖啡、浓茶等兴奋性饮料。

(3)预防感染:病室定时开窗通风;严格限制探视人数;与感染患儿分室居住,防止交叉感染。

(4)根据评估患儿的癫痫发作情况,提前备好吸氧及吸痰装置,必要时建立静脉通路。

2.病情观察

(1)观察生命体征:对于有高热惊厥史和热敏感的患儿应注意观察体温的变化,以防发热诱发癫痫发作;观察患儿有无乏氧征,注意患儿有无呼吸急促、面色发绀、口唇及甲床发绀等症状,必要时予低流量吸氧;注意观察瞳孔大小、对光反射及意识改变。

(2)观察患儿癫痫发作状态:发作时伴随症状、持续时间。

(3)观察患儿经抗癫痫治疗后,癫痫发作、智力和运动发育等情况的转归。

3.用药护理

(1)抗癫痫药物:发放口服抗癫痫药应剂量准确,按时发放,并协助家属给患儿服药;用药期间定时监测血药浓度,避免药物剂量不足导致发作控制不理想或过量引起中毒;服药期间定时监测血常规、肝肾功能;督促患儿按时服药,不可自行减量、停药;观察患儿用药期间的不良反应,如有异常,立即通知医师。

（2）镇静剂：静脉推注镇静剂时，应剂量准确，缓慢推注，并观察患儿的呼吸情况。

4.辅助检查的护理

影像学检查：①根据患儿情况，给予剥脱睡眠，告知家属剥夺睡眠的重要性，并严格执行；②检查时应保持患儿心情平静，尽量保持身体各部位的静止不动；③不能配合检查、较小患儿、躁动患儿应携带镇静剂；④必要时摘下一切金属物品；⑤应由家属陪同检查。

5.癫痫发作时的急救

（1）保证患儿安全：当发现患儿发作有摔倒危险时，应迅速扶住患儿，顺势使其缓慢倒下，置患儿于床上，拉起床挡防止坠床。不可强行按压肢体以免引起骨折。同时呼叫旁人通知医生。

（2）保持呼吸道通畅：使患儿平卧，解开衣领，头偏向一侧，清理口腔分泌物，必要时吸痰，防止误吸及窒息；牙关紧闭时，不应强行撬开；观察患儿有无口唇发绀，必要时给予低流量吸氧。

（3）观察患儿意识、瞳孔、呼吸、脉搏及面色变化，记录患儿发作的时间、形式、持续时间。

（4）如癫痫发作不缓解，应立即建立静脉通路，准备遵医嘱给药。遵医嘱静脉注射地西泮时，应剂量准确，缓慢推注，推注速度为 1mg/min，同时注意患儿的呼吸变化；用脱水药物时，应快速静脉滴入，防止脑水肿引起脑疝。

（5）癫痫发作后患儿可有头痛、身体酸痛和疲乏等不适感，应让其充分休息。

6.心理护理

在护理患儿过程中，应给予患儿及家属充分的关心、理解、尊重。鼓励癫痫患儿参加社会活动，增强自我意识及独立能力，扩大兴趣范围，建立乐观情绪，改善人际关系，促进患儿的身心健康。

父母是儿童个性形成的最重要的社会因素，父母的心理行为可影响儿童的个性发展。家属的焦虑情绪和过分保护患儿是引起和加重患儿心理障碍的原因。因此，要重视家属的心理帮助及支持，让家属认识到癫痫是一种可以治疗的疾病，通过系统正规的治疗，80%～90%的患儿可完全控制发作，且能与正常人一样生活、学习和工作。改变对癫痫的不正确态度，消除无知和误解，减轻家属及患儿的心理负担。

7.健康教育

（1）向家属进行疾病知识的普及，介绍患儿目前的病情及治疗。

（2）指导家属合理安排患儿生活，培养良好的生活习惯，保证充足的睡眠和休息。精神要愉快，情绪要稳定，避免过度的兴奋和疲劳。适度参加体育活动，对学龄儿童应与学校老师取得联系，得到老师与同学的配合，避免刺激、强度大的运动，如上体育课、军训等。外出旅游时应随身携带足量的抗癫痫药，并坚持服药。在癫痫未控制前，尽量避免去危险的场所，不要独自游泳、骑车、登高等。

（3）预防感染，不到人口密集的地方去，锻炼身体，增强免疫力。癫痫患儿出现高热应及时就诊，进行相应的治疗。

（4）饮食均衡，定时定量。注意合理配餐，保证营养供应。抗癫痫药能引起维生素 K、叶酸、维生素 D、钙和镁等物质的缺乏，平时应多补充含有这些物质的食物。要避免暴饮暴食，忌辛辣刺激性食物,尽量不饮含兴奋剂的饮料,如茶、咖啡等。

(5)坚持服药,按时服药,是癫痫病治愈和好转的关键。要做好家属及患儿的思想工作,使其对服药有正确的认识,自觉坚持服用药物。同时,在服药期间,要定期监测血象、肝肾功能、药物血浓度等,防止药物不良反应的发生。同时还将药品的保管、切分方法等情况向家属作具体介绍。

(6)讲解癫痫发作时的处理方法。

二、化脓性脑膜炎

化脓性脑膜炎,简称化脑,是由各种化脓性细菌引起的脑膜炎症,部分患儿病变累及脑实质。本病是小儿,尤其是婴幼儿时期常见的中枢神经系统感染性疾病。临床上以急性发热、惊厥、意识障碍、颅内压增高和脑膜刺激征及脑脊液脓性改变为特征。随着脑膜炎球菌及流感嗜血杆菌疫苗、肺炎球菌疫苗的接种和对本病诊治水平不断提高,本病发病率和病死率已明显下降。

(一)病因

本病常见的致病菌与患儿年龄关系密切。新生儿及 2 个月内的婴儿、原发性或继发性免疫缺陷者,多为大肠埃希菌和金黄色葡萄球菌;3 个月至 3 岁儿童多为流感嗜血杆菌、脑膜炎球菌和肺炎链球菌;年长儿以脑膜炎球菌和肺炎链球菌多见。致病菌可以通过多种途径侵入脑膜。

(1)最常见的途径是通过血流,即菌血症抵达脑膜微血管。当小儿免疫防御功能降低时,细菌通过血脑屏障到达脑膜。致病菌大多由呼吸道侵入,新生儿的皮肤、胃肠道黏膜或新生儿脐部也常是致病菌的侵入部位。

(2)邻近组织器官感染,如中耳炎、乳突炎等扩散波及脑膜。

(3)与颅腔存在直接通道,如颅骨骨折、神经外科手术或脑脊膜膨出,细菌可因此直接进入蛛网膜下隙。

(二)临床表现

90%的化脓性脑膜炎患儿为 5 岁以下儿童,1 岁以下是患病高峰年龄,一年四季均可发生。

1.典型表现

(1)感染中毒及脑功能障碍症状:发热,烦躁、易激惹,进行性加重的意识障碍;30%以上患儿有反复全身或局限性惊厥发作。

(2)颅内压增高:剧烈头痛、呕吐,婴儿则有前囟饱满与张力增高、头围增大等。合并脑疝者,可出现呼吸不规则,瞳孔不等大或突然意识障碍加重等体征。

(3)脑膜刺激征:颈项强直最常见,凯尔尼格征阳性、布鲁津斯基征阳性。

2.不典型表现

新生儿及 3 个月以下小婴儿起病隐匿,常因缺乏典型的症状和体征而被忽略。主要表现如下:

(1)体温可高可低,甚至体温不升。

(2)颅内压增高的表现可不明显,幼婴不会诉头痛,可能仅有吐奶、尖叫或颅缝裂开。

(3)惊厥可不典型,如仅见面部、肢体局灶或多灶性抽动,或呈眨眼、呼吸不规则、屏气等各种不显性发作。

(4)脑膜刺激征不明显。

3.并发症

(1)硬脑膜下积液:发生率较高,多见于 1 岁以内的婴儿,是最常见的并发症。凡经有效治疗 48～72 小时后脑脊液有好转,但体温不退或体温下降后再升高;或在一般症状好转后又出现意识障碍、惊厥、前囟隆起或颅内压增高等症状,应首先怀疑本症的可能性。硬脑膜下穿刺是直接的确诊手段。

(2)脑室管膜炎:多见于病初未及时诊断治疗的革兰氏阴性杆菌感染的婴儿,表现为治疗效果不理想,发热不退、惊厥频繁、意识障碍不改善,进行性加重的颈强直。治疗大多困难,病死率及致残率高。

(3)脑积水:由脑膜炎造成的脑脊液循环障碍所致。表现为颅内压增高、脑功能障碍、前囟膨隆、颅缝开裂、额大面小、落日眼、头颅破壶音和头皮静脉扩张。

(4)其他:脑神经受累可致耳聋、失明等;脑实质受累可致瘫痪、智力低下或继发性癫痫。

(三)辅助检查

1.脑脊液检查

确诊本病的重要依据。外观浑浊或呈脓性,压力升高;白细胞数增多达 $1000×10^6/L$ 以上,以中性粒细胞为主;糖明显降低,氯化物多降低,蛋白质显著增高。涂片革兰氏染色和培养可发现致病菌。

2.血常规

白细胞总数及中性粒细胞增高;严重感染时白细胞可不增高。

3.其他

血培养、皮肤瘀点瘀斑涂片找菌阳性及头颅 CT 扫描等。

(四)治疗要点

1.抗生素治疗

化脓性脑膜炎预后严重,应力求在用药 24 小时之内杀灭脑脊液中的致病菌,故选择对致病菌敏感且易透过血-脑屏障的抗生素。急性期静脉用药,须早期、联合、足量、足疗程,对明确诊断而病原菌未确定的,目前多主张用第三代头孢菌素,如头孢噻肟、头孢曲松。病原菌明确后可按照药敏试验的结果选择敏感抗生素。疗程通常 10～14 天,若有并发症应延长疗程。

2.肾上腺皮质激素的使用

肾上腺皮质激素对多种炎症因子的产生有抑制作用,可减轻炎症反应和中毒症状,降低颅内高压,故在抗生素使用的同时,可予以地塞米松,连用 2～3 天。

3.并发症治疗

必要时予以穿刺、引流及理疗等措施。

4.对症支持治疗

维持水、电解质平衡,高热处理,降低颅内压,控制惊厥及感染性休克。

(五)常见护理诊断/问题

(1)体温过高:与细菌感染有关。

(2)有受伤的危险:与反复惊厥有关。

(3)营养失调:与摄入不足、呕吐、消耗增多等有关。

(4)潜在并发症:硬膜下积液、脑疝等。

(5)焦虑:与预后不良有关。

(六)护理措施

1.维持正常体温

每 4 小时测体温 1 次,并观察其热型及伴随症状。体温超过 38.5℃时,给予物理降温或药物降温,并在降温处置后 30min 测体温 1 次,并记录降温效果。鼓励患儿多饮水,必要时静脉补液。若小婴儿体温不升时则应注意保暖。

2.惊厥的护理

惊厥发作时,立即让患儿平卧,头偏向一侧,松解衣服和领口,及时清除患儿口鼻咽分泌物、呕吐物等,防止反流或误吸窒息。给予患儿口腔保护,防止舌咬伤。无家属陪伴的患儿应拉起床边护栏,避免惊厥发作时坠床。遵医嘱采取止惊措施,用药时注意观察呼吸和血压变化。

3.保证足够的营养

按患儿热量需要制定饮食计划,给予高蛋白质、高热量、高维生素且清淡、易消化的流质或半流质饮食,少食多餐,以防呕吐发生。频繁呕吐、不能进食者给予鼻饲或静脉营养。

4.协助降低颅内压

由于患儿对环境刺激极敏感,微小声音或光线刺激即可加重或发生颅内压增高,因此病室应尽量保持安静,避免光线刺激。患儿需要大量侵袭性治疗,最好集中进行,避免多次穿刺。

5.观察病情

(1)监测生命体征、防止并发症:需做到经常巡视并监测患儿生命体征及意识、瞳孔、肌张力变化。若患儿出现呼吸节律不规则、瞳孔不等大等圆、对光反射减弱或消失,提示脑疝及呼吸衰竭的存在,应及时给予急救处理。如患儿在治疗中发热持续不退或退而复升,前囟饱满、颅缝裂开、呕吐不止、反复惊厥发作应考虑存在并发症,应及时报告医生给予相应处理。硬膜下积液量较大时,应协助医生穿刺放液,放液量每次、每侧在 15mL 以内,根据致病菌注入抗生素,必要时外科引流;脑室管膜炎可行侧脑室穿刺引流,并注入抗生素;脑积水可手术治疗。

(2)做好急救准备:准备好氧气、吸引器、人工呼吸机、脱水剂、镇静剂、呼吸兴奋剂、硬脑膜下穿刺包及侧脑室引流包。

6.心理护理

对患儿及家长给予关心、安慰,多与他们沟通,取得其信任;介绍患儿的病情、治疗及护理方法,使其主动配合,树立战胜疾病的信心。及时解除患儿不适,鼓励他们说出内心的感受及需要询问的问题,并给予详细解答。

第六节　血液系统疾病患儿的护理

一、急性白血病

白血病是造血组织中某一血细胞系统过度增生,浸润到各组织和器官,从而引起的一系列临床表现的恶性血液病,是我国最常见的小儿恶性肿瘤,发病率男孩高于女孩。急性白血病占90%～95%,慢性白血病仅占3%～5%。

(一)病因及发病机制

病因尚不完全清楚,可能与下列因素有关:

1.病毒感染

多年研究已证明属于RNA病毒的反转录病毒(又称人类T细胞白血病病毒,HTLV)可引起人类T淋巴细胞白血病。

2.物理和化学因素

电离辐射可引起白血病;苯及其衍生物、氯霉素、保泰松、乙双吗啉和细胞毒药物均可诱发急性白血病。

3.遗传素质

白血病不属遗传性疾病,但在家族中却可有多发性恶性肿瘤的情况。白血病的发生与遗传因素有关。

其发病机制可能与原癌基因的转化、抑癌基因畸变、细胞凋亡受抑等有关。

(二)临床表现

根据增生的白细胞种类不同,可分为急性淋巴细胞白血病(急淋,ALL)和急性非淋巴细胞白血病(急非淋,ANLL)两大类,小儿以急淋发病率高。目前,常采用形态学(M)、免疫学(I)和细胞遗传学(C),即MIC综合分型,以指导治疗和提示预后。

各种类型急性白血病的临床表现基本相同,大多起病较急,主要表现如下:

1.发热

多数患儿起病时有发热,热型不定。发热原因之一是白血病性发热,多为低热且抗生素治疗无效;另一原因是感染,多为高热。

2.贫血

出血较早并随病情发展而加重,表现为苍白、虚弱无力、活动后气促等。贫血主要是由于骨髓造血干细胞受到抑制所致。

3.出血

以皮肤和黏膜出血多见,表现为紫癜、瘀斑、鼻出血、齿龈出血、消化道出血和血尿。偶有颅内出血,是引起死亡的重要原因之一。

4.白血病细胞浸润引起的症状和体征

(1)肝、脾、淋巴结肿大:尤以急淋显著,可有压痛。纵隔淋巴结肿大时可致压迫症状如呛咳、呼吸困难和静脉回流受阻。

（2）骨、关节疼痛：多见于急淋，约 25％患儿为首发症状，其中部分呈游走性关节痛，局部红肿多不明显，常伴有胸骨压痛。

（3）中枢神经系统白血病（CNSL）：出现头痛、呕吐、嗜睡、视神经乳头水肿等颅内压增高表现，可有脑神经麻痹、截瘫、惊厥甚至昏迷、脑膜刺激征等，脑脊液中可发现白血病细胞。因多数化疗药物不易透过血-脑屏障，故中枢神经系统便成为白血病的"庇护所"，它是导致急性白血病复发的主要原因。

（4）绿色瘤：白血病细胞浸润眶骨、颅骨、胸骨、肋骨或肝、肾、肌肉等组织，在局部呈块状隆起而形成绿色瘤。

（5）睾丸白血病：表现为局部肿大、触痛，阴囊皮肤可呈红黑色。因化疗药物也不易进入睾丸，此处白血病可长期存在，因而常成为导致白血病复发的另一重要原因。

（6）其他：少数患儿有皮肤、心脏、肾脏、消化系统等浸润而出现相应的症状、体征。

（三）辅助检查

1.血常规

红细胞及血红蛋白均减少，呈正细胞正色素性贫血；网织红细胞数大多较低，少数正常；白细胞增高者占 50％以上，其余正常或减少，分类以原始细胞和幼稚细胞占多数；血小板减少。

2.骨髓象

骨髓检查是确立诊断和评定疗效的重要依据。典型的骨髓象为该类型白血病的原始及幼稚细胞极度增生，幼红细胞和巨核细胞减少。

3.组织化学染色和溶菌酶检查

以协助鉴别白细胞类型。

（四）治疗要点

主要是以化疗为主的综合疗法，其原则如下：

（1）早期诊断、早期治疗。

（2）严格区分白血病类型，按照类型选用不同的化疗方案和相应的药物剂量。

（3）采用早期连续适度化疗和分阶段长期治疗的方针。

注意早期防治中枢神经系统白血病和睾丸白血病，加强支持疗法。持续完全缓解 2.5～3 年者方可停止治疗。

（五）常见护理诊断/问题

（1）体温过高：与大量白细胞浸润、坏死和（或）感染有关。

（2）潜在并发症：感染、出血、药物不良反应。

（3）活动无耐力：与贫血致组织缺氧及恶性疾病本身消耗有关。

（4）营养失调：低于机体需要量。与疾病消耗增加、食欲下降、摄入不足有关。

（5）疼痛：与白血病细胞浸润有关。

（6）预感性悲哀：与白血病危险程度、久治不愈有关。

（六）护理措施

1.维持正常体温

监测体温,观察热型及热度,遵医嘱给退热药,忌用安乃近和酒精擦浴,以免降低白细胞和增加出血倾向;观察降温效果,防治感染。

2.密切观察病情,防止并发症

（1）防治感染:感染是白血病患儿最常见和最危险的并发症,也是导致白血病患儿死亡的主要原因之一,因此,防治感染尤为重要。

①保护性隔离:a.白血病患儿应安置在相对洁净无菌的病室内,与其他病种患儿分室居住;病室每日用紫外线灯照射1次,墙壁、地板每日用1∶200洗必泰溶液擦洗;粒细胞极低和免疫功能明显低下者应住单间,有条件者住空气层流室或无菌单人层流床。b.医护人员进入病室前须更换拖鞋及隔离衣、戴口罩,接触患儿前认真洗手(必要时以消毒液洗手)。c.训练家长也按上述程序更换衣物及洗手后陪伴患儿。d.限制探视者人数和次数,感染者禁止探视。

②严格执行无菌操作:护理人员应具有严格的无菌观念,遵守操作规程。对粒细胞减少的患儿进行操作时(如静脉穿刺、肌内注射等)除需按常规消毒外,宜用浸过乙醇的无菌纱布覆盖局部皮肤5min再行穿刺。

③注意个人卫生:a.保持口腔清洁,进食前后应用温开水或漱口液漱口,宜用软毛牙刷或海绵,以免损伤口腔黏膜及牙龈,导致出血和继发感染。b.每日清洁鼻前庭并给洗必泰油膏或液体石蜡抹鼻。c.保持大便通畅,便后用温开水或盐水清洁肛周,以防肛周脓肿,肛周溃烂者,每日用高锰酸钾溶液坐浴。d.勤换衣裤,每日淋浴,减少皮肤感染。

④避免预防接种:免疫功能低下者,避免接种麻疹、风疹、水痘、流行性腮腺炎等减毒活疫苗和脊髓灰质炎糖丸,以防发病。

⑤观察感染早期征象:监测生命体征,检查皮肤有无破损、红肿,外阴及肛周有无黏膜糜烂、渗出、脓肿等;有无牙龈肿胀、咽红、咽痛等。发现感染先兆及时处理,遵医嘱用抗生素。

（2）防治出血:出血是白血病患儿死亡的又一主要原因。

①注意安全,避免出血:a.提供安全的生活环境,加强护理,避免碰伤、刺伤或摔伤出血。b.禁食坚硬、多刺的食物,防止损伤口腔黏膜及牙龈出血。c.保持大便通畅,防止腹腔压力增高而诱发颅内出血。d.尽量减少肌内注射或深静脉穿刺抽血,各种穿刺后需按压穿刺部位10min,以防出血。

②观察出血表现,及时处理:观察意识、面色,皮肤有无瘀点(斑)及变化,监测生命体征及血小板数量变化。如有出血,应及时处理。

（3）用药护理

①遵医嘱正确给药:a.化疗药物有较强的刺激性,注射前应确认静脉通畅方可注入,并注意输注速度;发现药液渗漏应立即停止注射,并用25%硫酸镁局部热敷;因患儿需长期静脉用药,要注意保护和合理使用静脉,一般从远端小静脉开始。b.某些药物(如门冬酰胺酶)可致过敏反应,用药前应询问用药史及过敏史,用药过程中注意观察有无过敏反应。c.光照可使某些药物(依托泊苷、替尼泊苷)分解,静脉滴注时应避光。d.鞘内注射时浓度不宜过大,药量不宜

过多,应缓慢推入,术后应平卧 4～6 小时。e.操作中护士要注意自我保护。

②观察及处理药物毒性反应:a.骨髓抑制:绝大多数化疗药物均可致骨髓抑制而使患儿易感染,应监测血象,及时防治感染。b.胃肠道反应:某些化疗药物可以引起恶心、呕吐等反应,严重者用药前半小时给止吐药。c.其他:环磷酰胺可致出血性膀胱炎、脱发,应嘱患儿多饮水,脱发后可戴假发、帽子;长期应用激素可出现满月脸及情绪改变等,应告知家长及年长儿停药后会消失;柔红霉素、三尖杉酯碱类药物可引起心肌及心脏传导损害,用药时要缓慢滴注,注意听心率、心律等;氨甲蝶呤可引起口腔黏膜溃疡,可用 0.5% 普鲁卡因含漱,减轻疼痛。

3.休息与活动

合理安排生活作息,既不要过多卧床,又要防止活动过度。严重虚弱者需卧床休息,护理人员协助其日常生活,并经常更换体位,以预防压疮。

4.饮食护理

加强营养,给予高蛋白质、高维生素、高热量的饮食。鼓励进食,不能进食者可静脉补充。食物应新鲜、清洁、卫生,食具应消毒。对有口腔溃疡者,宜给清淡、易消化的流质或半流质饮食。

5.缓解疼痛

提高诊疗技术,尽量减少因治疗、护理而带来的痛苦。选用适当的非药物性止痛技术或遵医嘱用止痛药,以减轻疼痛。

6.心理护理

(1)帮助家长及年长患儿树立战胜疾病的信心,并对治疗的长期性有充分的思想准备。

(2)进行各项诊疗、护理操作前,告知家长及年长儿其操作意义和过程,如何配合及可能出现的不适,以减轻或消除其恐惧心理。

(3)阐述化疗是白血病治疗的重要手段,让家长了解所用的化疗方案、药物剂量、可能出现的不良反应及应对方法;了解患儿所处的治疗阶段,详细记录每次治疗情况,使治疗方案具有连续性。

(4)对年长患儿注意可能出现的心理问题,如形象紊乱、悲观失望、恐惧等,应给予及时帮助,做好心理疏导,使患儿积极面对疾病,主动配合治疗。

7.健康教育

(1)向家长及年长儿讲解白血病的有关知识、化疗药物的作用和毒副作用,阐明白血病完全缓解后,患儿体内仍有残存的白血病细胞(约 10^7 个)是复发的根源,让其明确坚持定期化疗的重要性。

(2)化疗间歇期可家庭维持治疗,但要定期到专科门诊复查,不可随便停药或减量,可酌情参加学校学习,并鼓励患儿参与体格锻炼,增强抗病能力。

(3)教会家长如何预防感染和观察感染及出血征象。

(4)重视患儿的心理状况,进行正确引导,使患儿在治疗疾病的同时,心理及智力能得到正常发展。

二、过敏性紫癜

过敏性紫癜又称亨-舒综合征,是以毛细血管变态反应性炎症为病理基础的结缔组织病,以小血管炎为主要病变的系统性血管炎。临床上以血小板不减少性紫癜、关节肿痛、腹痛、便血、血尿和蛋白尿为特征。多发生于2～8岁的儿童,男孩多于女孩,一年四季均可发病,以春秋两季居多。

(一)病因及发病机制

1.病因

不明确,目前认为本病是一种免疫反应性疾病,其发病可能与以下因素有关:感染(细菌、病毒、寄生虫等)、食物(牛奶、鸡蛋、鱼、虾、蟹等)、药物(安乃近、氯霉素、磺胺类、异烟肼、阿司匹林等)、花粉、疫苗接种、蚊虫叮咬等。患儿在发病前1～3周有上呼吸道感染史,约50%的患儿有链球菌感染,且具有家族遗传倾向。

2.发病机制

主要是具有敏感素质的机体对上述致敏因素发生不恰当的免疫应答,形成免疫复合物,沉积于全身小血管壁,引起血管炎。严重时可发生坏死性小动脉炎,血管壁通透性增加导致皮肤、黏膜和内脏、器官出血及水肿。

组织损伤的免疫反应有两种方式:一种为速发型变态反应,无补体参与,体内产生的抗体与再次进入体内的抗原发生免疫反应,使组织和器官损伤;另一种是有补体参与的免疫反应,机体产生自身抗原,形成抗原抗体复合物,从而造成组织和器官损伤。

(二)临床表现

多为急性起病,各种症状可以不同组合,出现顺序先后不一,首发症状以皮肤紫癜为主,少数病例以腹痛、关节炎或肾脏症状首先出现。起病前1～3周常有上呼吸道感染史,可伴有不规则发热、乏力、食欲减退、头痛、腹痛及关节痛等非特异性表现。

1.皮肤紫癜

反复出现皮肤紫癜为本病特征,多见于四肢及臀部,呈对称性,分批出现,伸侧较多,面部及躯干较少。初起呈紫红色斑丘疹,高于皮面,压之不褪色,数日后转为暗紫色,最终呈棕褐色而消退。少数重症患儿紫癜可融合成大疱伴出血性坏死。部分病例可伴有荨麻疹和血管神经性水肿。皮肤紫癜一般在4～6周后消退,部分患儿间隔数周、数月后又复发。

2.胃肠道症状

约见于2/3的患儿出现消化道症状。一般以阵发性剧烈腹痛为主,伴恶心、呕吐或血便。腹痛位于脐周和下腹部。此型临床称为"腹型"。少数患儿偶尔并发肠套叠、肠梗阻或肠穿孔及出血性坏死性小肠炎,均需外科手术治疗。但应注意若腹痛出现在皮肤症状之前,易误诊为外科急腹症,甚至误行手术治疗。

3.关节症状

约1/3患儿可出现膝、踝、肘、腕等大关节肿痛,表现为关节及关节周围肿胀、疼痛及触痛,同时伴有活动受限。此型临床称为"关节型"。关节腔有浆液性积液,但一般无出血。关节病变常为一过性,多在数日内消失,不遗留关节畸形。

4.肾脏症状

30%~60%患儿有肾脏受损的临床表现。多发生于起病1个月内,亦可在过敏性紫癜的全过程,甚至皮疹消退后的静止期。症状轻重不一,呈肾炎、肾病综合征或慢性肾衰竭表现。可见血尿、蛋白尿和管型,甚至可有水肿和高血压。此型临床称为"肾型"。虽然半数以上患儿可自行痊愈,但少数患儿的血尿、蛋白尿及高血压可持续很久。

5.其他表现

偶尔发生颅内出血、肺出血、鼻出血、牙龈出血、心肌炎、睾丸炎等。

(三)辅助检查

无特异性试验指标,以下检查多以鉴别诊断为目的。

(1)白细胞正常或增加,中性粒细胞可增高,嗜酸性粒细胞增加并不多见;除非严重出血,一般无贫血;血小板计数正常甚至升高,出血时间和凝血时间正常,血块收缩试验正常,部分患儿毛细血管脆性试验阳性。

(2)尿常规:可有红细胞、蛋白、管型,重症有肉眼血尿。

(3)消化道受累时大便隐血可呈阳性。

(4)红细胞沉降率(ESR)正常或增快;血清 IgA 可升高,IgG 和 IgM 正常或轻度升高;C3、C4 正常或升高;ANA 及 RF 阴性;重症者血浆黏度增高。

(5)腹部 B 超声检查:有利于早期诊断肠套叠;有中枢神经系统症状患儿可行头颅 MRI 检查;肾脏症状较重和迁延者可行肾活检病理检查,以了解病情并给予相应治疗。

(四)诊断

皮肤症状典型者,如紫癜在大腿伸侧和臀部分批出现,对称分布,大小不等,诊断并不困难;若有临床表现不典型,皮肤未出现紫癜时,容易误诊为其他疾病,需与免疫性血小板减少性紫癜、风湿性关节炎、败血症、其他肾脏疾病和外科急腹症等鉴别。

(五)治疗

(1)一般治疗积极寻找和祛除致病因素,卧床休息;控制感染,补充维生素。腹痛时应用解痉剂,消化道大出血时应禁食,可静脉滴注西咪替丁,必要时输血;有荨麻疹或血管神经性水肿时,应用抗组胺药物及钙剂进行抗过敏治疗。

(2)糖皮质激素和免疫抑制剂内脏受累时可予以激素治疗;急性期对腹痛和关节痛可缓解,但预防肾脏损害的发生疗效不确切,亦不能影响预后。泼尼松,每日 1~2mg/kg,分次口服,或用地塞米松、甲泼尼龙,每日 5~10mg/kg,静脉输注,症状缓解后即可停用。严重过敏性紫癜肾炎可加用免疫抑制剂,如雷公藤多苷片、环磷酰胺、硫唑嘌呤等。

(3)抗凝治疗阻止血小板聚集和血栓形成的药物(双嘧达莫、阿司匹林)口服,必要时可应用肝素和尿激酶静脉滴注。

(4)其他利于血管炎恢复方面,可应用钙拮抗剂,如硝苯地平,每日 0.5~1.0mg/kg,分次服用;非甾体抗炎药,如吲哚美辛,每日 2~3mg/kg,分次服用。中成药,如贞芪扶正冲剂、复方丹参片、银杏叶片,口服 3~6 个月,可补肾益气,活血化瘀。

（六）护理评估

（1）评估患儿的意识及精神状况，为患儿测量生命体征、身高、体重，了解患儿家属对疾病的认知情况，特别是本病易复发以及肾脏损害问题。

（2）询问患儿既往史、发病前是否接触过敏原如用药、食物、花粉和蚊虫叮咬等，有无家族史、手术史。

（3）评估患儿的营养状况及自理能力，了解患儿的大小便情况，有无血尿或血便，评估患儿的睡眠状况。

（4）评估患儿病情，询问患儿皮疹出现的时间及分布；了解患儿是否有出血症状及有无关节肿胀情况；有无皮肤紫癜，周身出血点；有无胃肠道症状如恶心、呕吐、腹痛等；有无关节疼痛和活动受限、有无肾脏症状如水肿、血尿、蛋白尿等；评估患儿有无法乏力、发热、食欲减退等。

（5）了解患儿的相关检查结果，主要包含用于诊断的实验室检查结果，如血常规、出凝血时间、束臂试验结果、尿常规等。

（6）心理-社会状况：了解患儿家属对患儿疾病拟采取的治疗方法、家庭经济承受能力，家属有无紧张、焦虑等心理，从而以提供相应的心理支持。

（七）护理措施

1.一般护理

（1）活动与休息：保持室内空气新鲜，经常通风，温湿度适宜，急性期患儿绝对卧床休息，待病情稳定后可适当活动。

（2）饮食护理：饮食护理尤为重要，饮食治疗在本病的康复中起重要作用，应给予患儿维生素丰富，尤其多食富含维生素 C 及维生素 K 的食物，如新鲜蔬菜、水果。维生素 C 是保护血管和降低血管通透性的必需物质；维生素 K 可增加凝血因子的水平，有利于凝血和止血。进食清淡、少渣或无渣，易消化的流质饮食或软食，少食多餐，禁食动物蛋白，如鱼、虾、鸡蛋、牛奶等；忌食辛辣、油腻、粗糙、硬质食物，以免损伤消化道黏膜；肾型紫癜患儿还应给予低盐饮食；腹型紫癜患儿如出现剧烈腹痛时应禁食；有消化道出血时，应给予无渣流食，严重者应禁食水，必要时给予患儿静脉营养治疗。

（3）预防感染：注意保护性隔离，凡有感冒或其他感染性疾病的患儿应避免与患儿接触，预防交叉感染。患儿进食后用复方氯己定、康复新或淡盐水漱口，以防口腔感染。使用 3% 硼酸坐浴，预防肛周感染。

2.病情观察

（1）一般观察：密切观察患儿生命体征变化，注意患儿尿色、尿量，大便的颜色及性状，避免大便干燥，准确记录出入量。

（2）皮肤护理：皮疹及皮肤紫癜是本病的主要特征之一，多发生在四肢，下肢及臀部尤多。应密切观察皮疹形态、颜色、数量、部位、是否有新出血点，每日详细记录皮疹变化。患儿应剪短指甲，嘱其勿搔抓皮疹处，如有破溃应及时处理，防止出血和感染；如无破溃瘙痒明显，可用炉甘石洗剂外涂瘙痒处；保持皮肤清洁、干燥，勤洗澡，勤更换柔软干净的内衣，不可用肥皂擦洗皮肤,注射时要避开皮肤紫癜处。除去可能存在的致敏原。

(3)腹痛护理:患儿多为阵发性剧烈性腹痛,以脐周或下腹部明显。应给予患儿卧床休息,并观察患儿有无呕吐、便血等。注意观察患儿疼痛的部位、性质、程度及持续时间,当患儿呕吐时,取侧卧位,保持呼吸道通畅,防止窒息发生,并详细记录呕吐物的颜色,性质和量。腹痛时严禁腹部热敷,以及强行按摩,防止意外发生。必要时遵医嘱给予解痉剂缓解疼痛,正确应用止血药。腹痛缓解后应给予患儿无动物蛋白、无渣流质饮食少许,待激素使用2～3日后腹痛、关节痛消失,无新发的皮肤紫癜出现时,饮食可开始增加至有渣食物,再添加少许青菜泥2日内病情无反复,再加另一种蔬菜,若病情严重者应给予患儿禁食,经静脉供给营养。

(4)关节疼痛护理:嘱患儿卧床休息,观察疼痛部位,性质,程度及肿胀情况,保持患肢功能位置,协助患儿取舒适体位,分散患儿注意力缓解疼痛,避免在患肢进行静脉输注。膝关节疼痛的患儿可在膝下垫一小枕,使关节处于放松位,以减轻疼痛。

3.用药护理

(1)避免接触致敏原,积极控制感染。

(2)使用肾上腺皮质激素时首选泼尼松,应按时按量服药逐渐减量,不可擅自停药。

(3)应用甲泼尼龙冲击治疗时注意监测血压、心率、呼吸的变化,防止血压突变,控制滴速,最好泵入。

(4)应用钙剂时应加强巡视,防止药物外渗,钙剂易与多种药物发生反应,应单独进行静脉输注。

(5)因静脉留置针常采用肝素封管,过量可致自发性出血加重,应严格观察患儿有无皮肤黏膜、消化道出血、伤口出血加重的情况,应控制推注肝素的剂量,避免超量使用。

4.心理护理

由于患儿家属对过敏性紫癜知识了解比较缺乏,致敏原因复杂,一部分患儿不能马上找到致病原因;再加上皮肤出血点,腹痛、关节痛等多种复杂症状,家属十分焦急,会产生过度恐惧以及绝望等心理反应。积极应对患儿的需求,对家属进行发病机制和治疗方案的详细解释。进行床头交接班,并与家属进行良好的沟通,及时发现患儿的异常行为。生活上主动关心患儿,取得其信任,增加其安全感。关心、爱护患儿,鼓励家属尽量保持乐观情绪,树立治愈的信心。

5.健康教育

(1)饮食指导:注意饮食,因过敏性紫癜多由过敏原引起,应禁食葱、蒜、辣椒、酒等刺激性食物,可适当地逐渐增加蔬菜品种,给予患儿清淡、少渣或无渣,易消化的流质饮食或软食,食物中应含有大量的维生素C及维生素K的食物。

(2)用药指导:嘱患儿家属按医嘱用药,尤其是激素应按要求逐渐减量,不可擅自将药物减停或更改药量。慎用能诱发本病的食物、药物等。

(3)活动与休息:患儿需注意休息,尤其发作期3个月左右,不能过于劳累,尽量减少活动,避免磕碰,以防出血,以免加重病情。避免情绪波动及精神刺激;控制和预防感染,积极清除感染灶,避免造成疾病的反复或加重,不去人群密集的地方,预防呼吸道、消化道等疾病,若感冒应给予患儿隔离;患病后不宜进行预防接种,避免与花粉等过敏原相接触,防止过敏。

(4)患儿3个月内每1～2周查一次尿常规,3个月后每月查一次尿常规。根据患儿病情,按时复查相应指标,预防感染,出现不适,随时门诊就诊。

第七节　骨科疾病患儿的护理

一、肱骨髁上骨折

肱骨髁上骨折是指肱骨髁上 2～3cm 处的骨折,据统计约占儿童全身骨折的 1/4。肱骨髁上骨折也是儿童肘部损伤中最常见的骨折,占肘部骨折的 60%～70%。好发于 5～12 岁年龄组,男童多,约为女童的 2 倍。该骨折常并发肘部的血管和神经损伤,后遗症较多。

(一)发病机制和分型

一般将肱骨骨折分为伸直型(包括伸直尺偏及伸直桡偏型)和屈曲型两大类,绝大多数骨折是伸直型,屈曲型仅占 3%～5%。

当跌倒受伤时肘关节呈伸直或半屈状,手掌着地,地面向上的反作用力传导到肱骨下端,可造成伸直型的肱骨髁上骨折。青枝型或不全骨折时后方的骨皮质尚未完全断裂,骨折向前成角;完全骨折时,骨折线多为前低后高的斜形,骨折的近端向前下方移位,有时可压迫或刺伤肘部前方的正中神经和肱动脉,骨折的远端则向后上方移位。

由于暴力可来自于肱骨髁部的前外侧或前内侧,从前后位的 X 线片上看,远端骨折块可向尺侧或桡侧方向移位,有人将他们分别称之为伸直尺偏型和伸直桡偏型肱骨髁上骨折。其中伸直尺偏型肱骨髁上骨折以后发生肘内翻的危险较大。

如果受伤时肘关节处于屈曲位,肘后部直接着地,外力自下而上,尺骨鹰嘴直接撞击肱骨的髁部,造成屈曲型的肱骨髁上骨折。伤后骨折的病理改变恰恰与伸直型相反。青枝或不全骨折时肱骨远端前方的骨皮质连续,而后方出现分离,形成向后成角;完全骨折时骨折近端向后移位,而骨折远端则向前移位,但移位一般不如伸直型那么严重。

按骨折的移位程度,1959 年 Gartland 提出另外一种实用性肱骨髁上骨折的分类:①Ⅰ型:骨折无移位;②Ⅱ型:骨折远折段后倾或同时有横向移位,后侧骨皮质仍完整;③Ⅲ型:骨折断端完全移位,骨皮质无接触。

1988 年 Pimn 等对此分类略加修改,把Ⅱ型分为两个亚型,Ⅱa 型骨折单纯远折段后倾,后侧皮质完整;Ⅱb 型骨折有横向移位,或兼有远折段倾斜,但断端仍有接触。

(二)临床表现

有明显的上肢外伤史,多因肘部伸展位手部着地受伤,伤后患肘肿胀、疼痛、运动明显受限,局部出现瘀斑,或出现肘部畸形。应检查桡动脉有无搏动,手部功能有无障碍,以判断有无合并血管、神经损伤。摄 X 线片即可了解骨折移位状态。

(三)诊断和鉴别诊断

(1)有上肢外伤的病史。

(2)肘部出现肿胀或有瘀斑,不敢活动、压痛明显,或出现肘部畸形,如肿胀较轻、就诊早可检查肘三角是正常的。

(3)宜认真检查桡动脉搏动有无,和手部功能情况以判断有无神经损伤。

(4)X线片检查,应摄肘关节正侧位片以确骨折的类型、移位情况,不仅确定诊断,也为复位提供依据。

(5)需与肱骨下端骨骺分离鉴别,肱骨小头未骨化以前很像肘关节脱位,但无骨擦音。

(四)治疗

(1)骨折无移位或轻微移位者,肘关节功能位石膏托固定。

(2)骨折移位明显、肿胀不重,宜手法复位,复位后伸直型以过屈位石膏固定,但复位后2~3天及1周应来院检查复位情况。同时要注意局部肿胀加重而影响远端血运,主要表现剧烈疼痛,手部苍白或青紫、发凉、桡动脉减弱或消失,如出现应立即解除固定,以防止缺血性挛缩的发生。

(3)骨折移位明显、肿胀不重,复位后又不稳定者,可在X线指引下,在肱骨内、外髁经皮克氏针固定,以防骨折再移位,效果较好,术后以功能位石膏托固定。

(4)骨折移位明显、肿胀严重、手法复位困难者,可经尺骨鹰嘴横穿一克氏针,进行悬吊牵引或伸直位前臂皮牵引,待肿胀消退后,可在床边X线协助下进行整复,一般在2~3周有纤维连接即可去掉牵引,逐渐开始练习肘部活动。有时仍需功能位石膏托保护。

(5)合并有神经损伤者,常为桡神经损伤,约80%以上8~12周自行恢复,如超过3个月后仍不恢复方可手术探查。有神经损伤者应及时应用神经营养药物以促进其恢复。

(6)手术适应证为开放性骨折、肱动脉损伤、陈旧性移位骨折,以及合并神经损伤经观察无恢复者。

(7)选用小夹板固定者,应有一定经验,固定要松紧适宜,并留院观察,密切观察末梢血运,严防缺血性挛缩的发生。

(8)根据年龄的大小,石膏固定3周左右。

(9)肘内翻是肱骨髁上骨折常见的并发症,一般在5岁以后可行肱骨下端截骨矫形术。

(10)肘关节僵硬,少数手法复位者有时并发骨化性肌炎或创伤性关节炎,尽可能行功能锻炼,如不能恢复可行关节松解术,术后应用CPM协助功能锻炼。

(五)护理要点

1.术前护理

(1)休息与体位:舒适卧位,抬高患肢以利于静脉和淋巴回流、减轻肿胀。无论是石膏还是夹板固定,患肢须保持肘关节屈曲90°,前臂中立位,此时骨间隙最大,骨周围肌肉及上下骨间隙均处于等张位,有利于骨折的稳定,是理想的固定体位。

(2)完善各项检查:胸部X线片、患肢X线片、心电图、抽血、留尿标本等。

(3)备皮:手术前一天清洗患肢,修剪手术范围内皮肤汗毛,修剪指甲,用标记笔在患侧肢体避开手术区域进行标记。

(4)皮试:了解患儿有无过敏史。术中及术后应用的某些抗生素需进行药物过敏试验,以确保患儿能安全应用,避免发生过敏反应。

(5)宣教:①术前一晚给予患儿清淡饮食。②为患儿洗澡。③注意患儿保暖,避免上呼吸道感染。④术前 6 小时禁食,2 小时禁饮。⑤为患儿固定或拔除活动牙齿。⑥去除患儿身上的饰物。

(6)其他:①发放干净病号服。术前需要摘除饰物,如患儿涂指甲油,应协助患儿除去,并监督患儿洗澡。②术前为患儿更换干净的衣服。患儿离开病房后准备手术床。

2.术后护理

(1)体位

①全麻术后去枕平卧,之后开始垫枕头,并在确保安全的前提下根据患儿情况和舒适度适当摇高床头或翻身。

②将患肢持续抬高,高于心脏水平。

③术后第一天鼓励患儿开始佩戴颈腕吊带下床行走。

(2)监测生命体征体温升高最常见,主要由手术吸收热引起,通常持续 3~5 天。

①如体温<37.5℃,无须特殊处理,喂患儿多饮水即可。

②如 37.5℃≤体温<38.5℃,主要以物理降温为主,予以温水擦浴或使用化学冰袋。

③如体温≥38.5℃,可以使用降温药物,辅助物理降温,常用的儿童退热药有对乙酰氨基酚、布洛芬等。

(3)静脉管路的固定和观察:①将带有静脉管路的肢体放在被子外以便观察有无渗液或管路脱出等情况。②用儿童输液固定板固定管路。③穿刺部位贴标签,注明穿刺时间。④适当调节输液速度,护士勤巡视患儿,液体输完及时更换或拔除。⑤如患儿躁动明显,可让家长协助固定患儿输液的肢体。

(4)患肢的观察:①血液循环的观察:轻按患肢手指指腹或指甲,放松后,手指由白迅速恢复粉红色,时间少于 2s,说明患肢血运良好。如发现手指末端发凉、麻木、苍白、发绀等,及时报告医生处理,防止发生肢体坏死或缺血性挛缩等并发症。②骨筋膜室综合征的观察:术后 24 小时直至术后第 4 天均为重点观察期。护理关键是及时发现前臂的缺血改变,给予准确有效的减压处理。患儿手术结束返回病房后,将患肢抬高,高于心脏水平 15~20cm。并遵医嘱使用消肿药,密切观察患肢肿胀程度,如患肢出现 5P 征之一(剧痛、苍白或发绀、麻木、无脉、感觉异常),及典型被动牵拉痛应立即通知医生,充分松解石膏,30min 后观察松解效果,如指端皮肤恢复温暖、毛细血管反应恢复、疼痛缓解、麻痹感消失则表示松解有效。此外,告知家长监督患儿在石膏松解后不要随意活动患肢。③神经损伤的观察:麻醉恢复后即可以进行神经损伤的观察,主要包括桡神经、尺神经和正中神经的观察。神经损伤常常表现为相应支配区域感觉及活动的异常,如不及时发现和处理,可能造成功能障碍或丧失,因此需要依靠患儿对手指感觉的自我描述和观察手指相应的活动来判断。

桡神经损伤的表现为垂指、垂腕、垂拇。尺神经损伤的表现为环指、小指爪状畸形,各手指不能内收外展,拇指和示指不能对掌。正中神经损伤的表现为拇指不能对掌,不能与手掌平面形成 90°角,不能用拇指指腹接触其他指尖,握拳时拇指和示指不能屈曲。

麻醉恢复后即可开始评估患儿手指感觉及活动,之后每 2 小时观察一次,如发现石膏过紧或患儿主诉手指麻木或感觉异常时,应给予重点关注,及时报告医生进行相应的处理。

(5)石膏的护理：肱骨髁上骨折术后屈肘石膏固定。

①保持石膏清洁干燥，勿向石膏中塞异物。

②石膏未干时，将患肢放在气垫上，并减少搬动。需要搬动时，应用手掌平托石膏，切忌用手指按压，以免造成石膏部分凹陷压迫皮肤形成压疮。

③石膏边缘如过于粗糙，摩擦皮肤，应及时修整。石膏如挤压皮肤或松动，应及时松解或重新打石膏。

④观察伤口处石膏有无渗血，给予标记和记录。如渗血扩大迅速，及时报告医生处理。

(6)饮食

①术后患儿清醒即可饮食，饮食上无特殊禁忌。

②麻醉恢复后饮食以清淡易消化为主。

③可先让患儿喝少量温水，如无不适，循序渐进进食。

④胃肠功能恢复后可食富含蛋白质、维生素和粗纤维的食物。

(7)宣教：①患儿术后须平卧。②如患儿嘴唇干燥，可以用勺子蘸少许温水轻轻为患儿湿润嘴唇。③将患儿输液一侧肢体放在被子外以便观察，并协助扶好，防止患儿躁动使针脱出。④不要用衣服、被子等物品覆盖石膏，以免影响其速干定型。⑤可用气垫将患肢抬高，促进肢体末端血液回流。⑥可以适当轻轻按摩、抚触外露患肢皮肤，减轻肿胀，避免压疮。⑦在患儿首次下床前，应协助其先在床边稍坐。如无不适感觉，在佩戴颈腕吊带后，协助患儿下地行走。⑧颈腕吊带在行走前为患儿佩戴，在患儿睡前，为其摘除，以避免压迫颈动脉。⑨患儿行走或上厕所时从旁保护。

(六)功能锻炼

及时有效的功能锻炼可以预防并发症，促进功能恢复。

(1)锻炼前应向患儿家长说明功能锻炼的目的和方法以取得家长的配合，和护理人员一同监督患儿、鼓励患儿，以达到锻炼目的。

(2)术后第二天开始指导患儿行功能锻炼，主要是伸指、握拳活动，每天 3 组，每组 20 下。每次伸指握拳应尽量充分，并逐渐加大活动量，以不疲劳为宜。

(3)功能锻炼是一个长期的、枯燥的过程，患儿很容易产生厌烦情绪，可鼓励患儿用患肢玩自己喜欢的玩具、游戏机等。

(4)告知家长回家后协助患儿进行功能锻炼时应严格遵循由轻到重、由少到多、循序渐进的原则，避免运动量过大、过猛造成骨化性肌炎及其他不适。

(七)出院指导

1.告知家长

(1)保持石膏清洁干燥不变形。如石膏沾上污垢，可用少量清水擦拭，之后用干毛巾擦干。如沾水过多致石膏变形，及时带患儿到医院更换石膏。

(2)术后 4 周带患儿门诊拍片，如愈合良好，可拆除石膏。

(3)如发生无法处理的情况，可电话咨询责任护士或直接到医院门诊挂号就诊。

2.指导家长

(1)清洁和保护支具的方法,以防因处理不当而导致支具的变形或损坏。

(2)在患儿拆石膏后可增加肘关节的主动活动。进行被动活动时动作应轻柔,以患儿不引起剧烈疼痛为宜,禁止被动反复粗暴屈伸肘关节,以免引起再度损伤或发生骨化性肌炎。

二、发育性髋关节脱位

(一)概述

发育性髋关节脱位是指婴儿出生后或出生后不久股骨头从髋臼脱出的一种畸形,病变累及髋臼、股骨头、关节囊、髋关节周围的肌肉和韧带,造成髋关节脱位、松弛。研究发现先天性髋关节脱位患者的血缘亲属和直系亲属患此病者比普通人群高数倍,患者的父母或祖父母多患有髋臼发育不良,因此该病的遗传因素是发病的重要因素。先天性髋关节脱位发病以女孩占绝大多数,占80%以上,男女发病率为1:6。研究指出雌激素的代谢异常与此病有关,可引起髋关节松弛,从而发生髋关节脱位。我国北方发病率高,南方发病率低,这是因为北方寒冷,习惯用毛毯或棉被包裹下肢,南方习惯背负婴儿,髋关节处于外展、外旋位置,有利于髋关节的稳定。臀位产婴儿特别是伸腿臀位髋关节脱位的发病率高于正常顺产。冬季出生的婴儿发病率明显增高,因毛毯包裹使髋关节处于被动伸直位,限制其、活动从而影响髋关节稳定性所致。其病理变化是渐进性的,随年龄的增长而不同。出生时关节囊松弛,圆韧带长,髋臼的形态、深度基本正常,股骨头正常或略小于健侧,可自由进入髋臼。患者站立行走后,由于负重增加,髋臼、股骨头、关节囊逐渐发生一系列病理变化。表现为髋臼发育不良,呈椭圆形,并随年龄增长逐渐变浅,并呈三角形,尤其是髋臼的外上方发育更差,呈斜坡状。股骨头:正常的股骨头呈球形,脱位后由于髋骨的压迫,脱位的股骨头变成不整的椭圆形。股骨颈:股骨颈变短变粗,由于脱位的股骨头位于髋臼后方,肌肉收缩使股骨头向前旋转,结果导致前倾角度增大,可达60°～90°。骨盆与脊柱:脱位侧的骨盆常常伴有发育异常,如髂骨翼倾斜、形成假臼、坐骨结节分开、耻骨联合增宽和髋臼基底增厚等。单侧脱位使骨盆发生倾斜,随之发生代偿性脊柱侧凸;双侧脱位时,骨盆失去股骨头正常支撑向前倾斜,腰椎前凸显著增加,臀部后凸。患儿一般开始行走的时间较正常小儿晚,步态跛行。双侧脱位者,站立时骨盆前倾,臀部后耸,腰部前凸特别明显,行走呈鸭行步态。单侧脱位时,脊柱代偿性侧弯,患儿骨盆下移,臀部变宽。患儿仰卧位,双侧髋、膝关节各屈曲90°时,双侧膝关节不在同一平面。推拉患侧股骨时,股骨头可上、下移动,似打气筒样。内收肌紧张,髋关节外展活动受限。诊断主要依靠体征和X线检查和测量。

先天性髋关节脱位,治疗后出现的并发症大多与手法粗暴、牵引不够、手术指征未掌握、未弄清阻碍复位因素和固定不当等原因所致。多数可以避免。常见并发症如下:

1.再脱位

常因阻碍复位因素未消除。X线出现假象,换石膏时不小心,前倾角过大或髋臼发育不良,因而即使复位后,还是较易再脱位。

2.股骨头缺血性坏死

这类并发症主要是由于手法粗暴或手术创伤过大,损伤了股骨头的血供;固定时强力极度外展;复位前牵引不够或内收肌、髂腰肌未松解,复位后股骨头受压过度及还有一些原因不明。

3.髋关节骨性关节病

为晚期并发症,一般在年龄较大患儿手术后,待到成年后往往较难避免这些并发症的出现。

4.股骨头骨骺分离,股骨上段骨折,坐骨神经损伤等

这些均为牵引不足、复位时使用暴力或麻醉太浅等原因引起,一般均可避免。

(二)治疗进展

根据病情采用不同的治疗方法:

1.出生到6个月

这是理想的治疗时间。早期发现者,宜使用外展支具,最常用的是 Pavlik 吊带。该法使双髋呈屈曲外展位,并防止伸髋及内收,不但能促进髋臼的发育,也促进已脱位的髋关节自行复位。它适用于 Ortolani 征阳性的新生儿,以及有髋关节发育不良、半脱位或脱位的1~6个月的婴儿。存在肌力不平衡、僵硬及关节松弛征者,为禁忌证。如果使用得当、治疗顺利,常需佩戴6~12周,其间每2~4周复查超声波及 X 线片,直到结果正常,可获得稳定的髋关节。据统计,对髋臼发育不良及半脱位其成功率为98%,对全脱位其成功率为85%。并发症包括:①复位失败;②股骨头缺血性坏死;③髋臼发育迟缓。

2.6—18个月

大于6个月者,难以佩戴支具及吊带。此年龄组多数可行手法复位,然后以髋人字石膏固定。随股骨头向外上脱位,内收肌可有不同程度的挛缩而影响手法复位。目前对多数病例不主张牵引,但年龄接近2岁或髋关节较僵硬难以手法复位者,牵引可能有益。采用皮牵引,健侧也做对抗皮牵引。牵引一般不超过2周,以免因失用性萎缩而于复位时引起骨折。复位的方法很多,常用的是 Lorenz 法。全麻下,轻柔地屈髋、牵引及外展,从中了解稳定性及外展稳定区。复位时触到或听到弹响为复位最可靠的指征。复位成功后,用髋人字石膏固定,年龄较大的有时需包括下肢全长。手法复位困难时可行手术切开复位。每2个月换一次石膏,第2、3次石膏由人字位改为伸直外展内旋位。石膏固定的总时间是6~9个月。若复位不成功,则需手术切开复位。

3.18个月—3岁

随年龄的增长及负重增加,软组织挛缩加重,前倾角加大,髋臼外形更不正常。两岁以后这些骨性改变的塑形能力有限。一般需切开复位及 Salter 骨盆截骨术,甚至需要做股骨粗隆间旋转截骨矫正前倾角。

4.4—7岁

就诊相对已晚,无论哪种手术,其效果难以尽善尽美。一般需松解内收肌、髂腰肌以后,牵引股骨头达到髋臼水平,再行切开复位,可能同时行 Salter 手术改善髋臼覆盖。对较顽固的病例,有时为了使髋臼能更好地容纳股骨头,髋臼指数大于30°而股骨头小的,适于行关节囊周围截骨术、Tonnis 臼成形术或髋臼基底球面截骨术,以加深髋臼或调整髋臼的方向。另外,在旋转截骨术的同时,往往需做股骨短缩截骨术,有的还要做内翻截骨,否则骨盆截骨术后会使患

肢过长或股骨颈外翻致患髋仍然不稳。

5. 8 岁以上

此时患儿软组织与骨结构畸形均较固定,复位的可能性较小,即使积极手术,也难以获得正常功能的髋关节。10 岁以后的青少年,常只能做原地臼盖稳定髋关节或 Shanz 截骨术改善步态。双侧脱位者,多不主张手术。

6. Steele 骨盆三点截骨术

这是髋关节移位成形术,也是环绕髋臼的截骨术。手术能否成功有赖于能否使股骨头复位至髋臼水平。这要靠放松软组织与骨牵引来实现。髂骨、坐骨、耻骨截骨后,牵拉髋臼的骨块向下、向外覆盖股骨头。术后克氏针内固定和髋人字石膏外固定 12 周,然后练习主动和被动活动。Sutherland 两点截骨时可免去坐骨截骨。

7. Chiari 手术

Chiari 手术为关节外髋臼上缘髂骨截骨,使髋臼内移,截骨的上端形成髋臼顶。手术截骨部位尽量靠近髋臼上缘,切勿过高。截骨后远端内移,关节囊包住股骨头,顶在髂骨截骨下缘形成的髋臼顶上。术后穿石膏裤 4～6 周,尽早练习活动。功能恢复后即可负重。因术后改变了臀肌的力矩,因此对缓解髋关节疼痛的效果较好。但日后可因髋臼的平顶和股骨头磨压而产生退行性变,还可因髋臼顶凹入,适应股骨头的形状而致下肢短缩。

(三)护理要点

1. 术前护理

(1)完善各项检查:胸部 X 线片、患肢 X 线片、CT、心电图、抽血、留尿标本等。

(2)备皮:手术前一天清洗患肢,修剪手术范围内皮肤毛,修剪趾甲,用标记笔在患侧肢体避开手术区域进行标记。

(3)皮试:了解患儿有无过敏史,术中及术后应用的某些抗生素需进行药物过敏试验,以确保患儿能安全应用,避免发生过敏反应。

(4)宣教:告知家长。

①术前一晚给予患儿清淡饮食。

②为患儿洗澡。

③注意患儿保暖,避免上呼吸道感染。

④术前 6 小时禁食,2 小时禁饮。

⑤为患儿固定或拔除活动的牙齿。

⑥去除患儿身上的饰物。

(5)其他:①发放干净病号服。②患儿离开病房后为患儿准备手术床。

2. 术后护理

(1)体位:①全麻术后去枕平卧,之后开始垫枕头,并在确保安全的前提下根据患儿情况和舒适度适当摇高床头或翻身。②石膏下垫棕垫,防止石膏变形(彩色高分子石膏无须垫棕垫)。

(2)监测生命体征:遵医嘱床旁心电监护及低流量吸氧。手术后体温升高最常见,主要由手术吸收热引起,通常持续 3～5 天。

①如体温<37.5℃,无须特殊处理,喂患儿多饮水即可。

②如 37.5℃≤体温<38.5℃,主要以物理降温为主,予以温水擦浴或使用化学冰袋。

③如体温≥38.5℃,可以使用降温药物,辅助物理降温,常用的儿童退热药有对乙酰氨基酚、布洛芬等。

(3)静脉管路的固定和观察:①将带有静脉管路的肢体放在被子外以便观察有无渗液或管路脱出等情况。②用儿童输液固定板固定管路。③穿刺部位贴标签,注明穿刺时间。④适当调节输液速度,护士勤巡视患儿,液体输完及时更换或拔除。⑤如患儿躁动明显,可让家长协助固定患儿输液的肢体。

(4)伤口引流的固定和观察:①妥善固定伤口引流袋或引流瓶。②观察引流液的颜色、性状及量。③患儿翻身时,避免牵拉引流管,防止管路滑脱。

(5)石膏的护理:①保持石膏清洁干燥,勿向石膏中塞异物。②石膏未干时,将患儿放在棕垫上,并减少搬动。需要搬动时,应用手掌平托石膏,切忌用手指按压,以免造成石膏部分凹陷压迫皮肤形成压疮。③石膏边缘如过于粗糙摩擦皮肤,应及时修整。石膏如挤压皮肤或松动,应及时松解或重新打石膏。④观察伤口处石膏有无渗血,给予标记和记录。如渗血扩大迅速需及时报告医生处理。⑤应用人类位石膏固定的患儿术后第一日,家长在护士的指导下抱起患儿。⑥单髋人字石膏需定时翻身,指导患儿家长翻身(左侧为例)的方法:站于患儿患侧(左侧),嘱患儿双手伸直,上举过头。将右手伸入石膏,用手掌托住石膏内面,大拇指扶住石膏外面;用左手手掌在膝关节处托住患肢石膏。左手以向上的力抬起患肢石膏,同时右手以向患侧的力推动患儿,嘱患儿顺着推力以健侧患肢为轴,缓慢旋转。翻身后调整舒适体位,胸部齐平石膏垫枕,将患肢脚踝处垫高或将患肢足趾垂于床外,以悬空足趾。⑦术后患儿主诉腹部石膏紧或发生恶心、反复呕吐的症状,警惕发生石膏综合征,应及时行石膏开窗。嘱家长为患儿少食多餐。⑧做好大小便护理,防止浸湿、污染臀部周围石膏。

(6)饮食:①患儿麻醉清醒后即可饮食,饮食上无特殊禁忌。②麻醉恢复后饮食以清淡易消化为主。③可先让患儿喝少量温水,如无不适,循序渐进喂食,少食多餐。

(7)宣教

①告知家长:a.患儿术后须平卧。b.如患儿嘴唇干燥,可用勺子蘸少许温水轻轻为患儿湿润嘴唇。c.将患儿输液一侧肢体放在被子外以便观察,并协助扶好,防止患儿躁动使针脱出。d.不要用衣服、被子等物品覆盖石膏,以免影响其速干定型。e.固定好的引流管勿轻易挪动,以防引流管脱出。f.石膏干燥后,为避免患儿局部皮肤长期受压,日间每 2～3 小时为患儿翻身一次,夜间每 4～5 小时翻身一次。

②指导家长:a.石膏固定后患儿饮食上给予少食多餐,避免石膏综合征的发生。b.应用人类位石膏固定的患儿,教会家长患儿翻身及怀抱的方法。c.应用单髋人字石膏固定的患儿,教会家长患儿翻身方法。

(四)功能锻炼

发育性髋脱位术后功能锻炼的目的是通过康复护理和功能锻炼,使术后的髋关节达到或接近正常的髋关节活动度。术后 1 周,患肢疼痛缓解,即可指导患儿及家长进行功能锻炼。

1.患肢石膏内功能锻炼

从术后 1 周起应在石膏内练习股四头肌的等长收缩,俗称"绷劲";也可教会患儿用足蹬足底石膏,每天以最大的肌力练习 2～3 组,每组 20～30 次,每次持续时间 3～10s。目的是通过肌肉收缩和舒张改善下肢的血液循环,增加局部营养,有利于术后组织的修复;同时,可有效地防止股四头肌的失用性萎缩,为下一步功能锻炼打好基础。

2.拆除石膏后的功能锻炼

对于发育性髋脱位的患儿,要根据患儿年龄、性别及关节松弛的情况,决定石膏固定的时间、石膏拆除后是否行双下肢皮牵引治疗。一般 6 岁以下女孩、关节松弛的患儿可直接石膏固定 6 周,不需牵引治疗。反之,年龄大、关节僵硬的患儿,为防止由于石膏固定时间过长引起髋关节僵硬,一般于石膏固定 3 周后拆除石膏,行双下肢皮牵引治疗 3 周。其目的是:在牵引下早期活动髋关节。要注意单侧髋脱位牵引时,也要做双下肢皮牵引,以维持髋关节水平位。锻炼方法及注意事项如下:

(1)指导患儿双手撑床慢慢坐起,待患儿坐稳后,可在床尾系拉绳,绳上等距离打结,让患儿握着绳上的结,尽可能握住最远的结。同时根据所握距离的远近,还可以检验屈髋功能锻炼的效果。

(2)指导患儿双手撑床慢慢坐起,待患儿可触到双足后,再鼓励患儿用前额触碰膝关节,逐渐加大髋关节的屈曲活动。

(3)指导患儿正确功能锻炼,注意防止腰部代偿作用给训练带来的假象。

(4)解除石膏固定后,继续股四头肌的等长收缩训练。

(5)解除石膏固定后,注意牵引角度的调整,由双下肢外展 30°开始,每周调整牵引角度 10°,由外展位逐渐内收。第 3 周后,使双下肢达到中立位牵引。

3.髋关节屈曲训练

平卧位,髋关节屈曲,大腿能碰到腹部,足跟能碰到臀部。此动作应以主动训练为主。被动训练是要求动作轻柔,循序渐进,多采用屈膝位方法进行训练。即患儿仰卧位,家长用一只手帮助固定健侧下肢及健侧骨盆。另一只手放于患侧大腿远端的后侧施力,使患髋屈曲。当经过多次训练,患髋屈曲大于 90°时,可让患儿自行用双手抱住膝下小腿,尽量紧贴胸部。

(五)出院指导

(1)告知家长注意保持石膏清洁干燥、不变形。

(2)术后 6 周,此时患儿复查髋关节复位良好,已拆除石膏和牵引,指导并教会家长在家中继续协助和督促患儿做功能锻炼。

①告知家长术后半年内患儿患肢不能负重,即不能站立、蹲、跪、盘腿。由于非负重情况下的关节活动有利于术后头臼的塑造,而过早的负重可因股骨头上覆盖的骨未愈合而导致手术失败和头臼未经充分塑造而造成髋关节不对称、疼痛、股骨头缺血坏死、变形及关节活动受限或僵直。

②告知家长由于术后髋人字石膏固定于伸直、外展、内旋位,所以这三种活动不用进行特殊训练,而内收训练与屈髋同时进行。教会家长将患儿置于卧位,使患儿双腿并紧同时屈髋,若发现有外展挛缩,则嘱患儿将双腿在由伸至屈的活动中分开。

三、先天性马蹄内翻足

先天性马蹄内翻足(CCF)是一种儿童最常见的发育性先天性肢体畸形之一,因形似曲棍球拍,故也称棒球足。其以特有的一出生即可见的外观畸形表现——足踝关节和距下关节跖屈畸形,后足内翻,中足和前足内收、内翻和跖屈位为特点。患者中 24% 有家族史,学者认为由于某种不明因素导致胎儿生长发育停滞而出现此畸形。另有推测在胚胎发育相应阶段感染病毒,损伤前角细胞而导致足畸形。本病包含四部分畸形:前足内收内旋;后足内翻;踝关节下垂;胫骨内旋。多数学者认为病变主要在跗骨,尤以距骨的变化最为明显,从而导致畸形。久之则使软组织发生挛缩,使畸形较为固定。在继续发育过程中,骨在受压力小的部位发育旺盛,而在受压力大处则发育受阻,逐渐形成骨性畸形。婴儿出生后即有一侧或双侧足部跖屈内翻畸形。足前部内收内翻,距骨跖屈,跟骨跖屈内翻,跟腱、跖筋膜挛缩;前足变宽,足跟变窄小,足弓高,足外缘凸起;外踝偏前突出,内踝偏后且不明显。站立时足外缘负重,严重时足背外侧负重,负重区产生滑囊及胼胝。单侧畸形,走路跛行;双侧畸形,走路摇摆。X 线片显示距骨与第一跖骨纵轴和跟骨与第 4、5 跖骨纵轴不平行而形成夹角;距骨与跟骨纵轴夹角小于 30°。

(一)治疗进展

1.治疗原则

出生后应尽早开始治疗,最好在生后第 1 天就开始手法治疗。在患儿生长发育过程中,应根据患儿年龄、畸形程度选择治疗方法。开始可采用手法治疗,要求坚持不懈,长期观察,并制订个体化的治疗计划。手术治疗应考虑到肢体的发育生长因素,手术矫正可分次进行,破坏性不宜太大。治疗方案应考虑以下几点:

(1)婴儿期间应采用单纯手法治疗,由家长操作。不宜在麻醉下强力扳正,否则可损伤胫骨下端骨骺。若效果不理想,6 个月后可采用软组织松解术。

(2)对 1～3 岁患儿可在全身麻醉下手法扳正,或加用软组织松解术,然后在矫正位给予石膏固定。对少数矫正效果不理想或严重畸形者,可采用跟骨楔形截骨术等骨关节手术。

(3)对于 3 岁以上患儿行手法治疗已很难奏效,应根据畸形和僵硬程度选用软组织松解术、肌腱移位术、截骨矫形术等手术治疗。

(4)对于 10 岁以上患儿,一般骨骼畸形已比较明显,需要做跟骨截骨术、跗骨部三关节融合术、胫骨截骨术(纠正胫骨内旋畸形)等矫正手术,但往往需要同时加用软组织手术。

(5)在成人患者,对于不是很严重的畸形,可以采用三关节融合术和软组织松解术,在 30 岁以前手术仍可获得满意效果。对畸形严重、疼痛、足外侧胼胝感染等患者,做 Syme 截肢后装配义肢,效果可能比勉强行矫形手术好。

2.治疗方法

(1)保守治疗:适用于新生儿及小婴儿的特发性马蹄内翻足,治疗应于生后尽早开始。

①Kite 方法和 Ponseti 方法:目前已得到越来越广泛的使用。前者先对患者牵拉按摩,均采用手法按摩先使距舟关节复位。方法是,拇指置于足外侧跗骨窦处的距骨头表面,前者用示

指轻柔地将舟骨推向距骨头,后者用另一只手将前足连同舟骨一起向外牵拉。Ponseti 认为在复位过程中,保持前足足底外翻时不要使之扭曲,而是向足外侧直推(即前足要与内翻的后足保持对线)很重要,否则将导致弓形足。然后按一定的顺序进行连续长腿石膏矫形。先矫正高弓,将距骨以下部分外旋矫正内收,最后矫正足下垂。通常行经皮跟腱延长,便于矫正足下垂,有时对婴幼儿可行胫前肌外移术。治疗后,足的柔韧性和肌力多能较好维持。

②French 方法:这是 Dimeglio 等提出的一种新的非手术方法。它强调长期的有利的手法按摩和支具矫形。通常在出生后 2 周开始治疗。先由理疗师进行 30min 的手法按摩后,将患足置于 CPM 机上行软组织牵拉,每天持续 8 小时,然后用支具将患足固定于最大矫正位,并维持到第 2 天下次治疗前。每天检查患足的矫形效果,据此调整 CPM 机。据称该法效果良好,但不易为患儿家属接受及支持。

③被动手法矫正:手法操作应轻柔。开始应先矫正前足内收,后足的马蹄畸形可暂不矫正。矫正内收后再依次矫正内翻和马蹄畸形。胶布固定前要在足趾基底和前足部加衬垫,足跟、内踝和膝关节以上大腿前方也应加以保护。然后用 2.5cm 宽的胶布从足背中部经内侧绕跖底斜向上到小腿外侧面,绕过膝上折回达小腿内侧。另一条胶布从小腿内侧经足跟上反折到小腿外面以维持跟骨背伸和外翻。第一次手法不一定充分,只注意矫正前足内收。数日后可进一步矫正,并更换一层胶布,以维持手法的效果。1 周后取下胶布,如前足内收已获得矫正,则集中力量矫正内翻和马蹄畸形。如此,每周重复一次,需 6～10 周。此时可借助 X 线片测量跟、距角来衡量矫正效果。结果往往是跟骨内翻在外观上得到纠正,而 X 线检查仍不满意。手术治疗需要 3 个月的巩固阶段。每 2～3 周更换 1 次石膏。矫正效果好的也可用 Dennis-Browne 支架维持。固定时间的长短因人而异。每月确诊一次,足跟位置不理想的,还需进一步治疗。

(2)手术治疗

①内外一次松解术:手术指征如下:a.充分保守治疗而不能彻底矫正的;b.畸形在保守治疗后复发的。手术年龄以 1～2 岁为宜。手术的原则为切除或松解全部妨碍矫形的病理性挛缩的软组织。

②学龄前儿童并发高弓足畸形的治疗:3～5 岁的患儿常伴有高弓足畸形。患儿第一跖骨明显跖屈。对此,做完后内侧一次松解术后加用跖筋膜松解术。同时松解内收跖肌、足内在屈肌和外展肌。有的患儿还并发舟状骨结节变长。因此,术后局部更显突出。对此,术中应予切除。这样可防止压迫皮肤发生坏死。手术后患儿都会有可以接受的残留问题,如小腿三头肌萎缩、平足、柔软的跖内收、双足大小不等以及足部活动轻度受限等。

③跟骨截骨术:经过治疗跟骨仍有内翻或顽固马蹄畸形的病例,可行跟骨截骨术矫形。此手术的最佳时间是 3～4 岁。跟骨外侧做一个楔形切除,再将此楔形骨块,基底向内插入跟骨截骨缝内,最后将跟外侧截骨部位靠拢。石膏固定 6 周后,截骨部位和植骨块即可融合。一般术后效果满意。

④跟骰关节融合术:4 岁以上的马蹄内翻足患儿,仅靠彻底内后侧软组织松解,不能完全矫正前足内翻和内收。因此有时需行跟骰关节楔形切除。9 岁以下患儿适合此手术。

⑤跗跖关节松解和跖骨截骨术:保守或手术治疗均可能残留前足内收和足跟内翻畸形,对此不要急于矫正,大部分患儿穿鞋走路后或在发育过程中可恢复正常。对较顽固的病例,5～8岁期间可行跗跖关节松解。术后长腿石膏固定于矫正位3～4个月。

⑥腱转移术:胫前肌或胫后肌转移的指征应仔细斟酌,否则可能导致矫枉过正。继发性残余畸形或隐性脊柱裂造成的原发腓骨肌力弱均适于转移胫前肌或胫后肌。在腱转移前应先矫正畸形。转移胫前肌的缺点:术后伸蹞长肌失去了拮抗力而出现第一跖骨下垂,而且,术后足部若不摆在背伸位置上,马蹄畸形有复发趋势。转移胫后肌的手术指征:矫正以后仍残存足内翻,矫正后有复发趋势及腓骨短肌肌力弱。

⑦三关节固定术:患儿年龄到10岁以后就可以用楔形切除距跟、距舟和跟骰三个关节面,以矫正马蹄足的残余畸形。理想的手术年龄是12岁。手术指征是足部疼痛、功能不良和畸形。术后用短腿石膏固定3个月左右。

⑧胫骨截骨术:过去认为畸形足并发胫骨内旋。目前认为胫骨内旋并不是畸形足的组成部分。相反,踝关节侧位X线片显示,外踝居内踝的后方,说明胫骨有外旋。造成胫骨内旋的原因是强力矫正足内翻和内收,挛缩的软组织牵拉使胫骨压向后方。患儿到4岁后可行胫骨内旋截骨术,以后再做内侧松解纠正足的内翻、内收,或行跟骰关节融合。

3.术后并发症

(1)伤口愈合不良:松解手术有时会有伤口愈合不良问题。作横切口、短切口和采用克氏针内固定均对伤口愈合有利。石膏只是起到保护作用,而不靠它矫形。相反若依靠石膏矫形,则易并发皮肤糜烂和坏死。距下关节恢复到矫正位则不需用力背伸足。术中要避免游离皮缘,也不要向小腿方向延长切口。畸形足的内缘皮肤均较紧缩。同时,此区域皮肤营养条件差,不利于愈合。因此,伤口缝线要在术后6周再拆除。

(2)空凹足:术中可发现内收蹞趾肌的止点较胫后肌靠背侧。胫前肌有的止于第1跖骨的骨远端。

(3)术后石膏脱落:术后石膏脱落会影响矫正效果。凡足部发育小、第一跖骨短和小腿肥胖的患儿易发生石膏脱落。用长腿石膏固定,屈曲膝关节30°左右则可防止术后石膏脱落。

(4)矫形不彻底:欲使疗效满意,则术中对各种畸形解剖均应彻底矫正。术后要保持矫正位以使其在生长过程中进一步塑形。若不松解跟距的前后两端,就很难纠正跟骨内翻。反之,内翻不矫正,跟骨锁在距骨下面,也呈内翻和马蹄位。因此一次手术全面松解至关重要。

(5)矫枉过正和平足:彻底松解有可能产生严重平足。因此,矫正稍稍不足要比矫枉过正好些。矫枉过正会发生痉挛性平足。但最终并无临床表现。

(6)蹞内收和腓骨肌力弱:重症蹞内收多见于对足跟外翻矫枉过正的患儿。临床可见斜脚畸形。一般此类患儿的骨骼发育成熟时多不成问题。

(7)术后僵硬和强直:因为术中损伤距舟关节、距下关节和踝关节等医源性因素或矫正不彻底,术后出现僵硬和强直。

（二）护理要点

1.术前护理

（1）术前一般护理参见发育性髋脱位术前护理部分。

（2）宣教告知家长：①为患儿每日温水泡脚3次，每次20min，以清洁皮肤皱褶，软化胼胝，防止感染。②准备气垫，用于术后抬高患肢。

2.术后护理

（1）石膏的护理：①保持石膏清洁干燥，勿向石膏中塞异物。②石膏未干时，将患肢放在气垫上，并减少搬动。需要搬动时，应用手掌平托石膏，切忌用手指按压，以免造成石膏部分凹陷压迫皮肤形成压疮。③石膏边缘如过于粗糙摩擦皮肤，应及时修整，石膏如挤压皮肤或松动，应及时松解或重新打石膏，保持石膏的清洁干燥及其完整性，避免污染、潮湿、变形、折断。④注意观察石膏的松紧和塑形，抬高患肢30°，促进血液循环，减轻肿胀。⑤观察伤口处石膏有无渗血，给予标记和记录，如渗血扩大迅速需及时报告医生处理。⑥观察患肢或足趾的颜色、温度、感觉和运动情况，若发现皮肤苍白或发绀，皮温低，感觉麻木剧烈疼痛、不能活动足趾等周围循环障碍的症状，应及时报告医生处理。

（2）皮肤护理：①患者石膏外固定，自己翻身困难，加强患儿皮肤观察和检查，防止皮肤压疮。②倾听患儿主诉，防止石膏内皮肤压疮，必要时行石膏松解或修整。③保持床单位整洁、干燥。④每2～3小时协助患者翻身，更换体位。

（3）宣教告知家长：①患儿麻醉清醒后即可饮食。②如患儿嘴唇干燥，可以用勺子蘸少许温水轻轻为患儿湿润嘴唇。③将患儿输液一侧肢体放在被子外以便观察，并协助扶好，防止患儿躁动使针脱出。④不要用厚重的衣服、被子等物品覆盖石膏，以免影响其速干定型。⑤用气垫将患肢持续抬高30°，以促进肢体末端血液回流。⑥可以适当轻轻按摩、抚触外露患肢皮肤，减轻肿胀，避免压疮。⑦每2～3小时协助患者翻身一次，以增进舒适，防止压疮。⑧在患儿饮食上增加营养，以促进身体恢复。

（三）功能锻炼

（1）术后24小时指导家长教患儿开始主、被动做足趾伸屈锻炼，按摩患儿患侧大腿的肌肉，并牵拉按摩足趾。

（2）指导患儿及其父母主、被动为患儿进行石膏内肌肉的舒缩运动，如行股四头肌的收缩舒张运动，防止肌肉萎缩，锻炼肌力的同时促进血液循环，活动次数由少到多，以患儿能忍受疼痛为准。

（3）鼓励患儿进行固定范围以外的肌肉收缩和关节的主动活动。功能锻炼宜循序渐进，待拆石膏后，则按早期康复训练计划进行康复锻炼，每日被动按摩足部，背伸外翻活动踝关节，动作轻柔，持续5～10min，每天2次。

（4）外固定解除后嘱患儿2周内在床上训练，活动关节，作抬腿及肌肉收缩训练。

（5）2周后下床在家长的保护下开始行走训练。此后逐渐上下楼梯练习肌力和各关节协作功能。

（6）另外，在每日泡脚的同时加用手法活动关节和挤捏腓肠肌，以增加患肢的血运，改善腓肠肌的营养,对增加关节的活动度,降低腓肠肌的疲劳均有益处。

(四)出院指导

1.告知家长

(1)保持患儿石膏清洁,防止大小便污染,避免碰撞致石膏断裂,为患儿患肢下垫气垫,以抬高患肢,利于静脉血液回流。

(2)在患儿石膏固定 4～6 周后带患儿门诊复查,拆除石膏。

(3)在矫形术后的最初 6 个月内每月带患儿门诊复查 1 次,若拍片证实无复发倾向则改为每 3 个月带患儿门诊复查 1 次,坚持带患儿复查 1 年以上,以防复发。

2.指导家长

(1)加强观察患儿患肢末梢血液循环、运动及感觉情况,如发现患儿患肢肿胀、肢体发凉、发绀或苍白,做主、被动运动时剧烈疼痛,立即带患儿到医院诊治。

(2)给予患儿高热量、高蛋白质、高维生素、高钙的营养丰富的易消化饮食。

(3)坚持为患儿患肢进行按摩和功能锻炼,督促患儿勿过早负重行走,以防畸形复发。

第五章　康复护理

第一节　脑卒中患者的护理

脑卒中又称脑血管意外(CVA),是指由于各种原因引起急性脑血管循环障碍导致的持续性(>12小时)脑功能缺损。它包括了一组具有共同特征的疾患,按其病理机制和过程可分为出血性和缺血性两大类。脑卒中是我国的常见病,据调查,我国每年新发病例约200万,死于脑卒中者近100万,致残率为86.5%。致残的脑卒中患者不同程度丧失了独立生活及工作能力,并给家庭和社会带来沉重负担,为此有必要进行脑卒中的康复,改善患者的功能障碍,提高其生活自理能力,提高生活质量,使其最大限度地回归社会。

一、主要功能障碍及评定

由于病变的性质、部位、范围等不同,脑卒中患者可出现各种各样的功能障碍,其中,以偏瘫和失语最为常见。与康复护理密切相关的功能障碍有以下几个方面:

(一)运动障碍

脑卒中患者运动障碍由锥体系统受损引起,是最常见的障碍之一,也是致残的重要原因。运动功能障碍多表现为一侧肢体不同程度的瘫痪或无力,即偏瘫。运动功能评估主要是对运动模式、肌张力、平衡协调能力进行评估,运动模式评价多采用Brunnstrom 6阶段评估法,肌力评价多采用MMT。

(二)吞咽功能障碍

吞咽功能障碍评定常用的有临床评定、实验室评定及咽部敏感试验。

(三)感觉障碍

多表现为深浅感觉(痛觉、温度觉、触觉、本体觉)减退或丧失,也可出现感觉过敏或异常感觉,感觉障碍可通过评定进行判断。

(四)言语障碍

脑卒中患者常发生言语障碍,发病率高达40%~50%。言语障碍包括失语症和构音障碍。失语症是指正常获得语言能力后,由于大脑半球(多见于优势半球)言语区损伤所致,表现为听、说、读、写能力障碍。构音障碍是由于脑损害引起构音器官的肌力减退、协调不良或肌张力改变所致,表现为发音不清、音量小等。

言语功能评定主要是通过观察、交流、量表测定以及仪器检查等方法，了解被评定者有无言语功能障碍，判断其性质、类型及程度，是否需要进行言语治疗以及采取何种方法治疗。失语症常用评定方法有波士顿失语检查法（BDAE）、西方失语症套表（WAB）、汉语失语检查法（ABC）等。构音障碍检查与评定方法常用的是 Frenchay 构音障碍评定和中国康复研究中心汉语构音检查法。

（五）认知障碍

1.意识障碍

它是指大脑皮质的意识功能处于抑制状态，认识活动的完整性降低。脑卒中患者意识障碍的发生率约 40%。临床可通过患者的言语反应，对针刺的痛觉反射、瞳孔对光反射、吞咽反射、角膜反射等来判断意识障碍的程度，也可用 Glasgow 昏迷评价表进行评定。

2.智力障碍

脑卒中可引起记忆力、定向力、计算力等思维能力的减退，即智力低下。智力障碍评定的方法常用 Wechsler 成人智力评论表（WAIS，韦氏）；对难以完成韦氏成人智力测验的患者可用精神状态简易速检表（MMSE）对痴呆进行筛选。MMSE 须由专业人员操作。

3.记忆力障碍

记忆功能是人脑的基本认知功能之一，可分为形象记忆、逻辑记忆、情绪记忆和运动记忆四种；按储存时间的长短又可分为长时记忆、短时记忆和瞬时记忆三种。脑损伤、情绪及人格障碍患者常出现记忆功能障碍。记忆测验往往与智力测验、神经心理测验联合应用；测验方法有多种，其中韦氏记忆量表（WMS）是目前应用较多的成套记忆测验。

4.知觉障碍

是指在感觉输入系统完整的情况下，对感觉刺激的认识和鉴别障碍。知觉障碍的病损位于皮质水平，而外周神经功能仍是正常的。知觉障碍包括失认症和失用症。

（1）失认症：是指由于大脑半球中某些部位的损害，使患者对来自感觉通路中的一些信息丧失正确分析和鉴别的一种症状。常见的失认症有半侧空间失认（单侧忽略）、疾病失认、躯体失认等。

（2）失用症：是指由于大脑皮质损害而造成有目的的行为障碍，患者不能正确地计划和执行某些有意识的行为和动作。常见的有结构性失用、意念性失用、运动性失用、意念运动性失用等。

（六）其他障碍

（1）大小便障碍和自主神经功能障碍。

（2）面神经功能障碍：主要表现为额纹消失、口角歪斜及鼻唇沟变浅等表情肌运动障碍。核上性面瘫表现为眼裂以下表情肌运动障碍，可影响发音和饮食。

（3）日常生活活动能力障碍：脑卒中患者，由于运动功能、感觉功能、认知功能等多种功能障碍并存，导致日常生活活动能力严重障碍，不同程度丧失了衣、食、住、行、个人卫生等方面的自理能力。

（4）失用综合征：长期卧床，活动量明显不足，可引起压疮、肺感染、肌萎缩、挛缩、体位性低血压、骨质疏松、肩手综合征、异位骨化、心肺功能下降、抑郁状态等表现。

（5）误用综合征：病后治疗方法不当可引起关节肌肉损伤、骨折、肩髋疼痛、痉挛增强、异常的痉挛模式、异常步态和足尖内翻等误用综合征表现。例如，单纯的上肢拉力训练和下肢直腿抬高训练可强化异常的上肢屈肌优势和下肢的伸肌优势，并固定下来，成为典型的"偏瘫步态"，影响患者的恢复。

二、康复评定

（一）运动功能的评定

脑卒中后运动功能障碍多表现为偏侧肢体瘫痪，是致残的重要原因。评定常采 Bobath、上田敏、Fugl-Meyer 评定等方法。运动功能评估主要是对运动模式、肌张力、肌肉协调能力进行评估。

肢体的运动功能障碍按照脑卒中后各期（软瘫期、痉挛期、相对恢复和后遗症期）的状况，采用 Brunnstrom 6 阶段评估法（表 5-1），可以简单分为：Ⅰ期——迟缓阶段；Ⅱ期——出现痉挛和联合反应阶段；Ⅲ期——连带运动达到高峰阶段；Ⅳ期——异常运动模式阶段；Ⅴ期——出现分离运动阶段；Ⅵ期——正常运动状态。

表 5-1　Brunnstrom 6 阶段评价法

阶段	特点	上肢	手	下肢
Ⅰ	无随意运动	无任何运动	无任何运动	无任何运动
Ⅱ	引出联合反应、共同运动	仅出现协同运动模式	仅有极细微的屈曲	仅有极少的随意运动
Ⅲ	随意出现的共同运动	可随意发起协同运动	可有钩状抓握，但不能伸指	坐位和站立位上，有髋、膝、踝的协同性屈曲
Ⅳ	共同运动模式打破，开始出现分离运动	出现脱离协同运动的活动：肩 0°，肘屈 90° 的条件下，前臂可旋前、旋后；在肘伸直的情况下，肩可前屈 90°；手臂可触及腰骶部	能侧捏及松开拇指，手指有半随意的小范围伸展	在坐位上，可屈膝 90° 以上，足可向后滑动。在足跟不离地的情况下踝能背屈
Ⅴ	肌张力逐渐恢复，有分离精细运动	出现相对独立于协同运动的活动：肘伸直时肩可外展 90°；肘伸直，肩前屈 30°～90° 时，前臂可旋前旋后；肘伸直，前臂中立位，上肢可举过头	可作球状和圆柱状抓握，手指同时伸展，但不能单独伸展	健腿站立，病腿可先屈膝，后伸髋；伸膝下，踝可背屈
Ⅵ	运动接近正常水平	运动协调近于正常，指鼻指无明显辨手距不良，但速度比健侧慢（≤5s）	所有抓握均能完成，但速度和准确性比健侧差	在站立位可使髋外展到抬起该侧骨盆所能达到的范围；坐位下，伸直膝可内外旋下肢，合并足内外翻

（二）感觉功能评估

感觉功能评估包括浅感觉、深感觉和复合感觉。评估患者的痛温觉、触觉、运动觉、位置觉、实体觉和图形觉是否减退或丧失。脑卒中感觉功能评定的目的在于了解感觉障碍的程度和部位，指导患者正确选用辅助用具及避免在日常生活活动中发生伤害事故。

（三）平衡功能评定

1.三级平衡检测法

三级平衡检测法在临床经常使用。

Ⅰ级平衡是指在静态下不借助外力，患者可以保持坐位或站立位平衡；Ⅱ级平衡是指在支撑面不动（坐位或站立位）身体某个或几个部位运动时可以保持平衡；Ⅲ级平衡是指患者在外力作用或外来干扰下仍可以保持坐位或站立平衡。

2.Berg 平衡评定量表

是脑卒中康复临床与研究中最常用的量表，一共 14 项检测内容，包括：坐→站；无支撑站立；足着地，无支撑坐位；站→坐；床→椅转移；无支撑闭眼站立；双足并拢，无支撑站立；上肢向前伸；从地面拾物；转身向后看；转体 360°；用足交替踏台阶；双足前后位，无支撑站立；单腿站立。每项评分 0～4 分，满分 56 分，得分高表明平衡功能好，得分低表明平衡功能差。

（四）认知功能评估

评估患者对事物的注意、识别、记忆，理解和思维有无出现障碍。例如：

（1）意识障碍是对外界环境刺激缺乏反应的一种精神状态。根据临床表现可分为嗜睡、昏睡、浅昏迷、深昏迷 4 个程度。临床上通过患者的语音反应，对针刺的痛觉反射、瞳孔对光反射、吞咽反射、角膜反射等来判断意识障碍的程度。

（2）智力障碍主要表现为定向力、计算力、观察力等思维能力的减退。

（3）记忆障碍可表现为短期记忆障碍或长期记忆障碍。

（4）失用症常见的有结构性失用、意念运动性失用、运动性失用和步行失用。

（5）失认症可表现为视觉失认、听觉失认、触觉失认、躯体忽略和体像障碍。

（五）言语功能评估

评估患者的发音情况及各种语言形式的表达能力，包括说、听、读、写和手势表达。脑卒中患者常有以下言语障碍表现：

1.构音障碍

是由于中枢神经系统损害引起言语运动控制障碍（无力、缓慢或不协调），主要表现为发音含糊不清，语调及速率、节奏异常，鼻音过重等言语听觉特性的改变。

2.失语症

是由于大脑皮质与语言功能有关的区域受损害所致，是优势大脑半球损害的重要症状之一。常见的失语类型有运动性失语、感觉性失语、传导性失语、命名性失语、经皮质运动性失语、经皮质感觉性失语、完全性失语等。

（六）摄食和吞咽功能评估

1.临床评估

对患者吞咽障碍的描述:吞咽障碍发生的时间、频率;在吞咽过程发生的阶段;症状加重的因素(食物的性状,一口量等);吞咽时的伴随症状(梗阻感、咽喉痛、鼻腔、反流、误吸等而不同)。

2.实验室评定

视频荧光造影检查(VFG):即吞钡试验,它可以精确地显示吞咽速度和误吸的存在,以了解吞咽过程中是否存在食物残留或误吸,并找出与误吸有关的潜在危险因素,帮助设计治疗饮食,确定安全进食体位。

3.咽部敏感试验

用柔软纤维导管中的空气流刺激喉上神经支配区的黏膜,根据感受到的气流压力来确定感觉障碍的阈值和程度。脑卒中患者咽部感觉障碍程度与误吸有关。

（七）日常生活活动能力（ADL）评估

脑卒中患者由于运动功能、认知功能、感觉功能、言语功能等多种功能障碍并存,常导致衣、食、住、行、个人卫生等基本动作和技巧能力的下降或丧失。常采用改良 Barthel 指数或功能独立性评估法(FIM)。

（八）心理评估

评估患者的心理状态,人际关系与环境适应能力,了解有无抑郁、焦虑、恐惧等心理障碍,评估患者的社会支持系统是否健全有效。

（九）社会活动参与能力评估

采用社会活动与参与量表评定。该量表分为理解与交流、身体移动、生活自理、与人相处、生活活动、社会参与 6 个方面,共 30 个问题,每个问题的功能障碍程度分为"无、轻、中、重、极重度",相应分值为 1、2、3、4、5 分。

三、康复护理原则与目标

（一）康复护理原则

1.早期、循序渐进、连续、全面

脑卒中患者一旦病情稳定,生命体征平稳,症状体征不再进展,应尽早实施康复治疗与护理。从急性期到恢复期,多学科全面康复。

2.最终实现自我护理

康复护理的核心是由被动的替代护理到患者主动参与,实现自我护理的模式。

3.自我健康管理

做好预防脑卒中复发和继续康复训练等指导与健康教育。

（二）康复护理目标

(1)患者不发生或减少发生并发症,提高日常生活能力。

(2)患者回归家庭和社会。

四、康复护理措施

(一)软瘫期

软瘫期指患者发病 1～3 周内,生命体征平稳,患侧肢体肌力、肌张力、腱反射降低。即 Brunnstrom Ⅰ期,此期主要是利用各种方法恢复或提高肌张力,诱发肢体的主动运动,其措施主要在床上进行被动和主动运动,预防并发症和继发损害,为下一步功能训练做准备。

1.保持良肢位

正确的体位对于脑卒中患者极其重要,其目的是预防和减轻出现的痉挛模式。保护肩关节、预防骨盆后倾和髋关节外展、外旋,早期诱发分离运动。偏瘫患者典型的痉挛姿势:患侧上肢以屈肌痉挛占优势,肩下沉后缩、肘关节屈曲、前臂旋前、腕关节掌屈、手指屈曲;患侧下肢以伸肌痉挛占优势外旋,髋膝关节伸直、足下垂内翻。常用三种体位应交替采用,但尽可能少采用仰卧位,鼓励患侧卧位、适当健侧卧位。

(1)仰卧位:该体位作为一种替换体位或者患者需要时采用。患者头应枕在高度适宜、软硬适中的枕头上,头部不要过伸、过屈和侧屈;患肩垫起,防止肩后缩,使肩部上抬前挺,上肢肘伸直,上臂外旋稍外展,前臂旋后,腕关节轻度背曲,掌心朝上,手指伸直,整个患侧上肢放在枕头上;患侧髋部用枕头垫起,使髋关节内收、内旋,膝关节用小软枕垫起,与床面成 5°～10°角,为防止足下垂可用软枕将脚趾支撑,但足心不放任何支撑物,避免诱发肌肉痉挛(图 5-1)。急性期之后,建议患侧膝关节屈曲,踝关节略背曲,足底平放于床上为宜(图 5-2)。

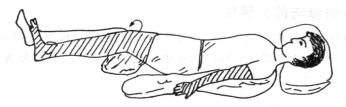

图 5-1　仰卧位

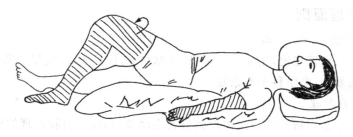

图 5-2　仰卧位

(2)患侧卧位:该体位增加了患肢的感觉刺激,并使整个患侧上肢拉长,从而减少痉挛,且健手能自由活动。患侧上肢前伸,肘伸直,前臂旋后,腕伸展,掌心向上,手指伸开。患侧下肢,健肢在前、髋,膝屈曲用枕头支持;患肢在后,膝屈曲,踝背伸。后背用枕头稳固支撑斜侧卧 40°～60°(图 5-3)。

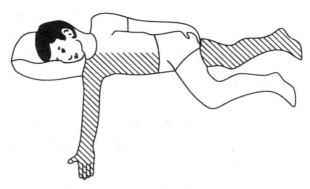

图 5-3 患侧卧位

（3）健侧卧位：患侧上肢放松前伸，放于枕头上，高于心脏，肩前伸，肘伸直，腕背伸，五指伸展。患侧下肢在前，稍屈曲放于软枕上，踝关节不要垂于枕边，健腿在后自然屈曲。后背用枕头稳固支撑（图 5-4）。

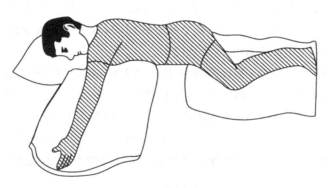

图 5-4 健侧卧位

2.体位变换

每 1～2 小时变换一次。目的是预防压力伤和肺部感染，防止肌肉痉挛、关节挛缩和异常姿势加重。仰卧位强化伸肌优势，健侧卧位强化患侧屈肌优势，患侧卧位强化患侧伸肌优势，定时变换体位可使肢体的屈伸肌张力达到平衡，是预防肌肉痉挛、关节挛缩和异常姿势的重要措施。变化体位时应从肩胛处托扶患肢，动作轻柔，不可暴力拉拽，避免因用力牵拉患肢造成肩关节软组织的损伤和肩痛；应注意患者的踝关节保护、保持足背伸，预防足内翻和足下垂。体位变换后，注意保持患者体位的稳定、舒适、安全，给予适度的关节被动运动，防止误用综合征。

3.肢体被动运动

目的是促进血液、淋巴回流，防止或减轻水肿；增强患侧肢体本体感觉，预防关节挛缩和肌肉萎缩；刺激屈伸肌群、放松痉挛肌肉、促进主动运动；同时牵张挛缩和粘连的肌腱和韧带，维持和恢复关节活动范围，为主动运动做准备。

被动运动原则：操作者应参照健侧关节活动范围进行全关节无痛活动，其活动范围是正常的 50%～60%，活动先从健侧开始，再活动患侧，从大关节逐步到小关节，动作缓慢、轻柔、平稳、有节律,避免冲击性运动和暴力。活动时应固定肢体的近端,托住肢体远端,避免替代运动。对肌张力高的肌群用安抚性质的推拿,对肌张力低的肌群予以摩擦和揉捏。重点关节为肩关节外旋、外展和屈曲,肘关节伸展,腕和手指伸展,髋关节外展和伸展,膝关节伸展,足背屈和外翻。每个关节做3~5遍,每日2~3次。

4.主动运动

主动运动训练应按照人类运动发育规律,先从躯干、肩胛带和骨盆带开始,如翻身→坐起→坐位平衡→双膝立位平衡→单膝立位平衡→坐到站→立位平衡→步行。软瘫期的主动运动在床上进行,促进肌张力和主动运动的出现。

(1)床上翻身训练:翻身动作包括被动向患侧翻身、向健侧翻身;主动向患侧翻身、向健侧翻身。首先掌握"Bobath握手",即双手手指交叉在一起,患侧拇指在上,双上肢腕肘伸展位,保持肘关节尽量伸直,若不能完成需护士辅助伸直。

①被动翻身:由仰卧位向患侧翻身较为容易,护士首先将患侧上肢保护好,患肢肩部向前伸,伸肘,伸腕,护士用一手掌顶住患肢手掌,另一手拉住患者健手,翻向患侧,而后将患肢置于良肢位;由仰卧位向健侧翻身:护士首先将患侧下肢屈曲,双手分别置于患侧肩部与臀部,用适当力量将患者翻向健侧,并将患肢置于良肢位。

②主动翻身:a.摆动翻身法:年轻或能伸肘的患者建议采用此翻身法,患者仰卧位,双手十指交叉,患手拇指放在健侧拇指上方。向上伸展上肢,屈膝,将双上肢摆向健侧,再摆向患侧,可重复摆动一次,借助惯性,将身体翻向患侧;b.健腿翻身法:患者仰卧位,用健手将患肢屈曲置于胸前,并以健手托住肘部,将健腿插入患腿下方,借助身体向健侧转动的同时,趁势用健腿搬动患腿,翻向健侧。患者上肢肌张力高,屈曲挛缩不能伸肘时,建议采用此翻身法。

(2)桥式运动:目的是训练腰背肌群和伸髋的臀大肌,有效地防止站立位时因髋关节不能伸展而出现的臀部后突,为患者下一步坐位和站立做准备。

①双侧桥式运动:患者仰卧位,双上肢伸展撑于床面,双下肢屈曲,足踏床,慢慢地抬起臀部,维持一段时间后慢慢放下。早期训练多需要护士帮助,固定患侧膝关节和踝关节并叩打刺激患侧臀部,引导患者完成桥式运动(图5-5)。

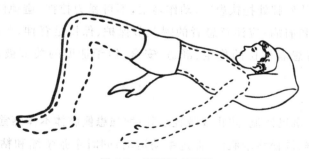

图5-5 双侧桥式运动

②单侧桥式运动:在患者能完成双侧桥式运动后,训练单侧桥式运动,患者健侧下肢悬空,患侧下肢屈曲,患足踏床、抬臀完成该动作(图5-6)。

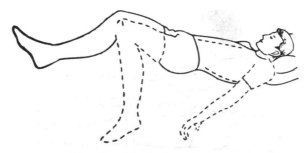

图 5-6　单侧桥式运动

③动态桥式运动：进一步增强下肢内收、外展的控制能力。患者仰卧屈膝，双足踏住床面，双膝平行并拢，健侧下肢保持不动，患侧下肢进行内收和外展动作.并控制动作的幅度和速度。然后患侧下肢保持中立位，健侧下肢进行内收、外展动作。

5.呼吸功能训练

早期指导患者掌握相关呼吸控制技术，如膈肌呼吸、缩唇呼气、腹式呼吸等进行呼吸肌的增强及扩大胸廓训练，促进肺部气体交换量，提高肺功能，达到有效及时排痰，防止肺部感染。后期进行有氧运动训练，如上下肢被动和主动训练，步行训练也可进一步改善和提高呼吸功能。呼吸功能训练可改善吞咽障碍和言语障碍的严重程度，是不可缺少的辅助训练。

(二)痉挛期

发病 2 周以后，随着病情的控制，肢体开始出现运动，这种运动同时伴随着痉挛，大约持续 3 个月，相当于 Brunnstrom Ⅱ、Ⅲ 期，此期主要是控制肌痉挛和异常的运动模式，训练运动控制促进分离运动出现。

1.抗痉挛训练

上肢抗痉挛训练：患者取仰卧位，以 Bobath 式握手，用健手带动患手上举，伸直和加压患臂，这样被动活动肩关节和肩胛带，帮助上肢功能恢复，也可预防肩痛和肩关节挛缩；下肢控制能力训练：在床上完成桥式运动，屈膝、屈髋动作可抑制下肢伸肌痉挛。踝背屈训练，嘱患者将双足平放于床面上，护士用一只手固定踝部，一只手使患者足背屈外翻，被动和主动使患者背屈踝关节。还可用冰块、毛刷刺激趾尖、趾背和足背外侧诱发踝背屈，但患者不宜过度用力防止引起足内翻。

2.坐位训练

在病情允许的情况下，鼓励患者及早坐起预防并发症，尤其是体位性低血压、深静脉血栓形成、坠积性肺炎等。

(1)床上正确坐姿：依次从 30°、45°、60°、90°，当前一个体位保持 30min 无明显体位性低血压表现时，可过渡到下一步。训练时体重要平均分布于臀部两边，保持身体两侧平衡，躯干端正，不要偏坐一边。用大枕垫于身后，使髋关节屈曲 90°，防止躯干后仰。将双上肢移动到小桌上，保持中立位，自然伸直，肘及前臂下方垫枕，防止肘部下滑。膝关节屈曲 5°～10°，若不能完成可在膝下放置一个小软枕。避免半卧位，以防引起对称性颈紧张性反射，增加上肢屈曲，下肢伸直的异常痉挛模式。床上正确坐姿如图 5-7 所示。

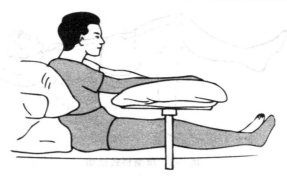

图 5-7　床上正确坐姿

（2）从卧位到床边坐位训练：将患者移至护士一侧，护士一手在患者头部给予向上的辅助，另一手帮助患侧下肢移向床边并沿床缘垂下，将患者的双足踏地或踏在支撑台上。之后训练患者独立起坐，先做翻身动作至健侧卧位，健腿支撑患腿，将患侧上肢置于体前，患者一边用健侧上臂支撑躯干，一边抬起上部躯干。

（3）保持正确的坐姿：在病情和身体条件允许的前提下，应尽早离床。正确的坐姿能起到治疗和训练的目的，坐位有利于躯干的伸展，达到促进全身身体及精神状态改善的作用。头、颈、躯干保持左右对称，躯干无扭转现象，尤其患侧肩部不得偏向后方。具体如下：躯干伸直，髋关节、膝关节、踝关节均保持 90°屈曲位，臀部尽可能坐在椅子的偏后侧，以防止出现臀部过度前置，引起脊柱后倾的现象，并保持双侧臀部同等负重，膝关节以下小腿部分保持与地面垂直，避免出现患侧髋关节外展、外旋及踝关节内翻、跖屈。

（三）恢复期

恢复期相当于 Brunnstrom Ⅳ期、Ⅴ期，早期患侧肢体和躯干肌力弱，平衡能力差，因此应先进行平衡训练，控制肌痉挛，逐步加强肌力和耐力训练。

1.平衡训练

平衡训练由易到难，从稳定的体位逐步至最不稳定的体位，从静态到动态平衡，逐步缩小支撑面和提高身体重心，在稳定前提下逐步增加头颈和躯干运动及从各个方向推动患者的动态平衡练习，从睁眼到闭眼练习。

（1）坐位平衡训练：患者在无支撑下静坐，头部和躯干为中立位，避免身体向患侧转移，肩关节外展，外旋，肘关节伸展，腕关节背伸，髋关节、膝关节、踝关节屈曲 90°，双足踏地与肩同宽。患者保持数秒后，慢慢倒向健侧，自己能调整至原位，必要时给予帮助并注意安全防止跌倒。静态坐位平衡训练后，患者双手进行 Bobath 握手，伸向身体各个方向，不要增加支撑面完成自动态平衡训练直至他动态平衡训练。

（2）立位平衡训练：从坐位站起，重心转移，患腿负重，体重平均分配。动作要领为双足后移，屈膝稍＞90°，躯干伸直前倾，肩和双膝前移过脚尖，然后髋、膝伸展站起。坐下时，躯干前倾，膝前移及髋、膝屈曲坐下。立位平衡训练前，坐位提腿踏步，增加肌力，为站立做准备。患者站起后，双手垂于体侧，膝关节不能过伸或过屈，保持站立位。可逐步进行扶持站立、平衡杠内站立、逐渐除去支撑，为徒手站立、能患肢负重、重心左右移动，达到自动态立位平衡。在受到外力推拉的情况下能调整重心保持平衡,说明已达到他动态立位平衡。

2.步行训练

患者达到自动态站立平衡,患侧肢体持重达体重的一半以上,可进行步行训练。脑卒中患者步行训练不宜过早,训练量要小,以免出现过度训练导致膝反张、足内翻等。年纪较大的患者易出现废用综合征或患肢负重改善缓慢,可借助支具提早进行步行训练。

(1)步行前准备:重点诱发步行时关节分离运动,或根据步行时不同环节进行有针对性的训练,如患腿迈步时踝背屈、屈膝,脚跟着地时伸髋伸膝,患腿支撑,同时躯干挺直,然后重心前移、健腿支撑,完成一个步行周期。按照步行动作,分解进行分步训练,然后在步行练习中纠正错误动作,逐步提高患侧下肢的运动功能。

(2)辅助下行走:步行早期常有患侧膝关节过伸和膝关节打软现象,应注意膝关节的控制。侧方辅助行走,护士站在患侧,一手握住患者的患手,使其掌心向前,另一只手放在患者的胸前,帮助患者缓慢行走,并注意纠正异常姿势。后方辅助行走:护士站在患者的后方,双手分别放置在患者髋部,防止在行走时出现髋关节上抬、划圈步态等异常姿势。

(3)上下楼梯训练:按照"健腿先上,患腿先下"的原则,待患者能完全控制腰、髋、膝关节的稳定性,上下台阶时重心转移充分可以任其自然。

(4)复杂步行:训练步行耐久力和稳定性。让患者完成高抬脚步、弓箭步、绕圈走、转向走、跨越障碍物、各种速度及节律的步行。近几年来,采用减重步行跑台训练,对改善脑卒中患者的步行能力和步态取得了较好的效果。

3.上肢及手功能训练

上肢功能的康复效果没有其他部位明显,患者对上肢功能恢复易失去信心。忽略对上肢的康复训练,会产生一系列偏瘫上肢问题,如关节活动受限、肩关节半脱位、肩痛、肩手综合征、水肿等。患侧上肢形成习惯性废用。

(1)肩关节和肩胛带活动:诱发肩胛带肌肉的主动运动和控制能力,预防软组织缩短,肩胛骨后缩、下降、肩痛和肩关节半脱位。采用Bobath握手,进行上肢的主动辅助运动,手臂向不同方向摆动。触摸前额、头顶、左右肩部等。

(2)肘关节活动:进行肘关节屈伸,前臂旋前旋后训练。患者取仰卧位,肩关节轻微外展,一手扶肘关节,另一手握腕关节,屈伸肘关节训练。

(3)腕关节活动:进行腕关节的屈伸及向桡侧、尺侧偏移活动。

(4)手指关节活动:屈伸、对掌、对指、手指爬升练习。

(5)手指灵活性、协调性和精细动作训练:使用钥匙、写字、梳头、拍球等。

通过限制患者的健侧上肢,集中强化训练患侧上肢,使患侧上肢的功能得到改善和提高,培养患者养成使用患侧肢体的习惯。

4.ADL训练

包括运动与转移,从坐位训练开始,逐步进行日常生活动作训练,如进食、清洁、更衣等,进一步进行家务和社交活动训练。先进行单侧活动,再进行双侧协调活动,先粗大后精细,先简单再复杂,分解动作掌握后再进行组合运动。训练时注意观察患者的情况,一旦发现异常姿势及时调整。功能训练是反复学习、实践、逐渐加强的过程。对患者发生的微小变化给予评价和鼓励,以保证训练顺利进行。

(1)进食指导:进食和饮水是综合又复杂的过程,与咀嚼和吞咽、姿势和体位、体能和情绪有密切关系。正确的进食姿势为坐位,进食要保持全身放松,头部略向前倾,颈部微微弯曲,躯干伸直,上肢以伸展位平放在餐桌上,掌心向下,健手进食。切忌将患侧手臂下垂或屈曲放置在胸前,以防止肩关节半脱位或加重脱位。建议餐具下垫毛巾或带橡皮垫的防滑碗、盘子。单侧忽略的患者,家属站在患侧提醒患者进食,防止一侧食物漏食,克服对偏瘫侧的忽视。

(2)更衣指导:评估患者动态坐位平衡和认知功能良好,方可进行穿、脱衣服的训练。穿时,先穿患肢,后穿健肢;脱时,先脱健肢,后脱患肢。上衣,建议穿宽松、纯棉质地、开衫为宜;裤子,建议穿松紧裤。

(3)清洁:患者具有坐位平衡能力,建议到洗手间洗脸、刷牙。坐位洗漱时,清洗健侧手臂可将浸过清洁液的洗脸毛巾固定在水池边上缘,健侧手臂和手在上面擦洗,之后将另一毛巾放在腿上,手臂在上面擦干,清洗患侧手臂可由健侧完成。清洗指甲使用带吸盘的指甲刷完成。毛巾挂在水龙头上,用健手拧干。洗浴时,清洗和擦干后背时,患者可将毛巾抛过一侧肩,披于身后,抓住毛巾的另一端向下横擦后背,然后再换到另一侧肩上。患者能完成站立洗漱时,上肢伸直,患手扶于洗手池边;当上肢无力不能伸直或支撑不住时,由家属扶住患肢肘部伸直,不可自然下垂患侧上肢或将其屈曲放置胸前。

(4)如厕动作:完成独立如厕的前提,教会患者掌握轮椅到便器(马桶)的转移动作以及握持扶手和身体转移动作的方法。建议使用马桶便器,卫生间内安装扶手。

(5)大、小便管理:协助处于脑卒中恢复期、运动功能障碍轻的患者到厕所进行大、小便。生活不能自理者,男性可用集尿器,使用尿壶或塑料小袋系于外生殖器上等;女性患者用塑料便盆帮助完成大、小便。鼓励患者多吃粗纤维蔬菜。养成定时大便的习惯,每日一次为宜,如大便困难或 3 日无大便应使用缓泻剂或开塞露等,便秘严重者可用低压肥皂水灌肠,排便时按摩腹部或屏气增加腹压利于大便排出。

(6)淋浴:采用坐位、站立位的淋浴。饭后不宜立即淋浴,建议 30～40min 后进行,浴室温度在 24～26℃为宜,用健侧肢体测试水温,以免发生烫伤或着凉,淋浴时间不超过 30min。建议患者使用加长的刷子,或者将毛巾两端固定环扣,健侧手在后背上方,拉动毛巾擦洗后背。使用专门淋浴用椅,防止滑倒。不建议患者用浴缸洗浴,进出浴缸不方便,存在安全隐患。

5.感觉障碍康复训练

脑卒中患者运动障碍同时常伴有感觉障碍,感觉功能和运动功能有密切关系,出现感觉丧失、迟钝、过敏等障碍时,会严重影响运动功能,因此必须建立感觉-运动训练一体化的概念。感觉刺激应适度,有利于纠正异常肌紧张,抑制异常姿势和病理性运动模式。训练时,同一动作或同一种刺激需要反复多次,不能频繁更换训练用具。训练要循序渐进、由易到难、由简单到复杂;避免感觉丧失或迟钝造成烫伤、创伤、跌倒、压力伤以及感染等。

(1)浅感觉训练:训练时先进行睁眼训练,待进步后再闭眼训练,反复练习。软瘫期对患肢进行轻拍、叩打、用毛刷快速刷拂。用棉签轻触皮肤或黏膜,或用大头针针尖以均匀的力量轻刺患者皮肤,并与健侧对比。用浸过热水(40～50℃)和冷水(5～10℃)的毛巾交替擦敷,训练温度觉。

（2）深感觉训练：良肢位保持，适当增加患侧卧位时间。进行被动和主动肢体位置的摆放，让患者感受肢体的位置，对肌张力低下的肢体控制不良时尤为有用。患侧负重训练。

（3）复合感觉训练：手指触觉恢复时，逐步开始训练。让患者闭眼触摸辨认常见或熟悉的物品，如钥匙、杯子、笔等。若辨认困难可以睁眼触摸。将纸张、布料、砂纸等不同质地的物品，让患者开始睁眼辨别，然后闭眼辨别。让患者在暗箱中摸出指令的物品，如从暗箱中摸出积木正方体等。

6.吞咽障碍康复训练

基础训练又称间接训练，用于脑卒中摄食-吞咽障碍患者进行摄食之前，针对与摄食、吞咽活动有关的器官所进行预备训练。间接训练不使用食物，安全性好，适用于吞咽障碍各类型患者。

（1）口腔器官运动训练：目的是加强口唇、下颌、舌运动及声带闭合运动控制，强化肌群的力量及协调，从而提高吞咽功能。①口腔颜面肌肉运动训练：主要是下颌、面部、腮部及唇部的肌肉运动训练。改善面颊部肌肉的紧张性，促使其主动收缩功能恢复，特别注意咀嚼肌的肌力、肌张力和下颌的训练。指导患者健手或家属对患者面部进行反复多次按摩；进行吹口哨、皱眉、闭眼、鼓腮、张口、闭口、微笑等表情及动作训练。②增强舌运动：也称之为舌操，舌的主动水平后缩、侧方运动、抬高舌背、卷舌运动。被动训练由护士用吸舌器牵拉舌头做各个方向的运动，有助于降低舌肌的张力；舌部抗阻运动，用压舌板给予阻力或让患者将舌抵向颊后部，护士用手指抵其面颊某一部位，患者用舌顶推，以增强舌肌的力量。加强主动训练，让患者自行将舌头做舌前伸、后缩、侧方顶颊部、唇齿间卷动转圈、弹舌等主动运动，提高舌部的灵活性。

（2）咽部冷刺激：反复训练，可以诱发和强化吞咽反射。将棉签在碎冰块中放置数秒，然后将冰冷的棉签轻轻刺激患者的软腭、腭弓、舌根及咽后壁，垂直方向摩擦4～5次，然后嘱患者做空吞咽动作。

（3）吸吮训练：患者手指戴上胶套放于口中，模仿吸吮动作，体验吸吮的感觉。

（4）闭锁声门训练：患者双手压在桌子或墙壁上的同时，训练大声发"啊"。训练随意地闭合声带，可有效地防止误咽。

（5）声门上吞咽：也叫自主气道保护方法。患者利用停止呼吸时声门闭锁的原理，进行充分吸气、屏住呼吸、其后呼气，最后咳嗽等一连串训练。适用于咽下过程中引起误咽的患者。

（6）喉抬高训练：患者对照镜子将自己的手指置于甲状软骨上，模仿吞咽时运动。

（7）声带内收训练：通过声带内收训练，以达到屏气时声带闭锁，防止食物进入气管。深吸气，两手按住桌子或胸前对掌，用力推压，憋气5s。

（8）呼吸训练和有效咳嗽训练：指导患者采用腹式呼吸、缩唇呼吸训练。患者进行早期呼吸和有效咳嗽训练是吞咽功能恢复的重要措施。

（9）神经肌肉电刺激：需在社区医院或康复医院由专业人员完成，是吞咽障碍治疗的重要手段。主要用于辅助强化肌力、帮助喉提升以及增加咽肌收缩力量和速度。

7.言语障碍康复

言语是交流沟通的重要手段。言语障碍康复是促进语言障碍者交流能力的获得或再获得。主要是给予某种刺激，使患者做出反应，正确的反应要强化（正强化），错误的反应要矫正

（负强化），如此反复进行形成正确的反应，纠正错误的反应。

（1）失语症康复护理：患者先从听、理解和呼吸训练开始，逐步进行语言表达和书写训练。失语症的治疗形式可分为直接疗法和间接疗法、个别训练和集体训练。治疗过程中将几种方法结合应用，还要发挥患者自主训练的积极作用。根据患者的失语类型和程度制定适当的训练计划，然后进行评定以决定计划的继续或修改。

①直接训练：是与患者进行特定的语言功能训练，通过反复和适当的刺激以激发语言功能的恢复和未受损区域的功能代偿，促使患者做出特定的反应。常用的是刺激促进法。

②Schuell 刺激法：是语言训练中最常用的方法，通过反复的语言刺激促进脑内语言模式的组织、储存和提取。原则是给予患者能接受的合理的语言单位及刺激长度、难度、速度，并提高音量；恰当运用感官刺激，如视觉、触觉、嗅觉的刺激；给予患者反复的刺激，提高反应性。每次刺激应引起相应的反应，如对刺激产生的用手指示、复述、读音、写字等反应，不能激起反应则说明给予的刺激不恰当，应做相应的调整；若患者有正确的反应，通过鼓励、赞许进行强化，对错误的反应可以沉默或改变刺激内容，不应强行矫正。

③阻断去除法：即利用未受阻断的较好语言形式中的语言材料作为"前刺激"，来引出对另一语言形式有语义的语言材料（被阻断者）的正确反应，从而去除阻断。如对命名障碍而听理解相对完好的命名性失语的患者，将练习命名的目标词如"铅笔"一词，夹在一系列单词如"钥匙、铅笔、苹果"中进行听理解练习后，诱使患者将以前不能命名的目标词"铅笔"说出。

④功能重组法：通过对功能系统残存成分重新组织或再加上新的成分，以便产生一个适合操作的新功能系统，从而达到语言能力的改善。如言语失用的患者用手指敲打，作为促进流畅言语产生的方法。

⑤补偿技术：失语症的恢复有一定的限度，为使患者具有日常生活中所必需的实用交流能力，让患者充分利用残存的语言功能，学会实用的、基本的、适合自身水平的交流技术。如利用文字及图片、画图、手势等。

⑥听理解训练：指导患者进行听语指图、物；执行指令；回答是非题等。

⑦言语表达训练：复述单词、句子、文章；称呼练习，联想呼名；描述物品的功能，叙述事件等。

⑧读解训练：进行词图匹配等卡片和图片配合训练；语句重排，朗读后回答文章问题等训练。

⑨书写训练：促进患者对语言的理解，分抄写、默写和听写。

⑩间接训练：强调安排患者的交流环境，促进使用交流能力，而不是直接单一的言语处理过程，常用方法为失语交流促进法。采用代偿手段，如手势、画图表意、交流板或交流手册、电脑说话器的应用。鼓励患者在日常生活中与伙伴进行沟通互动，提升失语症患者的沟通能力。

（2）构音障碍康复护理：由于神经病变、言语有关的肌麻痹、肌力减弱或运动不协调所致的言语障碍。包括痉挛型、迟缓型、运动过强型、运动过弱型、失调型、混合型构音障碍。

①松弛训练：目的是通过随意肌群的放松，使非随意咽喉肌群的肌紧张松弛。从足部开始逐步到口面部肌肉放松。

②呼吸训练：增强呼气流量、延长呼气的时间，并改善气流的控制。腹式呼吸、膈肌促通手

法、用力呼吸等。

③发音训练:采用示教-模仿方法,让患者对镜子练习,先发韵母,后发声母,先学喉音,后学唇音。

④发音器官训练:包括唇、舌、软腭等发音器官训练。唇部的开合、呲牙、抿嘴、抗阻训练;舌操运动;指导患者发"h、h"音,训练软腭发音。

言语障碍患者在训练时,护士要语速减慢,使用简洁、易于理解的句子;不要催促患者,要给予充分的时间,调整言语交流时间,发现患者最佳的交流时间;并注意伴随言语障碍的任何影响交流的因素.如听觉和视觉障碍等。

8.认知障碍康复

(1)感知力训练:感知力障碍主要表现为失认症和失用症。①听觉失认:向患者展示熟悉的内容图片并同时在录音机内播出相应的语音。②视觉失认:包括颜色失认、物品失认、形状失认、面容失认、身体失认和视空间失认。可进行颜色配对;让患者找出多种物品内相同的物品;经常拿出患者熟悉的家人和朋友的照片辨认,并练习正确认知身体各个部位的名称;指导患者如何看地图,找出指令的地点。③单侧空间忽略:护士和家属在日常生活中应及时提醒注意忽略侧,并经常触摸忽略侧。用粗糙的毛巾或毛刷刺激患侧肢体、冷热交替刺激患侧感知;进行划销、分段线、字母删除作业等;阅读书刊报纸,指导患者从左侧开始,以鲜艳的颜色为标记,提示患者见到标记时开始阅读。各种训练尽可能在忽略侧进行,使患者更多地转头或转动眼睛,增强注意力。④失用症:包括意念性失用、意念运动性失用、穿衣失用、运动性失用、步行失用。在进行特定活动前,给予患者本体觉、触觉、运动觉刺激,用动作帮助指导,而不是通过语言;把语言命令降低到最低的程度,可手把手教会完成动作,根据完成的情况减少帮助,说话时注意语气和方法;功能代偿,鼓励患者自己穿衣,利用商标区分服装的前后,不同颜色标记区分服装的上下。

(2)定向力障碍训练:患者对时间、地点、人物、环境以及自身状态的认识能力缺乏达3~6月以上,协助患者经常看日历、钟表,耐心解释上午、下午等纠正患者的时间定向障碍;每到一地方向患者介绍周边环境,减少陌生感,在常去的房间门口悬挂颜色鲜艳、简单的标志物:帮助患者认识环境;为患者佩戴身份识别腕带。

(3)解决问题能力:涉及推理、分析、综合、比较、抽象、概况等多种认知过程的能力。从简单的物品分类训练到复杂的概括能力等。

(4)注意力训练:可进行分类训练,目的是提高患者不同程度的注意力,包括连续性、选择性、交替性及分别注意力训练。采用删除训练、猜测游戏、时间感训练等方法。治疗过程要从简单到复杂,分级完成训练。训练要严格、精准把握时间。采用计算机辅助训练是常用的手段。开始训练时应在有组织、整齐和安静的环境中进行,如训练刷牙时将无关的物品拿走,所需的物品颜色要鲜艳。

(5)记忆力训练:记忆障碍的患者周边环境要简化,物品摆放井井有条。突出要记住的事物,避免常用的物品遗失,以保证患者处于安全的环境。

①外在记忆辅助工具:利用身体外在的辅助物品或提示来帮助记忆。常用的方法有记事本、将活动建立日程表;采用记忆提示工具,如标签、记号等。

②内在记忆辅助工具：a.助记术，将学习的字词幻想成图像来帮助记忆。联想法，试图回忆一件事或一个事实时，想到有关联的信息，或将新学的信息联系到已存在和熟悉的记忆中。编故事法，将要记忆的重点转化为一个简单的故事，通过语义加工，使故事中包括所有要记忆的内容。还有现场法、倒叙法、关键词提示法、自问法等。b.书面材料的学习，采用 PQRST 法，是预习、提问、评论、陈述、测试的缩写。是一种完整理想的学习方法。

9.心理障碍

脑卒中后偏瘫使患者失去自理能力，给患者身心带来巨大痛苦，产生不同程度的心理变化。根据患者心理变化，将认知心理学、行为学、支持心理疗法融为一体，制定相应的心理康复治疗。

(1)震惊期：医护人员和家属要密切注意患者的情绪变化。一般采取解释、安慰为主的支持疗法，减轻患者恐惧不安的情绪。

(2)否认期：护士不要过早告知患者预后不良的后遗症，应逐步让患者对自己的病情有所认识。常采用行为疗法和认知疗法，系统应用强化手段增进适应性行为，运用鼓励的方式，使好的行为模式表现出来并保持下去。

(3)抑郁期：鼓励患者完成自身可以做的事情，并及时给予表扬，燃起患者的信心，对极度个别有自杀倾向患者采取心理治疗方法。近几年新兴的音乐疗法对脑卒中后抑郁患者有较好的效果。感受式音乐疗法简单易行，可作为首选方法。

(4)对抗独立期：可采用行为疗法、认知行为疗法等重新概念化的内部语言使不适应行为去习惯化，为产生新的适应行为提供基础。在治疗中随时用强化、放松、行为限制等心理治疗技术。

(5)适应期：以行为疗法和认知行为疗法为主，帮助患者巩固疗效，坚持采用正确的方式进行康复训练，争取恢复到最佳状态。

五、健康教育

(一)预防脑卒中复发

(1)积极治疗原发性高血压、糖尿病、高脂血症、动脉硬化、相关的心脏病、短暂性脑缺血发作。

(2)养成良好的生活方式、作息制度，戒烟，限酒，合理饮食，保持良好心情。

(3)学会快速识别卒中，及时就医。卒中最常见的症状：突发一侧面部麻木或口角歪斜、一侧肢体(伴或不伴面部)无力、反应迟钝、感觉沉重或麻木；失去平衡、步行困难；单眼、双眼视物模糊或向一侧凝视、缺乏平衡感；吞咽困难；言语困难(包括言语模糊、不能找到合适的单词表达或理解其他人的言语含义)；意识障碍或抽搐、既往少见的严重头痛、呕吐。

(二)安全教育

避免发生二次损伤，如跌倒、坠床以及误用、过用综合征等造成骨折、肌肉损伤等。

(1)房间设置适合偏瘫患者，家居只需必要的设置。光线明亮、地面防滑，卫生间、走廊、病床要放置扶栏和床挡，有利于患者的康复和安全。

(2)衣物应穿、脱方便，舒适，纯棉质地。上衣最好为开衫；裤子采用松紧带；建议穿带扣袢、鞋底厚度适中且防滑的旅游鞋为宜，禁止穿拖鞋和不合适的鞋，以防摔倒。

（3）伴有认知障碍患者的管理和教育：失认、失语患者口袋内放置信息卡和佩戴腕带，注明其医院、病房、床号、姓名、联系人电话，以防走失和发生意外。患者常去的地方要贴有明显的标识，不同的标识代表不同的房间；并反复告知患者进行强化记忆，需留有陪伴。

（4）伴有感觉和精神障碍患者的管理和教育：患者周围禁止放置刀、剪及过冷、过烫物品等，以防意外发生。护理患者时应动作轻柔，避免刺激患者。按时督促患者服药和休息。患者24小时应有陪伴，护士应加强督导检查。

（5）教育患者正确对待疾病、残疾、早期康复，认识到后遗症的康复是一个长期的过程；进行维持性训练防止功能退化；对长期卧床的患者，教会家属正确的护理方法，以防发生压力伤、肺部感染等废用综合征，误用综合征等。

（三）自我管理教育

（1）指导自我管理的知识和技能，让患者了解脑卒中的高危因素、诱发因素、三级预防、功能锻炼、合理饮食结构、自我检测方法。

（2）制定锻炼计划和日记，记录语言、肌力、锻炼的时间、日常生活能力等。帮助患者利用好媒体视频、图书等工具，指导功能锻炼。

（3）摒弃不良嗜好，定期门诊随访等。

（四）出院随访

教育患者和家属康复是一个漫长的过程，需要终身坚持，出院以后应继续康复训练，防止功能障碍进一步加重和并发症发生，提高其生活质量。

患者出院前2～3天，根据患者的病情和功能障碍情况，制定适合患者的康复训练、护理计划，与患者和家属共同讨论，达成共识，从而增加依从性。

采用电话、微信、门诊复诊等方式进行随访，做到及时指导、及时发现。随访时间、随访内容根据患者病情及功能障碍情况制定，出院后一周第一次随访，一月第二次随访，三月第三次随访。随访内容：了解一般状况、血压、血生化指标、并发症、功能障碍、ADL等情况，做好相应的教育、指导。

第二节 脊髓损伤患者的护理

脊髓损伤（SCI）是因各种致病因素（外伤、炎症、肿瘤等）引起脊髓的结构与功能的损害，造成损害平面以下的脊髓神经功能（运动、感觉、括约肌及自主神经功能）的障碍。脊髓损伤分为外伤性脊髓损伤和非外伤性脊髓损伤。外伤性脊髓损伤常见于交通、工业、高空作业、体育事故或自然灾害、战争创伤等，通常和脊柱的骨折或错位有关。非外伤性脊髓损伤见于血管性（动脉炎、脊髓血栓性静脉炎、动静脉畸形等）、感染性（格林巴利综合征、横贯性脊髓炎、脊髓前角灰质炎等）、退行性（脊柱肌肉萎缩、肌萎缩性侧索硬化、脊髓空洞征等）、肿瘤［原发性——脑（脊）膜瘤、神经胶质瘤、神经纤维瘤、多发性骨髓瘤等］。占脊髓损伤总人数的30%。

脊髓损伤是一种严重的致残疾性损伤，往往造成患者不同程度的瘫痪，严重影响患者生活自理能力和参与社会活动的能力。近年来，随着医疗水平的不断提高，更多的脊髓损伤患者不仅从初次损伤中存活下来，而且生活充实并能活到老年。因此，脊髓损伤患者急性期康复护理介入并延续到患者终身已成为必需的工作。

一、主要功能障碍

（一）躯体功能障碍

躯体功能障碍主要为脊髓损伤平面以下的感觉障碍（痛温觉，触压觉及本体感觉的减退、消失或异常）和运动障碍（肌力减退或消失，肌张力增加或降低，反射消失、减退或亢进，而导致截瘫或四肢瘫）。截瘫指脊髓胸段、腰段、骶段椎管内脊髓损伤后，造成运动和感觉功能的损害或丧失（损伤平面在 T_1 或以下的患者）。四肢瘫指颈段椎管内的脊髓神经组织受损而造成颈段以下运动和感觉的损害和丧失（损伤平面在 T_1 以上的患者）。

（二）多系统的并发症

多系统的并发症包括呼吸系统、泌尿系统（神经源性膀胱）和自主神经功能障碍，从而导致患者一系列生活能力和社会活动的障碍。此外，还有运动系统并发症（关节挛缩、骨质疏松、异位骨化、水肿、痉挛等），心血管系统并发症（体位性低血压、深静脉血栓等），消化系统并发症（应激性溃疡、便秘等）和生殖系统（性功能障碍）并发症等。

（三）日常生活活动能力障碍

脊髓损伤后由于运动和感觉障碍以及多系统并发症，导致患者日常生活活动能力发生障碍。

（四）压力伤

脊髓损伤后损伤平面以下的皮肤失去了正常的神经支配，对压力的耐受性降低，患者不能根据所受的压力情况调节姿势，致使皮肤受压过久，血液供应障碍时间过长，容易发生压力伤。

（五）疼痛

疼痛在 SCI 患者中很常见，约有 40% 的患者疼痛影响了日常生活活动能力。疼痛的类型包括：①运动系统疼痛：常发生于颈、肩、腰和手。②神经痛：神经的牵拉、刺激和压迫所导致。③脊髓痛：是一种中枢性疼痛，常表现为损伤水平以下的感觉过敏或烧灼感。④内脏痛：胃、肠和膀胱等内脏受到牵拉可导致疼痛。⑤自主神经过反射（AD）引起的头痛：损伤平面高于 T_6 的完全性损伤的患者可由于尿潴留而发生 AD，导致血压升高而引起头痛。

（六）心理障碍

脊髓损伤急性期心理过程可经过震惊期、否认期、抑郁期、反对独立期和适应期几个阶段。

（七）吞咽功能障碍

SCI 早期，语言和发音功能可能受到损害而影响交流，主要是由于气管插管、气管切开、颈前路手术和使用呼吸机所致。

二、康复评定

评定的内容：首先掌握患者的全身状态及心理状态，然后以各种方法判明患者的残疾程度，即残存的恢复能力，并判明妨碍恢复的因素，计算两者之差，即可正确判明其恢复潜力。把一个动作从各个角度分析,使脊髓损伤患者能够完成这些动作并进行训练。

(一)肌力测定

肌力测定通常使用:0级,不能动;1级,能动;2级,良;3级,优;4级,正常。5~6级分级采用徒手肌力检查法。徒手肌力分级评价标准见康复评定章节。

(二)关节活动度测定

不让关节活动,可使肌肉及肌腱短缩,关节周围软组织的柔软性减少或消失,导致关节挛缩,活动范围减少。关节活动范围受限将成为生活动作的极大障碍。使用关节活动度测定仪测定并记录。

(三)感觉测定

感觉评定用于确定感觉平面。大致分为浅部感觉测定、深部感觉测定和固有感觉测定等使用器械或徒手检查并记录。

(四)呼吸测定

脊髓损伤患者(特别是颈髓损伤患者)中,由于贮备肺活量低下而引起咳痰能力及耐久性低下,这对功能训练的内容或质量将产生较大的影响。对呼吸型和咳嗽的力量进行评定,对最大呼气及吸气时,胸廓扩张以及肺活量进行测定。

(五)功能独立性测定

为了反映脊髓损伤对个体患者的影响,评估患者功能恢复的变化和通过治疗所取得的进步,必须要有一个标准的日常生活能力的测定,即功能独立性测定(FIM),包括评价入院时、住院中、出院时6个方面的内容、18个项目。每一项按完成情况评为7个等级,最高为7级,最低1级,最后计算FIM总分。FIM基本反映了患者的生活能力及需要借助依赖的程度,体现出脊髓损伤后主要的功能障碍在患者生活能力方面表现。

(六)平衡测定

脊髓损伤的完全麻痹区,因感觉消失,不能辨认位置。平衡测定,大致分为伸腿坐位评定和轮椅上评定。伸腿坐位的测定分为六个阶段来观察姿势保持能力,故主要评定保持时间的长短和徒手抵抗。

(七)其他评定和测定

反射的检查、痉挛的检查、制作支具及轮椅时的评定、住宅构造评定等。

(八)心理-社会状况评估

脊髓损伤患者因有不同程度的功能障碍,患者会产生严重的心理负担及社会压力,对疾病康复有直接影响。要评估患者及家属对疾病及康复的认知程度、心理状态、家庭及社会的支持程度。

三、康复治疗

(一)脊髓损伤康复目标

每个患者的康复目标都有所不同。最有效的康复路线取决于:损伤的类型(疾病或创伤——颈段、胸段或腰段);患者的现有功能水平;患者的需求和个体化目标;患者的社会经济学和环境状态。

(1)完全性脊髓损伤患者的康复目标为维持残存功能,并学会如何在以后的生活中防止并发症(意即如何适应新的生活方式)。这类患者需要足够的心理支持,还要对其房屋进行适应性修改,并提供相应的支具或其他永久性辅助器具以助行走、吃饭、写字等。

(2)不完全性损伤患者康复目标的设定则需针对其想要重获的功能,因为对他们而言,部分功能的恢复更有可能。

(3)短期目标应根据患者的现有情况每周制订一次。长期目标的制订则需参照评定结束后患者的主观愿望,每两周评价一次,如果没有达到目标,就要继续治疗或调整原定目标。

(4)如果能在正确评价的基础上进行有效的训练,最大限度地发挥残存功能,使患者早日回归家庭并重返社会。脊髓损伤后,通过患者及康复工作者的共同努力,依其损伤平面及轻重,其恢复程度只能达到如下的目标。完全性损伤及不完全性损伤的功能预后大不相同,在制订康复目标时要注意损伤水平(平面)以功能最大限度水平(平面)为准(表5-2)。

表 5-2　脊髓损伤康复的基本目标

脊髓损伤水平	基本康复目标	需用支具及轮椅种类
C_5	桌上动作自理,其他依靠帮助	电动轮椅,平地可用手动轮椅
C_6	ADL 可能自理,床上翻身、起坐	手动、电动轮椅,可用多种自助工具
C_7	ADL 自理,起坐、移乘、轮椅活动	手动轮椅,残疾人专用汽车
$C_8 \sim T_4$	ADL 自理,起坐、移乘、轮椅活动 应用骨盆长支具站立	手动轮椅,残疾人专用汽车,骨盆长支具,双拐
$T_5 \sim T_8$	ADL 自理,起坐、移乘、轮椅活动 支具治疗性步行	手动轮椅,残疾人专用汽车
$T_9 \sim T_{12}$	ADL 自理,起坐、移乘、轮椅活动 长下肢支具治疗性步行	骨盆长下肢支具,双拐
L_1	ADL 自理,起坐、移乘、轮椅活动 轮椅、长下肢支具,双拐 长下肢支具功能性步行	轮椅、长支具,双拐
L_2	ADL 自理,起坐、移乘、轮椅活动 长下肢支具功能性步行	轮椅、长下肢支具,双拐
L_3	ADL 自理,起坐、移乘、轮椅活动 肘拐、短下肢支具功能性步行	轮椅、短下肢支具,双拐
L_4	ADL 自理,起坐、移乘、可驾驶汽车可不需轮椅	短下肢支具,洛夫斯特德拐
$L_5 \sim S_1$	无拐,足托功能性步行及驾驶汽车	短下肢支具,洛夫斯特德拐

(二)脊髓损伤外科治疗

外科治疗的主要目标是:①对骨折脱位进行复位,纠正畸形;②椎管减压,有利于脊髓功能恢复;③坚强内固定重建脊柱稳定性;④有利于开展早期康复。颈脊髓完全性损伤存在脊髓受压者减压后还可促进颈脊神经根性恢复,从而改善上肢功能,为进一步提高患者康复水平创造了条件。手术仅是脊柱脊髓损伤治疗的重要环节,而非全部,其主要目的是重建脊柱的稳定性、椎管减压以促进脊髓功能的恢复,为早期康复训练创造条件。在正确及时的急救处理、外科治疗和药物治疗的同时,开展早期康复可以最大限度地减少脊髓损伤并发症,并促进神经功能恢复。如果术后不及早开展康复治疗,外科治疗就失去了其重要意义,这对完全性脊髓损伤患者尤其重要。

(三)脊髓损伤功能训练

1.训练计划

动作训练应尽早开始。伤后尚不能来训练室时,应在床边开始进行动作训练。动作训练要达到的目标,在伤后与回归社会之前的内容有所不同。一般将伤后脊柱骨折脱位治疗的卧床期称为急性期,身边的活动能自立时的训练为离床期,设计好出院后的生活而进行训练为社会回归准备期。

2.关节活动范围(ROM)的训练

(1)急性期关节活动范围的训练:急性期以维持伤前正常的关节活动范围为目标,此时瘫痪为弛缓性,故暴力操作易引起软组织的损伤,有可能形成异位骨化。缓慢活动关节。

(2)离床期关节活动范围的训练:离床期为经内固定及治疗脊柱骨折部位已经稳定,允许坐起的时期。急性期由治疗者被动进行,而离床期则由患者自己动作以扩大关节的活动范围。关节活动范围训练的目的在于动作训练能够顺利地进行,如有关节挛缩阻碍动作训练时则应由康复治疗师积极采取对策。

(3)回归社会准备期关节活动范围的训练:此期的患者即将出院,出院后的健康管理则由患者自己去完成,与排泄及皮肤管理的方法相同,有必要指导患者自己去进行关节活动范围的训练。

3.肌力增强训练

肌力增强训练如同关节活动范围训练,按照各个时期进行。

(1)急性期肌力增强训练:此时的训练在于预防卧床期间产生的肌力下降。训练时以不引起疼痛为准,行等长运动及左右对称性运动。

(2)离床期肌力增强训练:离床期要积极进行肌力强化训练,目的是有助于获得各种动作,尤其是脊髓损伤者,要想达到用上肢支撑体重,需要有足够的肌力来达到肩及肘关节的稳定。方法有:胸腰髓损伤者用铁哑铃等行逐渐增强训练,颈髓损伤者用重锤、滑轮、橡皮带,或康复治疗师的徒手阻力法,坐位训练及支撑动作,或驾驶增加负荷的轮椅,反复地进行动作训练,以达到肌力的增强。

(3)回归社会准备期的肌力增强训练:此期患者身边动作已能自理,乘坐轮椅的时间已增长,故与入院初期相比已大不相同。训练内容有一对一动作训练及由各种运动而提高肌力及耐力,应积极参与集体训练并与其他患者进行竞争。

4.翻身、支撑、起坐、坐位移动训练

(1)翻身动作训练:①为易于完成翻身动作,许多患者利用上肢的反作用来加大上半身的旋转运动量,抓住床栏和床单而使上半身强力旋转。②翻身的训练:不抓物品的翻身方法:交叉两下肢→施行肘伸展双上肢向翻身相反方向水平旋转→肘伸展双下肢努力向翻身方向摆动,旋转→继上身而旋转骨盆,完成翻身。变俯卧位时,先旋转上身,用双肘撑住,然后再旋转骨盆及下肢,完成到腹卧位的翻身动作。

(2)支撑动作训练:①支撑动作的必要条件:上肢要有充分的肌力,尤其肩胛带周围的肌力是必需的。四肢瘫者中,斜方肌在使躯干上提时起重要作用,支撑使躯干前倾则三角肌等肩关节屈肌群起重要作用。四肢瘫臀部不能向后上方抬起。腘绳肌的紧张对增加坐位姿势的稳定性是必要的,支撑动作是预防压疮和自己变换姿势和位置的基本动作。②截瘫者支撑动作训练:手撑在大粗隆的侧方,肘伸展,肩胛带下牵,抬起臀部。开始训练时用支撑台,由此便有效上肢长度加长,易于完成上提动作。然而在抬起状态下,臀部向左右前后活动,在抬臀训练动作练习中,在足跟与垫子之间铺上易滑动板而减轻摩擦,由康复治疗师帮助完成。臀部能高抬后练习向高处转移,此时为保护臀部皮肤,要把垫子铺在台上。膝手位(即匍匐爬位)进行骨盆控制的练习,有助于上肢肌力及平衡能力的改善。③四肢瘫者的训练:四肢瘫者中,将失去的姿势予以恢复的能力很重要。为此,运动开始时仅能做些残存能力小的动作,为提高姿势复原的能力,在垫上、轮椅上向前后、左右破坏平衡,然后做恢复姿势的训练。四肢瘫者不能充分抬起臀部时,可在屈膝状态下练习抬起动作。

(3)起坐动作训练

①截瘫患者起坐动作的训练:为完成起坐动作需要力量将接近水平的躯干训练到接近于坐位的姿势,起坐后再训练返回水平位的姿势,逐渐减少倾斜的角度。

用肘的起坐方法:a.仰卧位将头抬起;b.头颈部屈曲的同时肩部伸展与内收使肘呈支撑位;c.用单侧肘移动体重并伸展对侧肘;d.手撑在后方承重,另一侧肘亦伸展,用两手支撑。

翻身起坐的方法:截瘫者的翻身起坐训练:a.利用反作用进行动作,准备向翻身相反方向摆动上肢。b.上肢用大力气向翻身侧摆动并翻身。c.用翻身侧的肘支撑体重,然后在躯体转动时以对侧的手支撑。

②四肢瘫痪者的坐位训练:颈髓损伤者坐位训练开始的早期多出现直立性低血压症状,此时用站立斜台慢慢增加直立性低血压的耐受。从将头抬起30°开始,如有不适就立即回到仰卧位。轮椅坐位训练为得到稳定性,为应对直立性低血压,多使用高靠背轮椅。坐位稳定、低血压症状减少后再由高靠背轮椅换至普通型轮椅。

③四肢瘫者起坐训练:四肢瘫者起坐动作的方法有数种,根据瘫痪水平和残存肌力,关节活动范围等来选择合适的方法进行训练。为了能够在任何情况下都能坐起,要学会多种方法。a.抓住几根绳的起坐方法:利用右前臂将绳子卷起,拉起躯干的同时,左肘靠近躯干并拉起身体,手移向躯干近处,上半身拉成直角;放下绳子,手撑于床面,双手支撑躯干。b.抓住床栏的起坐方法:翻向右侧的前臂事先拉住床栏,翻身到半侧卧位,左手背屈钩住床栏,用双上肢用力拉起上身,屈伸头颈部,利用反作用将右肘的位置慢慢地移蹭向下肢侧。

(4)移动与转移动作训练

①截瘫者的训练:坐位移动(支撑动作中的移动):在支撑状态下上抬臀部,向前、后、左、右移动,亦可用此方法上下阶梯。

②轮椅与床间的转移：a.轮椅与床斜对着放，不使用扶手，向轮椅垫的前方移动，在轮椅座位上横向移动。b.臀部旋转向床上移动，康复治疗师站在患者的前方辅助及指导。

③轮椅与垫子及地面的间转移：a.从轮椅转移到地面：轮椅与垫子成直角，尽可能接近，转移动作中，重量加于前方而后轮浮起，双手放在扶手上，或单手及肘放在垫上，向前方移动下降，足板为帆布时，用它来下降，完成从轮椅转移到地面。b.从垫子上到轮椅的方法：利用上肢及背肌肌力，臀部向后上方抬起，与轮椅成向后并稍斜向接近。尽可能把扶手压在垫子下，臀部上抬并转移，也有先乘坐到帆布上再做的方法。

④四肢瘫者的训练：肱三头肌残存者臀部上提的动作不充分时，如同截瘫者将轮椅斜向接近，亦可指导在下肢屈曲位完成转移动作。

（5）坐位平衡训练：截瘫者在无靠背的情况下能保持轮椅的坐位，由背阔肌及残存的骶棘肌的作用，躯干从前倾位回到站立位，则动作易于完成，故有效使用上肢肌力，可大旋转扶手轮（扶轮）。四肢瘫者，躯干的动态平衡难以维持，因而对四肢瘫者要调整轮椅坐垫及靠背的角度与高度，以得到稳定姿势的坐位。由于对轮椅的改善而在某种程度上补充了四肢瘫者平衡能力的不足。

5.步行训练

步行训练、站立：站立对于心理、生理、职业、休闲等均有益。站立可使心脏得到强化，改善周身循环，站立使内脏得到适当的位置关系，改善呼吸及消化功能，有利于尿从膀胱排出，有利于尿路感染的预防，站立使下肢及背部肌肉伸展而减少坐位时承重部位的压力。站立训练首先是由斜台站立开始，逐渐使之达到站立位，这样即可避免直立性低血压引起的眩晕或晕厥。站立在心理上亦居重要地位，利用站立轮椅则可与其他人在同一高度相接触或接近环境。站立可增加社交、休闲和劳动的机会，回到原工作岗位，并提高了在家庭环境内的活动性。

（四）辅助器具康复训练

1.颈髓损伤

根据患者功能情况选配高靠背轮椅或普通轮椅，上颈髓损伤可选配电动轮椅。早期活动时可佩戴颈托，对需要的患者可配制手功能位矫形器、踝足矫形器（AFO）等，多数患者需要进食、穿衣、打电话、书写等自助具，坐便器、洗澡椅可根据情况选用。

2.胸1～4脊髓损伤

常规配制普通轮椅、坐便器、洗澡椅、拾物器。符合条件者可配备截瘫步行矫形器（RGO等）或髋膝踝足矫形器（HKAFO），配合助行架、拐杖、腰围等进行治疗性站立和步行。多数患者夜间需要踝足矫形器（AFO）维持足部功能位。

3.胸5～腰2脊髓损伤

大部分患者可通过截瘫步行矫形器（RGO）或膝踝足矫形器（KAFO）配合步行架、拐杖、腰围等进行功能性步行，夜间使用踝足矫形器（AFO）维持足部功能位。常规配制普通轮椅、坐便器、洗澡椅可根据情况选用。

4.腰3及以下脊髓损伤

多数应用踝足矫形器（AFO）、四脚拐或手杖等可独立步行，但部分患者仍需要轮椅、坐便器、洗澡椅。

四、康复护理

(一)急性期康复护理

此期第一目标是使受伤部位安静固定,同时还要防止压疮、尿路感染、呼吸系统疾病及关节挛缩等并发症;在此基础上在床边进行过渡到下一步离床期的功能训练。

1.抗痉挛体位的摆放

各种原因所致的肢体瘫痪性疾病的急性期,因生命体征不平稳、瘫痪肢体不能活动或肢体制动等原因,患者被迫卧床。此时,为了防止压疮,预防肢体挛缩,维持良好血液循环、应注意正确的肢体摆放位置,并每隔1~2小时翻身一次。

四肢瘫的患者,肩关节应处于外展位,肘关节伸直,前臂外旋,腕背伸、拇指外展、背伸,手指微屈。如病情允许应定期俯卧位,伸展髋关节。踝关节保持垂直。

2.关节被动活动

指导对瘫痪肢体的关节每天应进行1~2次的被动运动,每次每个关节应至少活动20次,防止关节挛缩、畸形。

3.体位变换

脊髓损伤患者应根据病情变换体位,一般每2小时变换一次,变换前向患者或家属说明目的和要求,取得患者的理解和配合。体位变换时,仔细检查全身皮肤状态:有无局部压红、破溃,皮温情况,肢体血液循环情况,并按摩受压部位。对颈髓损伤患者应注意轴向翻身以维持脊柱的稳定性。

4.呼吸及排痰

颈脊髓损伤波及呼吸肌的患者,应协助并指导训练腹式呼吸运功及咳嗽、咳痰能力,预防肺感染,促进呼吸功能。

5.大、小便的处理

脊髓损伤后1~2周内多采用留置导尿的方法,指导并教会定期开放尿管,一般每3~4小时开放一次,嘱患者做排尿动作,主动增加腹压或用手按压下腹部使尿液排出。应保证每天水摄入量在2500~3000mL,预防泌尿系感染,以后可根据病情采用间歇导尿法。便秘可用润滑剂、缓泻剂、灌肠等方法。

(二)恢复期康复护理

在恢复期康复护士应配合PT师、OT师监督、保护、辅导患者去实践已学习到的日常生活动作,不脱离整体训练计划,指导患者独立完成功能训练。

1.增强肌力促进运动功能恢复指导

脊髓损伤患者为了应用轮椅、拐杖或自助器,在卧床或坐位时均要重视并协助患者进行肩带肌的训练、上肢支撑力训练及握力训练。肌力Ⅰ级时,给予辅助运动;肌力Ⅱ~Ⅲ级时,可进行较大范围的辅助运动、主动运动及器械性运动,肌力逐渐恢复,可逐步减小辅助力量,肌力达Ⅲ~Ⅳ级时,可进行抗阻力运动。

2.坐位训练的康复护理

病情重的患者可分为长坐位和端坐位训练,可在床上进行。应在康复治疗师的指导下协助患者完成坐位训练,包括坐位静态平衡训练、躯干向前、后、左、右及旋转活动时的动态平衡训练。在坐位平衡训练中,应逐步从睁眼状态过渡到闭眼状态下的平衡训练。

3.转移训练的康复护理

转移训练是日常生活及康复锻炼过程中,有目标、有质量、有意义的体位转换及身体移动。转移训练可增强患者回归社会的信心。主动转移可以提高独立生活的能力,减少患者对他人的依赖,但前提是要有足够的上肢肌力。脊髓损伤患者,尤以 T_{12}-L_1 节段水平损伤的患者需强化训练,争取达到非常熟练的程度,获得完全独立转移的能力,包括帮助转移和独立转移训练,是脊髓损伤患者必须掌握的技能。在协助患者进行转移训练前,康复护士应先演示、讲解,并协助患者完成训练。

(1)床-轮椅转移:由床上移动到轮椅或由轮椅移动到床。

(2)坐-站转移:从坐位转移到站立位。患者应该首先具备 1 或 2 级站立平衡能力才可以进行坐-站转移训练。要训练使用矫形器坐起站立,先用双手支撑椅子站起,膝关节向后伸,锁定膝关节,保持站立稳定。用膝踝足支具者,锁定膝关节后,可以开始步行。

(3)辅助转移:需要器械帮助,部分或全部需要他人帮助,才能够完成转移动作。

①滑板:四肢瘫患者在上肢肌力不足以支撑躯体并挪动转移时,可以采用滑板(牢固的塑料板或木板)垫在臀下,从滑板上将躯体滑动到轮椅,或滑动到床上。

②助力:患者如果上肢肘关节屈肌力 3 或 4 级,但手腕无力时不能通过滑板完成转移,则可以用于搂住辅助者的头颈或背部,身体前倾;辅助者头置于患者一侧腋下,两手托患者臀部,同时用双膝关节固定患者的两膝,使用腰部后倾的力量将患者臀部拉向自己的躯干,使患者的膝关节伸直并稳定,然后侧身将患者转移到床上,或从床转移到轮椅上。

③转移训练的康复护理要点:a.做好解释工作,取得配合。b.训练时仅给予最小的辅助,并依次减少辅助量,最终使患者独立翻身。c.据患者的实际肌力和关节控制能力,选择适宜的转移方式。d.有脊柱内固定或骨折愈合不充分时,注意不要产生显著的脊柱扭转剪力。e.转移动作后注意身体下面的床垫和裤子等必须平整,避免造成局部压力过大而导致压疮。f.辅助转移操作者尽量采用缩短运动阻力臂、分解动作、鼓励患者参与等方式,减少对自己腰部的应力,减少发生肌肉、韧带和关节损伤。

4.站立训练的康复护理

病情较轻的患者经过早期坐位训练后,无直立性低血压等不良反应即可在康复治疗师指导下进行站立训练。训练时应注意协助患者保持脊柱的稳定性,协助佩戴腰围训练站立活动。患者站起立床,从倾斜 20°开始,逐渐增加角度,约 8 周后达 90°。

5.步行训练的康复护理

伤后 3~5 个月,已完成上述训练,或佩戴矫形器后进行。先在平行杠内站立,要协助患者训练,并注意保护患者安全;后在平行杠内行走训练。可采用迈至步、迈越步、四点步、二点步方法训练,平稳后移至杠外训练,用双拐来代替平行杠,方法相同,训练结束,可获得独立的站力和行走功能。

6.ADL 能力训练的康复护理

指导和协助患者床上活动、就餐、洗漱、更衣、排泄、移动、使用家庭用具等,训练前应协助患者排空大小便,如患者携带尿管、便器等,应在训练前协助患者妥善固定好。训练后,对患者整体情况进行观察,如有不适感及时与康复医师联系,调整训练内容。

(1)对于手不能抓握的患者,需要配合必要的助具,或进行食具改良来协助进食,如在餐饮具下面安装吸盘,以防止滑动,佩戴橡皮食具持物器等。

(2)对于手功能受限的患者在刷牙、梳头时可用环套套在手上,将牙刷或梳子套在套内使用。

(3)拧毛巾时,可指导患者将毛巾中部套在水龙头上,然后将毛巾双端合拢,再将毛巾向一个方向转动,将水挤出。

(4)沐浴时应辅助患者借助长柄的海绵刷擦洗背部和远端肢体。

7.假肢、矫形器、辅助器具使用的康复护理

康复护士在 PT 师、OT 师指导下,熟悉并掌握其性能、使用方法和注意事项,监督、保护患者完成特定动作,发现问题及时纠正。

8.离床期康复护理训练指导

瘫痪者日常动作的基础是坐位,白天的所有活动都以这种姿势进行。轮椅是其新的腿和脚,同时也是保持这种坐位姿势的装置。已度过急性期的患者应尽早重新获得坐位功能,争取身边动作的自立,并做好下一步回归社会的准备。

功能训练的要点:为了达到上述目标,在训练室进行集中训练回病房要进一步训练、练习。训练的主要目的是通过积极的残存肌肉的增强和关节活动范围的训练,以促进残存部位的活动。同时,使瘫痪部位的躯干和下肢获得适当的柔软性也很重要。在基本条件齐备之后,即可在轮椅或垫上开始各种动作的训练。

开始指导动作时,即使从安全管理方面着想,康复护士不应离开患者。

(1)起身动作训练指导:健康人能用腹肌和髋关节屈肌的力量立起上身。这些肌肉瘫痪的脊髓损伤者则利用上肢剩余肌肉的作用做些动作。最重要的肌肉是肩关节伸展、内旋及肘关节伸展与颈部屈曲的肌肉。躯干柔软性受损害时,此动作困难。

(2)坐位平衡训练指导:不仅在躯干肌瘫痪的高位胸髓损伤,就连低位胸髓、腰髓损伤,其保持坐位也不能说容易。这是因有髋关节周围肌肉麻痹的缘故。若上身的重心离开髋关节轴,则向前后方向倒下,故上肢的支持很必要。因此,坐位时为使上肢自由,必须练好将重心的位置正好保持在支持面上。

(3)用支撑动作移动身体训练指导:在保持坐位成功之后,下一个目标是移动身体。胸腰髓损伤者移动动作的基本点是两手按在床上而抬起臀部的支撑动作。为了充分地做此动作,需加强肩胛骨下牵肌及肩关节屈曲肌等的力量。

9.回归社区家庭准备期康复指导

此时期能从床上自由地移坐到轮椅,身边动作可以自主,患者在医院内的动作随之增多。从这一期开始应积极地鼓励其外出和外宿。由于接触了社会环境,能使患者本人真正地感觉到今后需要做什么。在这个基础上,针对其回归社会的准备,应规定一些具体的目标。如患者年轻,或无重大阻碍因素,应能达到下列一些指标。

(1)应用性的轮椅操作训练指导:①每段约 10~15cm 的升降;②8~10m 左右的登坡能力;③抬高前轮达到平衡。

(2)应用性的转移动作训练指导:①轮椅与平常坐位处之间;②轮椅与汽车之间;③轮椅与床之间;④轮椅与轮椅之间。

(3)在轮椅上能持续做各种活动的耐久性训练指导:功能训练的要点:应用性的转移动作及轮椅操作训练须在离床期后紧接着做面对面的指导。除此以外,在此时期以集体形式作活动性高的运动训练及室外步行训练。多种运动能使平衡能力和轮椅操作能力得到增强。此外,通过以回归社会为目标的室外步行训练,取得上肢肌力及持久力的提高。

(4)步行能力训练指导:颈髓损伤上肢残留部分功能者,只要无并发症,以轮椅为主的日常生活是能自立的。脊髓损伤者站立、步行有以下好处,即经常使用轮椅者易出现下肢挛缩、骨质疏松、下肢血液循环低下、挛缩致痉挛加重等。如能站立、步行、上下阶梯等则其受益甚大,能有稳定的站立,在社交场面上,对树立自己形象很有作用,其精神效果将是巨大的。对此应加强站立及步行的康复训练。

通过上述集体活动,使其从过去的被动训练转变为由患者自身积极参加的训练。正是这种积极性才是回归社会的第一步。可以认为其心理上的巨大效果,更能超过功能上的训练效果。此外,在出院后继续进行运动活动的也有很多,这不但在保持体力上,而且在脊髓损伤者的生存质量(QOL)方面的意义也是很大的。

10.患者及家属的康复健康教育

教育患者和家属/陪护并取得他们的合作应作为一套完整的康复计划的一部分。康复过程的每一步都应同他们进行讨论并对每一项选择的原因做出解释,这能够让患者更深刻地理解损伤及其结局,从而在康复治疗中更好地配合,还有助于他们以积极的态度解决伤后必须面对的一系列问题。

(1)对家属康复教育:家属是患者的陪护者、监护者和重返社会的支持者,在患者的康复过程中起重要作用。对家属或陪护进行康复技能的健康教育,主要包括疾病的相关知识.康复训练项目、心理护理、日常活动的护理技巧等内容。

家属也会在这场巨变中受创(活动和参与),因此在康复程序中家属扮演着至关重要的角色。康复护理应该教会家属/陪护:①如何进行关节活动度练习。②如何进行安全转移或辅助转移。③如何预防压疮及肺部疾患。④如何管理膀胱功能及预防尿路感染。⑤如何在日常生活动作训练中寻求辅助患者及训练患者之间的平衡。

家属最初对患者的过度护理及保护是可以理解的。应该让家属/陪护知道患者现有的及能够重获的功能,应该让他们认识到:患者自己做的及尝试的动作越多,他的独立性就越强。积极的、现实的功能预测对患者日后的生活很重要。

(2)自我观察的教育:患者截瘫部位感觉障碍,出现问题不易发现,因此,应教会患者自我观察,以便及早发现,如压迫部位皮肤的颜色、尿道口是否清洁干燥、大小便外观是否正常、肌肉挛缩的程度是否加重等。

(3)皮肤护理教育:脊髓损伤由于卧床时间长,皮肤抵抗力有所减退,要教育患者及家属定时翻身,更换体位,按摩骨突处,保持床单清洁平整,预防压疮形成。做到勤翻身、勤观察、勤按摩、勤换洗。

(4)预防肺部并发症教育:为防止呼吸道分泌物淤积,引发肺部感染,教育患者要经常变换体位,翻身拍背,指导患者正确的胸腹式呼吸入有效的咳嗽排痰,痰液排出困难时,采用体位排痰法或进行雾化吸入。

(5)预防泌尿系感染教育:留置尿管期间,指导家属每日清洗尿道口2次,每周换尿袋2次,导尿管定时开放,尿管拔除后,训练排尿功能,教会患者自己做膀胱按摩,轻轻按压下腹部,协助排尿,同时鼓励患者多饮水,每天2000~2500mL。为提高患者的自我管理能力,减少尿路感染,提高患者的生活质量,对神经源性膀胱患者进行系统健康教育,教会间隙导尿方法。

(6)肠道的护理教育:指导家属给患者以高纤维素饮食,多食蔬菜、水果,在床上适当增加活动量,促进肠蠕动,指导患者进行顺结肠方向腹部按摩,定时排便,必要时使用缓泻剂,以防便秘或灌肠等确保肠道畅通。

(7)预防失用综合征教育:指导患者保持良好的体位,保持关节的功能位置,预防足下垂,教会患者及家属经常对肢体进行主动和被动活动,以保持关节活动度,防止关节变形、强直、肌肉萎缩;对没有瘫痪的上肢,可利用举哑铃、拉弹簧等方法,增强肌力训练。

(8)功能重建的教育:主要围绕功能锻炼和恢复自理能力两方面,下肢截瘫的患者指导在床上练习自己搬动下肢翻身,练习起坐及坐稳;坐位练习穿脱衣服、鞋子,双上肢撑起躯干;站立练习扶床站立,带支具站立站稳、行走,不带支具站立站稳,从轮椅与床上之间的活动,在轮椅上完成生活需要的动作,如洗漱、进食;截瘫者的练习主要锻炼捏与握的功能,练习捏住汤匙进食,增加力量握住更重的物品。

通过康复健康教育,教会一些生存、生活技能,尽量使其达到最大限度的自理,恢复患者的自尊、自信、自我价值感,为其以后的生存、生活奠定基础,尽快回归家庭、社会。

11.脊髓损伤患者心理康复护理

几乎所有的脊髓损伤的患者因伤残所造成的生活、工作和活动能力的障碍和丧失,产生悲观、焦虑、急躁或绝望情绪,疾病康复受到严重影响。对于脊髓损伤患者产生的各种心理问题,通常运用支持、认知和行为等心理学方法帮助患者尽早度过心理的危险期,树立康复的信心,使他们顺利回归家庭和社会。同时,在心理康复护理和治疗过程中,还要针对脊髓损伤患者的病情和心理特点,注重心理康复策略。

(1)明确康复训练的价值和意义:帮助脊髓损伤患者正确认识康复训练的重要性,引导他们将注意力集中于康复训练,是患者康复的关键,同时也有利于患者心理能量的正确释放,缓解心理压力。一般情况下,对康复训练意义的评价要切合实际,既不能夸大康复训练的功效,给患者造成"只要积极训练就可以完全康复"的概念;也不能贬低康复训练的作用,认为康复训练无足轻重,有则练之,无则不练,这样会影响患者的康复进程和康复效果。

(2)重建患者的价值取向:残疾并不等于失去自由及一切,也不等于没有作为和价值。但是,患者由于受不合理认知观念的困扰,认为残疾等于失去了一切和做人的尊严,无法享受生活,不能参加工作,不能进行社会交往,家人、社会和朋友不会再接纳自己等。产生这些想法的原因是这部分患者的价值观存在偏差,对残疾本身带有偏见所致。所以,对这部分患者进行心理康复护理的一个主要任务就是重新建立患者的价值取向,正确认识残疾和残疾后的人生价值,树立正确的价值观,重新找回人生的幸福感,坦然面对残疾和未来。

(3)心理康复护理

①震惊阶段的心理康复护理:由于患者情感麻木,思维反应迟钝,所以周围人的关心和安慰,可以给患者积极的支持。合理运用心理防御机制,运用体贴性的语言,向患者正面解释脊髓损伤的知识。收集对患者恢复有利的信息,让他们相信脊髓损伤的恢复仍有希望,缓解患者对残疾的恐惧感,减轻其心理压力。同时,指导家属或朋友给患者更多的关心和照顾。

②否认阶段的心理康复护理:对处于否认期的患者,一切要顺其自然,不要操之过急,允许患者有一个适应、领悟的过程,逐渐接受残疾的现实。要认真倾听他们的想法,注意建立良好的医患关系。对有较强自制力又愿意接受帮助的患者,可在患者情绪较平静后,有计划、有策略地逐步向患者透露病情,使其在不知不觉中逐步接受自己的病情。有些不太愿意接受帮助的患者,则鼓励他们多接触病友,逐渐从周围病友、医护人员处了解病情。对于只相信药物治疗、手术治疗,甚至偏方、秘方,对康复治疗不了解、不接受的患者,可举一些错失康复治疗时机的典型病例,实事求是地宣传脊髓损伤的康复知识,使他们明白康复治疗的重要性,早日接受康复治疗。

③抑郁或焦虑反应阶段的心理康复护理:有研究认为截瘫患者有自杀意念。由于截瘫患者有自杀意念者大部分发生在抑郁期,所以预防自杀是抑郁期健康教育的重点,一些患者表面装得若无其事,其实可能对自杀已有准备,所以要求医护人员、家属、陪护密切注意患者的情绪变化,防止意外事件的发生。抑郁期患者一般都有自卑心理,无法正确评价自己的价值,对残疾生活过分悲观,所以要引导患者积极面对残疾的现实,让患者逐步明白,残疾并不等于残废,脊髓损伤只要坚持康复,可以重新回归家庭和社会,还可以用角色转换的方式,让患者自己思考,让他放弃轻生的念头。

④对抗独立阶段心理康复护理:该期患者的情况比较复杂,心理障碍的关键是与所处社会环境之间协调不当,在行为上表现为不适应,对治疗易产生抵触情绪。要对患者的行为表示同情和理解,不要一味指责。可以和患者将心比心进行交谈,劝患者认真思考一下,假如为了有依靠,自己什么也不动,也不参加康复训练,吃亏的最终是自己。利用社会支持系统共同做好心理康复。

⑤适应阶段心理康复护理:适应期最突出的心理障碍是患者面对新生活感到选择职业困难。多数患者已无法从事原来的工作,需要重新选择。因此求职咨询和职前培训已成为主要问题,治疗者应在这方面给患者提供信息,同时帮助他看到自己的潜能,扬长避短,努力适应环境。其次,患者残疾后多数在医院或家中长期治疗休息,很少接触社会,对重返社会心理压力较大,害怕旁人讽刺和嘲笑,所以在出院之前要帮助他们学习一些人际交往技巧,学会处理残疾生活可能遇到的一些特殊情况,指导他们处理好和家人的关系。

在实际康复过程中以上5个阶段的划分也不是绝对的,不是所有的患者都经过全部5个阶段,有的患者跨过某一阶段,直接进入另一个阶段,有些患者具有相连两个阶段的心理行为特点。心理康复护理,一定要注意辨别患者的情绪变化,准确判断他们的心理特点,有的放矢,灵活掌握心理康复护理策略,只有这样才能给患者行之有效的帮助。

五、并发症的预防及康复护理

因脊髓损伤而致瘫时,有几种常见而特殊的病理状态,称其为脊髓损伤并发症。对脊髓损伤并发症的早期预防及康复护理,在其日后的社会生活中具有重要意义。脊髓损伤患者可出现多种并发症,其并发症具有易发性、难治性,并易严重化,甚至变为致命性。

脊髓损伤的并发症很多,主要包括运动系统、呼吸系统、心血管系统、压疮和泌尿系统五个方面的问题。

(一)运动系统并发症的预防及康复护理

运动系统并发症最常见的是关节挛缩。关节挛缩是关节周围的皮肤、肌肉、肌腱、神经、血管等病变所致的运动障碍,表现为关节活动范围受限。脊髓损伤病例的挛缩,不仅出现于麻痹区域,也可出现于正常部位的关节。挛缩好发关节有肩、肘、足趾各关节。挛缩影响康复计划、进度及最终目的的日常生活自立度。由于脊髓损伤后要卧床相当长的时间,如果不注意关节活动的训练,则可能出现严重关节挛缩,影响之后的自理能力。

1.早期预防

(1)时机:伤后当日即开始四肢关节的全部活动范围的慎重的被动活动的训练。

(2)正确肢体位置摆放:保持好与卧床姿势相应的安静时抗痉挛体位。关节活动度的被动运动,受伤当日开始,慎重地每日数次,第2周开始每日二次以上。急性期关节活动度被动运动时,要注意保持损伤脊柱的稳定。髋关节在仰卧位时要保持伸展位,侧卧位时髋关节要保持20°的屈曲位,上肢、肘关节保持伸展位,肩关节仰卧时保持外展、外旋位,侧卧位时保持屈曲90°位,安静肢体位应为内收、外展均在0°位。

(3)床上变换体位:上肢可利用身体本身重量完成肩关节内收、内旋、肘关节屈曲、前臂旋前等,当变换体位之后,又可获得相反的位置。诸如:仰卧位时的肩关节外展,肘关节屈曲,双手置于头下,或者让肩关节外展、肘关节伸直、前臂旋后而上肢与躯干相垂直等姿势。为防止髋、膝关节伸展挛缩,侧卧位时将上面的下肢置于屈曲位。

(4)早期关节被动活动:对所有的关节都要进行关节活动度范围内的活动,每天全部关节活动一遍,每一关节活动5次。运动时尽量不要过快,避免诱发伸张反射,耐心而轻柔地进行。对于残存肌力的部位要让患者自己运动,按功能运动训练的方法进行锻炼。要循序渐进地增大关节的活动度。保存重要关节的活动范围:肩关节屈、伸、外旋与水平外展;肘关节屈、伸,腕关节掌屈、背伸;手指的屈曲及拇指的外展;髋关节的屈、伸,膝关节的屈、伸及踝与足趾关节的屈伸等。

2.夹板的使用和肢体功能的保持

脊髓损伤后,早期就应注意将关节置于功能位。当关节处于活动范围的中间位置,可以使肌肉萎缩和关节囊的挛缩粘连克服到最低限度。康复常用的夹板是以保持肢体功能位为目标,采用聚乙烯树脂泡沫制品或足板,以防止足下垂。

3.康复护理注意事项

(1)脊髓损伤患者定时变换体位,使四肢保持良好的肢体体位,避免训练动作粗暴。

（2）关节挛缩时肢体体位不当可发生压疮，要仔细观察。每日检查身体皮肤情况，做好早期预防压疮。

（3）在病房内的日常生活活动中，瘫痪的肢体因骨萎缩（骨质疏松脱钙）而易出现骨折，康复护理人员在进行辅助动作时要特别小心。

（4）不能过分牵拉受伤肢体，患肢不输液。

（二）呼吸系统并发症的预防及康复护理

1.脊髓损伤水平对呼吸功能的影响

根据脊髓解剖，颈段脊髓损伤，肋间肌、腹肌完全瘫痪，颈 4 以上水平脊髓损伤者所有呼吸肌功能均丧失，需人工通气。由于交感神经对呼吸系统支配的被破坏使迷走神经的功能占据优势，气道明显收缩变窄，大量分泌物潴留，造成阻塞性通气障碍。在此基础上常可发生肺不张和（或）上呼吸道感染。

临床表现：主要有呼吸急促、脉率增快、明显焦虑、体温升高、呼吸频率改变、分泌物的量和黏稠度增加、肺活量下降等。

2.预防及康复护理

（1）定期翻身、拍背、辅助排痰：肺部并发症预防重于治疗。在患者卧床期间，鼓励患者进行主动呼吸功能训练；定期翻身、拍背、辅助排痰，方法为双手置于肋弓下缘，在咳嗽时向后向上推举胸廓（合并肋骨骨折应注意），当合并呼吸道梗阻时可联合应用体位引流。肺不张的早期采用辅助排痰的方法，定期翻身拍背（康复护理技术见咳嗽及体位引流）。

（2）按医嘱早期合理应用抗生素，控制肺部感染。

（3）对颈段脊髓损伤、痰液黏稠、合并严重肺部并发症气管切开的患者，做好气管切开护理。

（三）心血管系统并发症的预防及康复护理

脊髓损伤有关的心血管系统并发症主要包括：心动过缓、直立性低血压、自主神经的过反射。其发生与脊髓损伤后交感神经和副交感神经功能失调有关。

1.心动过缓的产生机制、预防及康复护理

（1）心动过缓的产生机制：支配心脏的交感神经起自 $T_1 \sim T_4$ 脊髓节段。T_6 以上脊髓损伤影响支配心脏的交感神经，但迷走神经功能正常，因此在脊髓损伤后易出现心动过缓。心率低于 50 次/min 可应用阿托品；若仍低于 40 次/min，考虑临时起搏器。任何对迷走神经的刺激都会引起心血管系统的变化，严重的可出现心搏骤停。一般来说，这种情况会在脊髓损伤后 2～3 周自行缓解。

（2）预防及康复护理：①密切观察心率、脉搏变化，护理操作时尽量减少刺激患者。②气管内刺激（吸痰）有可能引起心搏骤停，必要时按医嘱预防性应用阿托品。吸痰操作动作轻柔，预防刺激迷走神经引起心血管系统的变化。

2.直立性低血压的产生机制、预防及康复护理

（1）直立性低血压的产生机制：脊髓损伤后交感神经功能失衡，外周及静脉血管扩张，回心血量减少引起。平卧位变直立位后收缩压下降大于 20mmHg 和（或）舒张压下降大于 10mmHg，即可判断直立性低血压。患者可出现头晕、恶心、出汗等症状。一般来说，伤后 2～6

周可自行缓解。

(2)预防及康复护理:①预防直立性低血压,卧位-坐位变换体位时要逐步过渡,先抬高床头30°适应半小时,没有不适再逐步抬高床头过渡到50°、70°、90°进行体位锻炼。②训练直立性低血压患者的坐和站:直立训练,尽早利用斜床进行渐进性站立练习,不但可以提高躯体的整体功能,更对呼吸及心理状态有益,还有助于维持骨密度。T_6 以上损伤的患者在坐或站斜床前需应用腹带,可以维持胸腔内的压力,通过减少腹部活动以减轻血液聚集。③应用弹力绷带、围腰增加回心血量。④必要时按医嘱应用升压药物。

(四)自主神经反射紊乱的预防及康复护理

1.自主神经过反射的产生机制

损伤平面下内脏充盈刺激交感神经引起神经递质释放导致血压增高;副交感神经(迷走神经)反射性兴奋,但其引起的冲动难以通过损伤的脊髓传导到损伤平面以下,无法对抗血压升高,反而引起心动过缓、损伤平面以上血管扩张(头痛、皮肤发红)和大量出汗。

2.自主神经过反射常见引起的原因

有膀胱扩张、泌尿系感染、膀胱镜检和尿动力学检查、逼尿肌括约肌协同失调、附睾炎或阴囊受压、直肠扩张、结石、外科急腹症、痔疮、DVT 和肺栓塞(PE)、压疮、皮肤破损或骨折、昆虫叮咬、衣物卡压、异位骨化、疼痛等。

3.自主神经过反射常见表现

突然出现的血压升高、面部潮红、头痛、心动过缓和过度出汗,有膀胱或直肠胀满、膀胱感染和大便填塞,同时常伴有焦虑。

4.预防及康复护理

(1)对第6胸椎以上的高位脊髓损伤者,不要长期留置尿管形成挛缩膀胱。从急性期开始就要充分管理排尿、排便。在导尿等短时间操作或掏大便时,使用利多卡因胶冻。

(2)嘱患者迅速坐起,取直坐位,使静脉血集中于下肢,降低心排血量。松解一切可能引起卡压的衣物或仪器设备,检查矫形器有无压迫或不适,并立即予以解决。每 2~3min 监测血压、脉搏一次。

(3)尽快找出和消除诱因,首先检查膀胱是否充盈,导尿管是否通畅,直肠内有无过量粪便充填,有无嵌甲、压疮、痉挛,局部有无感染并及时消除诱因。

(4)遵医嘱快速降血压,静脉注射或肌内注射等。

(五)深静脉血栓形成的预防及康复护理

由于自主神经功能紊乱,加之长期卧床,易发生下肢深静脉血栓形成(DVT)。DVT 的发病率在脊髓损伤的患者中很高。若不采取预防措施,40%脊髓损伤患者会出现 DVT;即使采取措施,临床上仍有 15%的急性脊髓损伤患者出现 DVT,5%的急性脊髓损伤患者出现肺栓塞。DVT 高峰期为脊髓损伤后 7~10 天。

1.DVT 的临床表现及诊断

出现 DVT 的患者表现为单侧下肢肿胀、红斑,下肢疼痛、压痛、沉重感,突发呼吸困难、胸痛、低氧血症、心动过速,不明原因发热。

DVT的诊断最主要的方法为彩超和(或)肺灌注扫描检查。对临床症状明显但上述检查结果阴性者行静脉造影、肺螺旋CT和(或)肺血管造影检查。其中,静脉造影被称为诊断DVT的金标准。

2.DVT的处理强调预防重于治疗

(1)机械预防:伤后尽早开始;常用方法为弹力袜和体外气压装置;受伤72小时内发生DVT可能性小,可选择单独应用机械方法,受伤72小时后建议联合应用机械和药物方法抗凝。

(2)药物方法:使用前应排除活动性出血;伤后72小时开始;常用低分子量肝素皮下注射;持续8~12周;对于需手术治疗者手术当日停用低分子量肝素即可,而机械抗凝法可持续应用。

3.DVT和PE的治疗

诊断明确即联合应用肝素类药物和维生素K拮抗剂(华法林)抗凝治疗;根据INR调整华法林的用量,待INR>2.0且持续24小时后停用肝素类药物;维生素K拮抗剂服用时间至少3个月,服药期间维持INR在2~3之间;对于抗凝有禁忌者可考虑行下腔静脉滤网置入。

4.康复护理措施

(1)讲解发生下肢深静脉血栓形成的病因、危险因素、后果及常见的症状,告知患者如有不适,及时报告医生、护士。

(2)劝其戒烟,避免高胆固醇饮食,给予富含纤维素饮食,多饮水,保持大便畅通,避免因排便困难造成腹内压增加,影响下肢静脉血液回流。

(3)注意观察双下肢皮肤颜色、温度、触觉,肢端动脉搏动情况,双下肢的腿围有无增大,尽早进行下肢被动运动并按摩,促进肢体静脉血液回流和血管、神经功能恢复。

(4)加强静脉通路的管理,尽量避免不必要的穿刺,同时保证患者的液体入量是防止血液浓缩的关键。

(5)遵医嘱准确执行溶栓、抗凝、祛聚治疗方案。

(6)指导患者每天进行下肢被动运动,如以踝关节为中心,做足的上下运动,上下不能超过30°发挥腓肠肌泵的作用;开始起床活动时需用弹力绑绷带或穿弹力袜,适度压迫浅静脉,增加静脉回流,减轻水肿;患肢避免静脉输液;密切观察病情并详细记录。

(六)压疮的预防及康复护理

压疮是指局部皮肤因血运障碍而发生或正在发生坏死。护理不当时,80%脊髓损伤患者出现不同程度的压疮;30%脊髓损伤患者出现一个部位以上的压疮。

(七)泌尿系统并发症的预防及康复护理

尿路感染(UTI)是脊髓损伤(SCI)患者最常见的并发症。脊髓损伤患者不同程度地均有排尿障碍,其中尤以泌尿系感染并发症最为严重,处理不当,可直接威胁患者生命。与普通人群相比脊髓损伤患者死于泌尿系统疾病的概率要高10.9倍。脊髓损伤后肾脏、输尿管功能保持正常;逼尿肌和括约肌因失去神经支配而出现功能失调;脊髓损伤患者无法感觉到尿意,无法自主排尿。脊髓损伤后的泌尿系统改变表现为:逼尿肌反射亢进(发生于骶髓以上损伤,表现为不自主排尿、残余尿量多、逼尿肌外括约肌协同失调)、逼尿肌无反射(发生于脊髓圆锥或骶神经根损伤,表现为膀胱无收缩能力、充盈性尿失禁)。

1.脊髓损伤后膀胱功能康复护理

脊髓损伤后膀胱功能处理方法有四:留置尿管、间歇导尿、外用集尿器、耻骨上膀胱造瘘。目的是低压储尿、低压排尿、避免泌尿系感染、保护上尿路功能。

(1)留置尿管应用指征:急性期患者输液量多;意识障碍;逼尿肌压力过高;输尿管反流的临时处理;患者双手功能障碍,无法进行间歇导尿;其他不具备间歇导尿条件的情况。

(2)耻骨上造瘘应用指征:尿道结构异常;尿管反复梗阻;尿管插入困难;会阴部皮肤破损;男性患者前列腺炎、尿道炎、睾丸/附睾炎;其他心理问题。

(3)间歇导尿指征:只要患者手功能正常或护理人员具备导尿条件者均应尽早行间歇导尿。

下列情况应避免间歇导尿:尿道结构异常,膀胱颈梗阻,膀胱容量<200mL,意识不清,或因心理因素无法遵守导尿时间,液体输入量较多,膀胱充盈后可引起较严重的自主神经过反射。

2.泌尿系统感染的康复护理

脊髓损伤后处理不当也会引起泌尿系统的感染,早期症状包括:尿中出现较多沉渣且尿色变混,尿液出现明显异味,血尿。

(1)多喝水,增加导尿次数,禁止喝咖啡等刺激性强的饮料。

(2)出现发热、寒战、恶心、头痛、痉挛加重、不正常的疼痛或烧灼感、自主神经过反射等症状,尿常规白细胞增高,泌尿系统感染,应使用抗生素治疗。应根据药敏实验结果选用敏感抗生素并调整用量。

(3)保持排尿通畅,必要时留置尿管,在排尿通畅的基础上嘱患者尽量多饮水。

(八)排便功能障碍的预防及康复护理

肠道功能障碍是常见并发症,主要表现为顽固性便秘、大便失禁、腹胀,给患者生活带来很大影响。正常排便是一种舒适的生理活动,脊髓损伤后,其重要性如同与朋友约会,没有时间性和事前的约定会令人毫无准备,而在等待的时间未出现会令人焦急,来后接待不当令人感到丧失尊严,因此排便训练就成了一项重要的课程。

1.引起肠道功能碍的原因

(1)脊髓损伤后,由于交感神经系统的下行抑制性功能丧失,使结肠失去动力,表现为结肠传输时间延长,顺应性下降,可出现不同程度的便秘、腹胀和不适。

(2)高位的脊髓损伤,由于结肠平滑肌和骨盆横纹肌的正常功能丧失,而使排便困难,若直肠容积较小,肛门括约肌松弛,可导致大便失禁。

(3)长期卧床,缺少活动,全身代谢降低,肠蠕动减慢。不习惯床上大小便。要利用排便反射而排便。对无便意者,要在急性期养成时间上的习惯间隔,在床上左侧卧位或坐在便座上排便。无肛门反射及球海绵体反射的,或防止尿失禁而服用抗胆碱药时则不产生排便反射,此时双臂抱紧腹部并勒紧施加腹压,如无效则可使用橡胶手套或指套涂橄榄油,轻轻地在不损伤直肠黏膜的情况下掏便。

2.排便功能障碍的预防及康复护理

(1)保证充足的水分摄入:每日晨起、饭前先喝一杯淡盐水,每日饮水量不少于1000mL,水可作为润滑剂使食物纤维在肠道内充分吸收水分而膨胀,软化粪便,增加粪便体积和重量,刺激肠蠕动,从而达到顺利排便的目的。

(2)饮食护理:饮食宜定时、定量,予以高热量、高蛋白质、高纤维素、易消化的食物。

3.药物治疗

常用缓泻剂、粪便软化剂,如番泻叶、麻仁丸等。

六、社区家庭康复指导

脊髓损伤是可造成终生残疾的严重损伤。现代临床医学和康复医学的发展,使脊髓损伤患者的生存时间明显延长。虽然四肢瘫患者的平均寿命低于正常人群10～20年,截瘫患者平均寿命可接近正常人群。随着平均寿命的延长,截瘫患者再入院康复治疗的比例明显升高。研究结果显示,再入院率在伤后四年之内最高。再次入院不仅增加患者经济开支,也是影响患者独立生活能力的主要障碍。脊髓损伤患者学习和掌握如何在残疾的状态下生活,学习有关脊髓损伤的基本问题及自己解决问题的方法,了解如何在自己现实的家庭和社区的条件下进行康复训练,更有利于患者长期保持独立生活能力和回归社会。对患者与家属介绍有关脊髓损伤康复护理和康复训练方面的知识与技巧,是患者学会自我管理、回归家庭和社会的根本保障。

(一)指导患者改造家中的条件

指导患者改造家中的条件以适应轮椅在家中自由通行,帮助患者制订生活自理训练和家中康复训练计划,以保持康复治疗的效果。

(二)指导饮食调节

制订合理的膳食计划,保证维生素、纤维素、钙及各种营养物质的合理摄入。

(三)指导学会自我护理

(1)教会患者和家属在住院期间完成"替代护理"到自我护理的过渡。重点是教育患者学会如何自我护理,避免发生并发症。

(2)住院期间培养患者养成良好的卫生习惯,预防肺部、泌尿系统感染,教会家属搞好大、小环境卫生。患者出院后要定期复查,防止主要脏器发生并发症。

(3)掌握二便管理方法,学会自己处理二便,高位颈髓损伤患者的家属要学会协助他们处理二便问题。

(4)制订一个长远的康复训练计划,教育家属掌握基本康复知识和训练技能,防止二次残疾。

(四)指导心理调适

教育患者培养良好的心理素质,正确对待自身疾病,相信经过系统康复治疗,以良好的心态去面对困难和挑战,充分利用残存功能去代偿致残部分功能,尽最大努力去独立完成各种生活活动,成为一个身残志不残、对社会有用的人。

(五)回归社会

(1)配合社会康复和职业康复部门,协助患者做回归社会的准备,帮助家庭和工作单位改造环境设施,使其适合患者生活和工作。

(2)在康复医师的协助下,对患者进行性的康复教育。残疾人的性教育,是维持家庭的重要手段,家庭完整、家属支持,是残疾者最大的精神支柱,应鼓励他们勇敢地面对未来。

(六)定期随访

定期复诊,早期发现泌尿系统的感染等并发症,及时就诊。

第三节 颈椎病患者的护理

颈椎病是颈椎椎间盘组织退行性改变及其继发病理改变累及周围组织结构(神经根、脊髓、椎动脉、交感神经等),并出现相应的临床表现。颈椎病可诱发多种疾病,所侵害的部位可涉及脊髓、神经、血管等多种重要组织,进而诱发多种特异性表现。如颈交感神经受刺激损伤会出现胃肠功能异常,表现为食欲缺乏、恶心、呕吐、便稀或便秘等,此时,极易与浅表性胃炎、胃溃疡等相混淆。又如第4颈椎压迫神经根,会出现心动过速、冠脉供血不足、心绞痛等症状,若仅给予心脏病药治疗而不治疗颈椎,虽能暂时缓解症状,但易反复发作。另外,颈椎病还能引起呼吸或吞咽困难、血压异常等许多似乎与颈椎病无关的症状。

一、发病概况

颈、肩、腰腿痛以往是中老年人的常见病、多发病。临床统计表明,年龄大于50岁者40%以上颈、腰椎有活动受限情况;其中60%会产生颈、腰椎病变,严重者压迫神经系统出现各种症状,甚至造成截瘫。近年来,颈、肩、腰腿痛的发病有年轻化趋势。

二、病因

颈椎位于活动的头颅与相对固定的胸廓之间,由于处于特殊的位置,既要求有高度的灵活性,又要求有一定的稳定性。故病因多样,病理过程复杂。

(1)机体的衰老、颈椎慢性劳损。

(2)外力伤害、不适当的运动。

(3)先天性椎管狭窄、先天性颈椎畸形。

(4)日常生活中,不良的生活习惯、工作姿势不当、睡眠体位欠佳等都是引发颈椎病的最直接原因,应引起足够的重视。

三、临床表现

(一)临床症状

颈椎病的典型症状表现为颈、肩、背、上肢疼痛,甚至四肢麻木,可伴有头痛、头晕、耳鸣、耳聋、视物不清等。依据病变的节段不同,表现各异(图 5-8)。

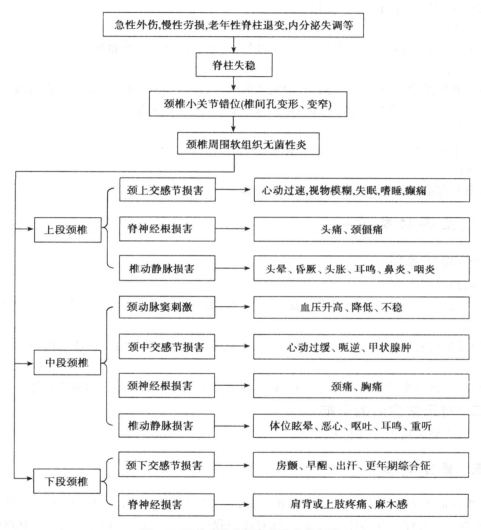

图 5-8　颈椎病的病因及各种临床表现

(二)分型及表现

按照临床表现的不同,通常可将颈椎病分为以下类型:

1.神经根型

常有外伤、长时间从事伏案工作和睡眠姿势不当的病史。主要表现为颈部活动受限,颈、肩部疼痛。上颈椎病变,以颈椎疼痛,向枕部放射,枕部感觉障碍或皮肤麻木。下颈椎病变,颈肩部疼痛可向前臂放射,手指呈神经根性分布的麻木和疼痛。并可伴有头痛、头晕、视物模糊、耳鸣等表现。检查可见颈部活动受限,棘突、棘突旁或沿肩胛骨内缘有压痛点。

2.脊髓型

是由颈椎间盘的突出物刺激或压迫交感神经纤维,反射性地引起脊髓血管痉挛,缺血而产生脊髓损害的症状。表现为颈肩痛伴有四肢麻木、肌力减弱或步态异常。严重者发展至四肢瘫痪、尿潴留、卧床不起。体检可见颈部活动受限不明显,肢体远端常有不规则的感觉障碍、腱反射亢进、肌张力增高和病理反射。

3.椎动脉型

主要是头痛、头晕、眩晕,甚至猝倒。有时可有恶心、耳鸣、耳聋和视物不清。

4.交感型

多数有轻微的颈肩痛等交感神经的刺激症状。表现为头晕、头痛、头沉重感、偏头痛、视物模糊、耳鸣、耳聋、心律失常、肢体或面部区域性麻木、出汗异常等。

5.混合型

兼有上述两种以上类型的症状和体征。

6.颈型

仅有颈部酸困不适、疼痛、板滞甚至僵硬等症状。

四、主要功能障碍

(一)功能障碍

依据颈椎病的分型:

(1)神经根型主要功能障碍为上肢、手的麻木、无力等上肢功能障碍,ADL 活动能力障碍,活动受限。

(2)脊髓型主要功能障碍为四肢麻木、无力、步态异常,影响上、下肢功能,严重者可能截瘫。

(3)椎动脉型头晕严重者亦可影响 ADL 能力。交感型及颈型不影响四肢功能。

(二)对正常生活的影响

疼痛、头晕影响正常的生活、工作。

五、康复评定

颈椎病的评估可以从疼痛程度、颈椎活动范围进行单项评定,亦可从症状体征以及影响ADL 的程度进行综合性的评定。其中,针对疼痛程度,可以采用 VAS 画线法,针对颈椎活动范围,可以采用方盘量角器进行颈椎屈曲、伸展、侧弯以及旋转度的具体测量。综合性评定有多种量表可以选用,但应注意各种量表针对不同类型的适用范围。

(一)神经根型颈椎病评价

对神经根型颈椎病,日本学者田中靖久等人的评价方法较为全面而实用,值得借鉴,其正常值为 20 分(表 5-3)。

表 5-3　神经根型颈椎病评价表

	项目	评分		项目	评分
症状与主诉	A.颈肩部的疼痛与不适		体征	A.椎间孔挤压试验	
	a.没有	3		a.阴性	3
	b.时有	2		b.颈肩痛(＋)颈肩运动受限(一)	2
	c.常有或有时严重	1		c.颈肩手痛(＋)颈椎运动受限(一)	1
	d.常很严重	0		或颈肩痛(＋)颈椎运动受限(＋)	
	B.上肢疼痛与麻木			d.颈肩手痛(＋)颈椎运动受限(＋)	0
	a.没有	3		B.感觉	
	b.时有	2		a.正常	2
	c.常有或有时严重	1		b.轻度障碍	1
	d.常很严重	0		c.明显障碍	0
	C.手指疼痛与麻木			C.肌力	
	a.没有	3		a.正常	2
	b.时有	2		b.明显减退	1
	c.常有或有时严重	1		c.常有或有时严重	0
	d.常很严重	0		D.腱反射	
				a.正常	1
				b.减弱或消失	0
工作和生活能力	A.正常	3	手的功能	A.正常	0
	B.不能持续	2		B.仅有无力、不适而无功能障碍	一1
	C.轻度障碍	1		C.有功能障碍	一2
	D.不能完成	0			

(二)脊髓型颈椎病评估正常分 17 分(表 5-4)。

表 5-4　脊髓型颈椎病评估

Ⅰ上肢运动功能		Ⅲ感觉	
不能自己进食	0	A.上肢:严重障碍	0
不能用筷子但会用勺子进食	1	轻度障碍	1
手不灵活但能用筷子进食	2	正常	2
用筷子进食及做家务有少许困难	3	B.下肢:(0~2 同上肢)	
无障碍但有病理反射	4	C.躯干:(0~2 同上肢)	
Ⅱ下肢运动功能		Ⅳ膀胱功能	
不能行走(卧床不起)	1	尿闭	0
用拐可在平地行走少许	1	尿潴留,使大劲排尿	1
可上下楼,但要扶扶梯	2	排尿异常(尿频,排不尽)	2
行走不稳,也不能快走	3	正常	3
无障碍但有病理反射	4		

六、康复护理措施

颈椎病的治疗主要是采用非手术疗法,康复治疗护理的目标是:减轻颈神经根、硬膜囊、椎动脉和交感神经的受压与刺激;解除神经根的粘连与水肿;缓解颈、肩、臂肌痉挛;治疗软组织劳损,恢复颈椎稳定性。而对于症状严重,非手术疗法治疗无效者,可考虑手术,术后也应该尽早开始康复治疗。

(一)休息

休息是颈椎间盘疾病治疗的基础,对急性椎间盘突出,休息可促使软组织损伤修复;对慢性椎间盘病变,可减轻炎症反应。

1.纠正生活中的不良体位

注意调整桌面或工作台的高度,长时间视物时,应将物体放置于平视或略低于平视处,长时间固定某一姿势时,应每2小时改变头颈部体位,定期远视,有利于缓解眼睛和颈部的疲劳。

2.选择合适的枕头

枕头的长度一般在40~60cm,或超过自己的肩宽10~16cm为宜,它可确保在睡眠体位变化时,始终能支持颈椎。合适的枕头高度能防止颈椎病的发生与发展,枕头的高度以侧卧时与肩同高为宜,一般为12~15cm。枕头宜置于颈后,保持头部轻度后仰,使之符合颈椎的生理曲度。

3.保持良好的睡姿

一个理想的睡眠体位应该是使头颈部保持自然仰伸位,胸部及腰部保持自然曲度,双髋及双膝略呈屈曲状,如此可使全身肌肉、韧带及关节获得最大限度的放松与休息。采取俯卧位是不科学的,因为俯卧位既不利于保持颈部的平衡及生理曲度,又影响呼吸道的通畅,应努力加以纠正。

4.选择合适的床铺

合适的床铺应有较好的透气性,符合人体各部的生物力学要求,有利于保持颈椎、腰椎的正常生理曲线,维持脊柱的平衡状态。木板床可维持脊柱的平衡状态故有利于脊柱或下肢伤患者,有利于颈椎病的防治,目前使用较多,经济实惠,但透气性稍差。

(二)颈椎制动

可以解除颈部肌肉痉挛,缓解疼痛,减少突出的椎间盘或骨赘对脊髓、神经根及椎动脉的刺激;颈椎术后制动是为了使手术部位获得外在稳定,有利于手术创伤的早日康复。制动方法包括颈托、围领和支架三类:

1.颈托

上面托住下颌和枕骨,下面抵住双肩,前面胸部和后面背部稍延长以阻止前后活动。颈托的活动度较围领小,制动效果好。

2.围领

可用石膏也可用塑料加垫制作而成,比较轻便,容易挟带。围领制动范围小,但可以自由拆卸。颈椎病急性发作时,使用颈围有制约和保护作用,有助于组织的修复和症状的缓解,颈围的高度必须适宜。

3.支架

是用皮革和钢条制作,前面两钢条上端为下颌托,下为胸部护片,后面两钢条上端为枕骨托,下为背部护片,各有三条皮带前后连系,中间皮带通过肩部两块垫片,收紧皮带可使枕颌与两肩加大而增加牵引力。

(三)颈椎牵引的护理

颈椎牵引是治疗颈椎病的有效疗法,可以解除颈肌痉挛,扩大椎间隙,增大椎间孔,减轻颈椎间盘压力,解除血管神经受压,改善神经根袖内血液循环,消除淤血、水肿,伸张扭曲的椎动脉,拉开被嵌顿的小关节滑膜等。颈椎牵引疗法对严重脊髓型颈椎病和有明显颈椎节段性不稳者要慎用。

通常采用枕颌吊带牵引(图5-9),一般取坐位,年老体弱、眩晕或病情较重者也可采用仰卧位牵引。牵引的角度以颈椎前倾10°~20°为宜,牵引重量应据患者体重、性别、体质和病情等不同而灵活掌握,通常从3~4kg开始,每天或隔天加1kg,最大不超过人体1/4重量。牵引时间,每次15~30min为宜,每10次为一疗程,可持续数个疗程直至症状基本消除。护理人员在牵引过程中要仔细观察患者病情变化,及时做相应处置,一旦发现患者出现头晕、恶心、窒息感等不适和症状加重情况,应立即停止牵引或调整牵引重量、时间及角度。

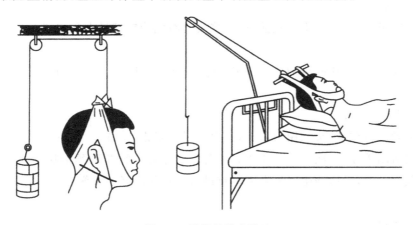

图5-9　枕颌吊带牵引法

(四)配合物理治疗的护理

可解痉、镇痛、消除神经根的炎症、水肿、减轻粘连、改善局部组织血液循环、调节自主神经功能、促进神经功能恢复。临床上理疗种类较多,可根据患者病情选用直流电药物离子导入、超短波治疗、调制中频电治疗、低磁疗法、超声波治疗及红外线治疗等。要注意其在急性椎间盘突出压迫椎间孔的神经根时,禁用较强烈的热疗。因该部位温度的升高将使血液供应增加,出现水肿,使症状加剧;而轻度加热,可在不改变神经根的病理条件下缓解继发性的肌痉挛。高频治疗患者身上不能携带金属物,颈椎手术有内固定钢板和人工心脏起搏器者禁用此疗法。电极板必须有绝缘物包裹,以防电击伤。同时,密切观察各种治疗后患者的皮肤情况(有无电击伤或烫伤等),治疗效果和不适应。

（五）配合针灸、推拿疗法的护理

针灸推拿治疗颈椎病简便易行,疗效明显。一般在头颈、肩背和臂等部位和穴位采用针灸推拿,能够疏通经络,缓解疼痛。在治疗前要向患者介绍针灸推拿手法治疗的原理及作用,取得患者主动配合;在操作中切忌动作粗暴,推拿治疗时要观察患者的反应,患者如有不适和异常情况,应立即停止手法治疗。常用的穴位有风池、天柱、大椎、肩髃、肩井、手三里、内关及外关等。

（六）运动疗法

运动锻炼可以增强脊背部肌力,保持颈椎的稳定性,增强颈部韧带的弹性,改善颈椎各关节功能,恢复及增进颈椎的活动功能,防止僵硬,改善血液循环,促进炎症消退,还可缓解肌痉挛,减轻疼痛,延缓肌肉萎缩并促进肌肉恢复。目前主要是通过医疗运动体操的锻炼方法,运动颈椎、颈肩关节。颈部体操较多,常用的颈部康复操有:

1.头前屈后伸运动

头颈部缓慢进行前屈后伸运动。

2.头侧屈运动

头用力向一侧弯曲,停留 3s,还原;然后用力向另一侧弯曲,停留 3s,还原。

3.头侧转运动

头向左旋转至最大角度,眼望左前方,再将头向右侧旋转至最大角度,眼望右前方。

4.夹背牵颈

双臂用力向后,尽量使两侧肩胛骨靠拢;同时挺胸,头稍低,下颌内收,后颈项上拔,保持3s,然后还原。

5.抗阻后伸

双手交叉紧贴后枕部,头颈用力后伸,双手则尽量阻止,持续 3s 后还原。

以上每项活动重复 10 次。每日 1 次,20 次为一疗程。脊髓型颈椎病及椎动脉型颈椎病发作期应当限制运动,骨质增生明显者需慎重进行。动作应轻柔缓慢,逐渐增加动作幅度和运动量。

（七）心理护理

颈椎病患者由于疾病的折磨,会有焦虑、紧张、烦躁等不良情绪,护理人员应耐心倾听患者的诉说,同情患者的感受,及时疏导患者的不良情绪,耐心解答患者提出的关于治疗及康复预后方面的问题,鼓励患者增强战胜疾病的信心,取得患者的信任,使患者主动配合治疗。

七、康复护理指导

颈椎病是常见病、多发病,虽然发病原因主要是颈椎退行性改变,但是不良的生活习惯、受寒、外伤等是其发病的重要因素。所以进行康复教育,让患者改变不良生活习惯,合理使用枕头,采取正确的睡姿,防止外伤及合理饮食对于防止颈椎病是非常重要的。

1.指导患者在日常工作中注意保持正确的体位,纠正不良体位

选择合适高度的枕头和正确的睡姿;纠正生活中不良体位;避免颈部过屈过伸;颈椎病症

状明显时暂停切菜、剁馅、织毛衣等家务工作。

2.避免受凉

颈部应注意保暖,冬季可穿高领衫及围巾保护颈部,平时注意避免颈部受凉,即使在夏季,也要少穿袒胸露背服装,避免风扇、空调直接吹向颈部。

3.防止外伤

注意防止颈椎意外损伤,坐车时不打瞌睡,因肌肉处于放松的状态下,急刹车时极易造成颈椎损伤。平时劳作及体育锻炼避免过大负荷或不适当活动,防止导致颈椎损伤。

4.饮食指导

颈椎病大多是由于椎体增生、骨质疏松等引起的,所以颈椎病患者应以富含钙、蛋白质、维生素 B、维生素 C 和维生素 E 的饮食为主。如牛奶、鱼、黄豆、瘦肉、猪尾骨、海带、紫菜、木耳等。

第四节 骨折患者的护理

骨折是指由于各种原因导致骨的完整性遭到破坏和骨的连续性发生部分和完全中断。引起骨折的直接原因是直接暴力、间接暴力、肌肉拉伤、积累性损伤、骨骼疾病等,间接原因与年龄、性别、职业及全身或局部的疾病有关。根据骨折处是否与外界沟通,可分为闭合性骨折和开放性骨折。根据骨折的程度、形态,可分为不完全骨折和完全骨折。根据复位、经外固定后是否容易发生再移位,可分为稳定性骨折和不稳定性骨折。由于各种外伤引起的骨折称为外伤性骨折,由于骨骼本身的疾病(骨肿瘤、骨髓炎、骨质疏松等)在骨骼遭受轻微外力时发生骨折,称为病理性骨折。

一、临床表现

1.局部表现

骨折处疼痛、肿胀、出血、功能障碍,查体有骨折部位畸形、异常活动、骨擦音或骨擦感等特有体征。

2.全身表现

骨折可因大量出血、剧烈疼痛导致休克,开放性骨折合并感染时,会出现发热。

二、骨折的愈合

(一)骨折愈合过程

1.血肿机化期

这一过程约需 2～3 周,骨断裂后骨髓腔、骨膜下和周围软组织出血,形成血肿并凝结成块,以后逐渐机化,肉芽形成并逐渐纤维化形成纤维连接,即纤维性骨痂。

2.原始骨痂期

伤后 24 小时以后,断裂的外骨膜的成骨细胞和成软骨细胞开始发生,产生骨化组织,形成新骨,称骨膜内骨化。新骨的不断增多,紧贴在骨皮质的表面,填充在骨折断端之间,呈斜坡样,称为外骨痂。在外骨痂形成的同时,断裂的内骨膜也以同样的方式产生新骨,充填在骨折断端的髓腔内,称内骨痂。内、外骨痂沿着骨皮质的髓腔侧和骨膜侧向骨折线生长,彼此会合,不断钙化,两种骨痂愈合后即为原始骨痂。一般需要4~8周。

3.骨痂改造期

原始骨痂中新生骨小梁逐渐增加,且排列逐渐规则和致密,骨折断端经死骨清除和新骨形成的爬行代替而复活,骨折部位形成骨性连接。这一过程一般约需8~12周。

4.塑型期

随着肢体活动和负重,原始骨痂逐渐被改造成永久骨痂,骨小梁适应力学要求重新排列,骨髓腔重新沟通,最终恢复骨的正常结构。这个过程称为塑形,一般约需2~4年才能完成。

(二)骨折的临床愈合标准

局部无压痛,无纵向叩击痛,局部无异常活动;X线摄片显示骨折线模糊,有连续性骨痂通过骨折线;功能测定,在解除外固定情况下,上肢能平举1kg重物达1min,下肢能连续徒步步行3min,并不少于30步。连续观察2周骨折处不变形,则观察的第1天即为临床愈合日期。

(三)骨折愈合的时间

骨折的部位和类型的不同,其愈合所需时间不同,成人常见骨折临床愈合时间见表5-5。

表 5-5　成人常见骨折临床愈合时间参考表

部位	平均时间/周	部位	平均时间/周
掌骨骨折	2	肱骨外科颈骨折	7
肋骨骨折	3	胫骨骨折	7
锁骨骨折	4	胫腓骨骨折	8
尺、桡骨骨折	5	股骨干骨折	8
肱骨干骨折	6	股骨颈骨折	12

三、主要功能障碍及评定

(一)功能评定

1.关节活动范围测定

关节活动度测定包括受累关节和非受累关节,当骨折累及关节面时,需重点了解关节活动有无受限和受限程度,可用量角器测量,与健侧关节进行对比。

2.肌力测定

主要运用徒手肌力检查法,了解肌肉的力量。需重点了解受累关节周围肌肉的肌力。

3.肢体长度及周径测定

进行两侧肢体长度对比,了解骨折后有无肢体缩短或延长,肢体的围度有无改变,有助于判断肢体水肿或肌肉萎缩的程度。

4.步态分析

通过步态分析可了解下肢功能障碍程度,下肢骨折会影响下肢的步行功能。

（二）日常生活及活动能力

可采用 Barthel 指数评定量表或 FIM 评定法，对骨折患者进行 ADL 能力评定。

（三）感觉评定

通过深感觉及浅感觉的评定，了解有无神经损伤及损伤的程度。

（四）心理功能评定

骨折患者由于各种功能障碍不会在短期内改善，同时患者的 ADL 能力下降，可出现心理问题，如焦虑、抑郁、悲观等，可用抑郁评估量表（Beck 抑郁问卷、自评抑郁量表、抑郁状态问卷及汉密尔顿抑郁量表）及焦虑评估量表（焦虑自评量表、汉密尔顿抑郁量表）进行评估。

四、康复护理原则与目标

（一）康复护理原则

复位、固定、功能锻炼。将移位的骨折段恢复正常或近乎正常的解剖关系，重建骨的支架作用。在不影响骨折稳定性的前提下，早期、科学、合理地完成康复训练，进行软组织的舒缩活动。维持关节周围肌肉力量，尽早恢复关节功能。

（二）康复护理目标

1.恢复关节功能

促进骨折愈合、肿胀消退，维持关节活动度，减轻肌肉萎缩的程度。

2.恢复日常生活活动能力

尽可能早地进行日常生活活动训练，循序渐进。

3.预防及减少并发症

关节僵硬、骨化性肌炎、尺神经炎、创伤性关节炎、防止骨质疏松等，减少后遗症的发生，保证生活质量。

五、康复护理措施

（一）骨折初期康复护理

康复护理早期一般指伤后 1～2 周内。此期患肢肿胀、疼痛；骨折断端不稳定，容易再移位。应在有效固定保持骨折对位良好的基础上，完成康复训练，改善血液循环，促进血肿吸收和炎症渗出吸收，缓解疼痛，并保持软组织活动预防其纤维化。

1.局部处理

可用冰冻疗法减轻局部炎症反应，减轻水肿，缓解疼痛。抬高患肢，适当制动，用弹力带或弹力袜轻轻地包扎患肢，促进静脉回流。还可用充气压力治疗，减轻肿胀，预防深静脉血栓形成。

2.肌力训练

一般在骨折复位固定后，即可开始缓慢、有节奏的等长收缩运动，尽量大力收缩，然后放松反复训练，每日训练 3 次，每次 5～10min，以不引起疲劳为宜。注意运动时骨折部位邻近的上下关节应固定不动。并注意对健侧肢体及躯干各肌群的肌力训练,尽可能维持其正常活动。

3.正常活动和呼吸功能训练

训练可改善全身情况,对绝对卧床的患者,应每天做床上保健操及呼吸功能训练。除骨折部位及其上下关节制动外,身体各部位均应进行正常活动,防止因长期制动和卧床引起的废用综合征,以及由于长期卧床引起的坠积性肺炎、压力伤等。

4.物理因子治疗

在骨外科处理 48 小时后可用物理因子疗法,常用的方法有光疗法、温热疗法、低频磁疗、超声波疗法、超短波疗法、冲击波等。

(二)骨折中期康复护理

中期康复是指骨伤后 2 周至骨折的临床愈合。此时患肢肿胀逐渐消退,疼痛减轻,骨折断端有纤维连接,骨痂逐步形成。此期康复训练应逐渐增加关节活动范围,并由被动活动逐渐变为主动活动。逐步增加肌肉训练强度,提高肢体活动能力,改善日常生活活动能力。

1.关节活动度训练

帮助、鼓励患者进行患肢近端和远端未被固定关节各个轴位上的主动运动,并逐渐由被动活动变为主动活动。伤后 5~6 周可由一个关节增加到多个关节的主动屈伸活动。上肢应注意肩关节的外展、外旋及手掌指关节、指间关节的屈伸练习,下肢应注意踝关节的背曲运动。每日训练 3 次,每次 5~10min。

2.肌力训练

此时可逐步加大肌肉训练强度,使肌肉有适度的疲劳感。在外固定解除后,可由等长练习过渡到等张收缩练习,并可加抗阻等张收缩练习。当肌力为 0~1 级时,可选用神经肌肉点刺激、被动运动、助力运动等;肌力为 2~3 级时,训练以主动运动为主,辅以助力运动或水中运动;肌力为 4 级时,进行渐进抗阻运动训练,但需保护骨折处,避免再次骨折。

3.物理因子治疗

可采用红外线、蜡疗等热效应治疗作为手法前的辅助治疗,能够改善血液循环,促进瘢痕软化。运用超声波、音频电疗软化瘢痕、松解粘连;还可用紫外线照射达到镇痛和促进钙盐沉积的目的。

4.日常生活活动能力训练

应尽早进行作业训练,上肢骨折可选择相应的作业治疗,增进上肢功能,改善动作技能技巧及熟练程度。尽可能让患者早期下床活动,必须卧床者每日做床上保健操以防压力伤、呼吸和循环等系统并发症。下肢主要进行行走和步态训练,促进运动功能恢复正常,从而提高患者日常生活活动及工作能力。

(三)骨折后期康复护理

骨折愈合后期康复是指临床愈合或已除去外固定后的康复,此期为骨折后 8~12 周,训练的目的是恢复受累关节的活动度,增强肌肉力量,进一步减轻瘢痕挛缩、粘连,恢复患者的肢体功能及日常生活活动能力。

1.关节活动度训练

运动疗法是恢复关节活动范围的基本治疗方法,本期可以主动运动为主,辅以助力运动和被动运动。主动运动时应循序渐进,以不引起疼痛为原则,对刚去除外固定,关节自主活动困难的患者,可先采用助力运动,以后随着关节活动范围的增大,可逐渐减少助力。对有组织挛缩或粘连严重,不能进行主动运动和助力运动者,可采用被动运动牵拉挛缩关节,动作宜平缓,勿引起明显疼痛,避免因暴力引起新的损伤。

2.肌力训练

本阶段可据肌力评定情况,选择肌力训练方式,逐步进行等张抗阻训练,有条件可进行等速肌力训练。

3.关节松动术及功能牵引

对僵硬的关节可配合热疗进行手法松动术。治疗时一手固定关节近端,另一手握住关节远端,在轻度牵引下,按其远端需要的运动方向松动,使组成关节的骨端能在关节囊和韧带等软组织的弹性范围内发生移动。僵硬的关节可在进行手法松动的同时,将受累关节近端固定,远端沿正常关节活动方向加以适当力量进行牵引,牵引重量以患者感到可耐受的酸痛而不产生肌肉痉挛为度。每次 10～15min,每日 2～3 次。对于关节中度和重度挛缩者,为减少纤维组织的回缩,保持治疗效果,在运动和牵引的间歇期,配合使用夹板、石膏托或矫形器固定患肢,随着关节活动范围的增大,夹板、石膏或矫形器等也应做相应的更换或调整。

4.日常生活活动能力及工作能力训练

随着关节活动度和肌力的恢复,可进行肢体复杂性和精确性的作业练习,改善动作技能技巧,增强体能,以恢复患者伤前的日常生活活动及工作能力,争取重返家庭或工作岗位。上肢可着重于完成各种精细动作的训练,下肢着重于正常负重和行走的训练。

(四)常见骨折的康复护理措施

1.锁骨骨折

成人无移位骨折,采用三角巾或颈腕带悬吊。有移位的骨折常需手法复位后用 8 字形绷带、石膏绷带或粘胶进行固定,固定后即可开始功能锻炼。伤后 1～3 周,康复措施如下:①卧位姿势治疗,宜采用仰卧姿势睡木板床,两肩中间垫高,保持肩外展后伸位。②进行肘、腕、手的屈伸及前臂的内外旋功能练习,可逐渐进行抗阻训练。③物理因子治疗,可选用超声波、超短波和红外线治疗。④肩关节训练,伤后 4～7 周,可利用器械进行训练,进行肩部的全方位的主动功能练习,并可逐渐进行抗阻训练。8 周后,去除外固定进入恢复期。可开始做肩关节各个方向和各个轴位的主动运动、助力运动及抗阻运动,同时增大关节活动的幅度,如前屈后伸、弯腰画圈、手拉滑轮、爬墙摸高、抱头扩胸、后拉下蹲等。

2.肱骨外科颈骨折

伤后 1～2 周,对无移位的骨折用三角巾悬吊固定,以休息、制动为主,可进行腕关节背伸、屈曲及上臂肌群等长收缩练习。同时可配合红外线光、超短波等物理因子治疗。有移位的骨折经手术复位后,通常采用悬吊固定 4 周,限制肩关节活动。固定除去后积极进行肩关节及肩胛带的各个方向活动度练习及肌力练习。3～4 周,以上肢主动运动为主,辅助肌力被动训练和关节活动度训练,防止过度外展、一外旋及内收。5～8 周,以肩关节功能训练为主,主动运动训练辅以手法辅助练习,如前屈后伸、弯腰画圈、手拉滑轮、爬墙摸高、抱头扩胸、后拉下蹲等。

3.肱骨干骨折

复位固定后,患肢悬吊于胸前,肘屈曲90°。1周内主要是休息、制动,可以进行上臂、前臂肌群的等长收缩练习、握拳及腕关节屈曲活动。2~3周后,在上臂扶持下行肩、肘关节的主动和被动运动,不增加阻力,以患者感觉疲劳为度。4~6周后,在上述练习的基础上增加肩、肘、腕的抗阻运动训练,加强前臂的内外旋练习。6~8周后,可借助高吊滑轮、墙拉力器、肋木等器械进行功能训练。可配合红外线等物理治疗,由于有内固定物,慎用高频等物理治疗。

4.肱骨髁上骨折

常发生于儿童,骨折外固定后3~4天即可进行肩部摆动练习和指、掌、腕的主动运动。3~4周可加大肩关节活动,以主动运动为主,辅以部分抗阻训练。可配合物理因子及作业治疗。8周后,有手术内固定的小儿骨折可去除外固定,进行必要的关节活动及功能训练。由于肱骨髁上骨折易合并血管神经损伤,在训练及护理中需严密观察患肢远端有无血运障碍及感觉异常,及时给予处理。

5.尺桡骨干双骨折

复位固定后早期,手、腕可做主动屈伸活动训练,上臂和前臂肌肉作等长收缩练习。2~3周后开始肘关节屈伸运动,禁止前臂旋转运动。4~6周后增加肩、腕、手关节的抗阻训练,可适当进行作业治疗。8周后除去外固定,开始全面进行肩、肘、腕关节的屈伸训练,着重训练前臂的内外旋功能,可辅以器械进行抗阻训练。如"反转手"练习:手指伸直,肘关节屈曲,前臂旋前位,由腋下向前伸出,然后外展并旋后,继而旋前从背后收回腋下,再由腋下伸出,如此反复进行。

6.桡骨远端骨折

复位固定后,即指导患者进行用力握拳、充分伸展五指及掌指关节的主动屈伸运动,肩肘关节无阻力主动运动。2~4周后,增加肩肘关节抗阻训练,局部配合物理因子治疗。4~6周后,除去外固定,加强肩肘关节抗阻练习,练习腕关节的屈伸、尺侧偏斜和桡侧偏斜以及前臂旋转的活动和肌力训练。

7.股骨颈骨折

多见于老年人,无移位骨折,嘱患者卧床休息并辅以牵引。利用床上吊环,抬高上身及做扩胸运动,保持患肢在牵引下,做抬高臀部运动。伤后4周解除牵引,练习床边坐,患肢不负重步行,伤后3个月逐步增加患肢内收、外展、直腿抬高等肌力及关节活动度练习并逐步练习负重行走;有移位骨折,多采用加压螺钉内固定术。术后第1天行肺部深呼吸及咳嗽训练,做患肢各肌群的等长收缩练习,术后2周鼓励患者使用助行器,不负重行走。术后4周进行髋关节周围肌群的肌力训练、关节活动度训练、步态练习及日常生活能力训练。3个月至半年后,视骨折愈合情况,从用双杖逐步过渡到单杖,完成部分负重步行训练及大部分负重行走训练。在X线摄片提示骨折愈合、无股骨头坏死时,方可弃杖行走。

8.胫腓骨骨干骨折

术后当天开始足、踝、髋的主动活动度练习,股四头肌、胫前肌、腓肠肌的等长练习。骨折2周至骨折临床愈合期间,可开始做抬腿练习,在固定稳妥的情况下扶拐下床适当负重训练。6周后解除外固定,充分进行各关节活动练习,并练习行走。

9.脊柱骨折

单纯性脊柱骨折无须固定患者仰卧硬板床,骨折处垫软枕头,使脊柱过伸。3～5天后开始仰卧位躯干肌肌力训练,练习中应避免脊柱前屈与旋转。当急性症状缓解后约2周,患者可做仰卧位腰部过伸和翻身练习。6周后可起床活动,进行脊柱后伸、侧弯和旋转练习,避免背部前屈的动作与姿势。待骨折愈合后加强脊柱活动度和腰背肌肌力的练习强度。行手术内固定的患者,早期帮助患者开始做床上保健体操,进行躯干肌等长收缩练习。伴有脊髓损伤的脊柱骨折,应以有利于脊髓功能的恢复与重建为原则,脊柱不稳定性骨折,伤后及时手术,消除脊柱致压物,给予牢固的内固定。

六、健康教育

1.保持良好的心态

帮助患者缓解因骨折所产生的焦虑、恐惧等不良情绪,耐心介绍骨折后康复训练方法及意义,鼓励患者调适好心态,积极主动进行康复训练。

2.正确的功能锻炼

指导患者循序渐进、持之以恒地进行功能锻炼,根据骨折愈合情况及稳定程度,活动次数逐步增加,运动范围由小到大,骨折处负重循序渐进,避免因不恰当的锻炼引起意外发生。

3.教会自我观察病情

指导患者自我观察病情,特别是观察远端皮肤有无发绀、发凉,有无疼痛和感觉异常等,及早发现尽早处理。

4.合理饮食

由于长期卧床,易出现便秘,应给予易消化食物,鼓励患者多吃蔬菜和水果。加强营养,多食含钙较高的食物。适量的高蛋白、高热量饮食有助于骨折后骨折愈合和软组织修复。

5.注意保护皮肤

使用外固定时,教患者学会正确的固定方法,采用合适的松紧度,注意观察皮肤颜色,骨折伴神经损伤时,避免局部受压及其他外伤,避免使用热水袋及冰袋,造成皮肤烫伤或冻伤。

参考文献

1.范玲.护理管理学(第4版).北京:人民卫生出版社,2017.

2.崔焱.儿科护理学(第6版).北京:人民卫生出版社,2017.

3.张建欣.内科护理学.北京:北京大学医学出版社,2015.

4.李小寒.基础护理学(第6版).北京:人民卫生出版社,2017.

5.吴欣娟.外科护理学(第6版).北京:人民卫生出版社,2017.

6.尤黎明.内科护理学(第6版).北京:人民卫生出版社,2017.

7.石国凤.护理专业核心知识手册.北京:中国中医药出版社,2019.

8.黄人健,李秀华.内科护理学高级教程.北京:科学出版社,2018.

9.冯丽华,史铁英.内科护理学(第4版).北京:人民卫生出版社,2018.

10.林梅英,朱启华.内科护理(第3版).北京:人民卫生出版社,2015.

11.路潜.外科护理学.北京:北京大学医学出版社,2015.

12.王立红,田溢卿.实用手术室护理手册.北京:化学工业出版社,2019.

13.郭莉.手术室护理实践指南.北京:人民卫生出版社,2019.

14.李宝丽,刘玉昌.实用骨科护理手册.北京:化学工业出版社,2019.

15.莫伟,李海燕.外周血管疾病介入护理学.北京:人民卫生出版社,2017.

16.李麟荪,徐阳,林汉英.介入护理学.北京:人民卫生出版社,2015.

17.安力彬,陆虹.妇产科护理学(第6版).北京:人民卫生出版社,2017.

18.陆虹,何荣华.妇产科护理学.北京:北京大学医学出版社,2015.

19.夏海鸥.妇产科护理学(第4版).北京:人民卫生出版社,2019.

20.姜梅.妇产科护理指南.北京:人民卫生出版社,2018.

21.陈少红,王燕,宁雁.实用妇产科护理手册.北京:化学工业出版社,2019.

22.林晓云.儿科护理学.北京:北京大学医学出版社,2015.

23.郭梦安.急诊护理学.北京:中国医药科技出版社,2018.

24.燕铁斌,尹安春.康复护理学(第4版).北京:人民卫生出版社,2017.

25.刘素霞,马悦霞.实用神经内科护理手册.北京:化学工业出版社,2019.

26.刘芳、杨莘.神经内科重症护理手册.北京:人民卫生出版社,2017.

27.杨蓉,冯灵.神经内科护理手册.北京:科学出版社,2015.

28.陈茂君,蒋艳,游潮.神经外科护理手册(第2版).北京:科学出版社,2019.